〈ケアの人間学〉入門

〈ケアの人間学〉入門

浜渦辰二 編

知泉書館

目　次

序 …………………………………………………………………………… 1

1　ケアの人間学 ………………………………………………………… 11
　1　人と人の間に生きること　13
　2　日常に溢れている「ケア」　14
　3　最も広い意味での「ケア」　15
　4　「ケアする存在」としての人間　17
　5　人間学と哲学　18
　6　ホモ・クーランス　20
　7　現代における「キュア」と「ケア」　22
　8　ケアの多層性　24
　9　ケアしケアされる存在としての人間　26

2　わたしたちの生き方とケア ………………………………………… 31
　1　はじめに──ニーズと権利とケア　33
　2　権利主体にはなじまない人びと　35
　3　不幸であることと尊厳　43
　4　いまのわたしたちの生き方が将来を決める　46

3　現代先端医療とケア ………………………………………………… 51
　1　はじめに──「ケアしケアされる存在」の未来　53
　2　エンハンスメントと医の変容　54
　3　強さへの憧れ／弱さがもたらす価値　57
　4　自由にして依存的な存在　59
　5　2つの生命観　62

4　前近代の医療とケアに学ぶ ………………………………………… 67

1 はじめに――いまなぜ前近代のヒューマン・ケアか？　69
  2 ヒポクラテス派医学の特徴――病気を治すのは自然であって医師ではない　70
  3 中世の医学とケア　73
  4 ケア・システム（医療福祉，療養所制度）の整備　79
  5 近代医学のなかで失われたもの　81
  6 おわりに――前近代のヒューマン・ケア学からのメッセージ　82

5 **女性とケア――イギリスにおける出産** ··· 85
  1 イギリス出産驚愕記　87
  2 イギリスにおける出産の歴史　94

6 **身体論とケア――病むことに促される身体的営為** ······················· 101
  1 はじめに　103
  2 「見ること」と「行うこと」との間　104
  3 看護経験の語り　108
  4 病むことに促される身体的営為としてのケア　119

7 **対人関係とケア** ·· 125
  1 はじめに　127
  2 対人関係は心身の健康を維持・促進する　128
  3 サポートは本当に健康を維持・促進しているのか？　131
  4 サポートの限界と問題　135

8 **物語とケア** ··· 143
  1 精神障害者の「病い」の語り　145
  2 なぜ「語り」／「物語」なのか　146
  3 ナラティヴ（narrative）と自己物語（self-narrative）　147
  4 ナラティヴセラピー　149
  5 物語の書きかえ療法　150
  6 スニーキー・プー（ずるがしこいプー）　152
  7 ナラティブセラピーの含意　155

目　次　　vii

　　8　「語り」/「物語」のちから――自己から社会へ　157

9　**正義の倫理とケアの倫理** ―――――――――――――― 163
　　1　は　じ　め　に　165
　　2　正義の倫理　166
　　3　ケアの倫理　170
　　4　現代社会における正義とケア　174
　　5　む　す　び　178

10　**いのちを美しくする芸術** ―――――――――――――― 181
　　1　芸術といのちの美しさ　183
　　2　芸術について注意しておきたい二つの考え方　188
　　3　自然のエクリチュール，そして芸術　191

11　**宗教とケア** ――――――――――――――――――― 199
　　1　は　じ　め　に　201
　　2　ケアの発生と宗教の発生　202
　　3　ケアを妨げる宗教誤解　205
　　4　「いのち」に直結すること　208
　　5　人間は自覚的存在である　212

12　**宗教的ケアのゆくえ** ――――――――――――――― 221
　　1　は　じ　め　に　223
　　2　近代的な死生観と宗教的ケア　223
　　3　仏教・キリスト教のケア　228
　　4　薪と炎のたとえ　230
　　5　愛と慈悲に基づくケア　237

13　**シンポジウム** ――――――――――――――――― 245
　　1　「対人関係」としての「ケア」　247
　　2　「正義」と「ケア」　249
　　3　身体とケア　253

4　性差とケア　256
　　5　自然・宗教とケア　258

索　　引 ……………………………………………………………… 261
執筆者略歴 ………………………………………………………… 266

序

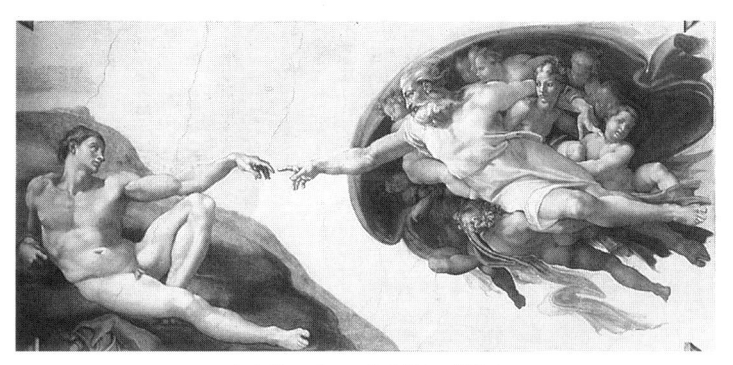

ミケランジェロ「アダムの創造」
1510年,システィーナ礼拝堂,ヴァティカン

『旧約聖書』の「創世記」によると，天地万物の創造主・神は，六日目に自分の形に似た人間（アダム）を創造したとされています。ミケランジェロの「アダムの創造」では，神がアダムに生命を吹き込み，地上の支配者という役割を与える場面が描かれ，神の指先とアダムの指先が触れる部分は，神の意志と生命の伝達を表すとされています。アーノルド・シュワルツェネッガー主演の近未来SF映画『シックス・デイ（The sixth Day）』(2000年) では，「六日目法」を破ってクローン人間が作られたというのは，神が人間を創造したのに真似て，人間がクローン人間を作ったという物語でした。人間がクローン人間に伝えた意志と生命は，決して幸福なものではありませんでした。もう少し遡って，異星人と地球の少年達の交流を暖かく描き上げたSFファンタジー映画『E.T.』(1982年) でポスターに使われた，異星人の指先と少年の指先が触れる場面は，このミケランジェロの絵を思い出させるものでした。それは，まったく異なる世界をもつ異星人と地球人の出会いと交流を象徴する構図となりました。しかし，神とアダムの間にあるのは，そのような異質なもの同士の交流ではなく，持つ者から持たぬ者への伝達だったでしょう。神はただアダムの形を創っただけでなく，そこにいのちとたましいを注がねばなりませんでした。ハイデガーが『存在と時間』で取り上げた「クーラの神話」では，クーラ（気遣い，関心，ケア）が人間を創った時，ユピテルは精神（spiritus）を与え，テルスは身体（corpus）を与えたが，最初に創ったのはクーラであるので，それが生きている間は，クーラがそれを所有するがよい，とされています。それとは異なる意味で，ミケランジェロの「アダムの創造」では，神から人間への最初のケアが描かれているとも言えましょう。ともに，人間とケアとを考えるのに，示唆に富むものです。以下の「序」では，本書が成立に至った経緯，内容の概要，その背景とネットワークについて，概観しています。

1　はじめに

本書は,〈ケアの人間学〉という新しい総合的,学際的な学問分野への入門を勧める書です。〈ケアの人間学〉というタイトルには,二重の意味が込められています。

　一つは,「ケア」の問題を考えていくと「人間学」というものに行き着かざるを得ない,という繋がりです。「ケア」という語が使われる範囲は広いが,「ケア」という行為の対象(相手)になるのは,何よりも「ひと」(他者)つまり「人間」です。とすると,どんな「ケア」をすべきか,どんな「ケア」が求められているか,こういう問いに答えるためには,そもそもその対象である「人間」について知っていなければなりません。「人間とは何か」(それを考察するのが「人間学」です)が分からないまま,「ケア」を考えて行こうとしても,進むべき方向が分からないまま右往左往することになりかねません。日々の「ケア」に追われる状況から,少し身を引いて,そもそも「人間とは何か」を考えてみる必要があるのではないでしょうか。

　もう一つは,「人間学」(人間とは何か)を探求しようとするのに「ケア」の問題が大きな手がかりを与えてくれる,という繋がりです。「人間学」は,これまで古代ギリシア以来の長い哲学と倫理学の伝統のなかで重要な位置を占めてきましたが,現代の科学の発達のなかで,バラバラになってしまった諸学問にいま一度,人間の全体性へのまなざしを回復すべく,新しい装いのもとに甦ってきています。しかし,人間を捉えるための手がかりはあまりに多く,なかなか人間の全体性を視野に入れることが困難な状況のなかで,「ケア」の問題は,それを可能にする道を開いてくれる。それはややもすれば抽象的な机上の理論になりがちな「人間学」に,具体的な現場に近づく「臨床の知」となる可能性を与えてくれる,と思われるのです。

　「ケアの人間学」をタイトルに冠した本,つまり水野治太郎『ケアの人間学――成熟社会がひらく地平』(ゆみる出版,1991年)が,すでに10年以上前に刊行されています。本書のタイトルを考えるにあたって,同書がヒントを与えてくれましたが,本書は,単独の著者で書かれた同書とは少し異なる構想をもっています。確かに,同書は,10年以上前,メイヤロフ『ケアの本質』の邦訳(1987年)が出版されていたものの,医療・看

護・福祉関係以外ではまだあまり「ケア」が論じられていなかった頃に、「人間学」という角度から「ケア」の問題に切り込んだ先駆的な作品と評価されてよいでしょう。具体的な内容については本文に譲りますが、本書は同書の意図を汲みながら、それを発展させようとするものです。

　しかし他方で、本書は、同書とは異なる構想と枠組みで企画されており、そのことは何よりも、単独の著者ではなく、複数の異なる学問分野に携わる著者達によって執筆されていることに現れています。確かに、同書でも、「哲学・科学・宗教を総合する立場」として「人間学」を考えていますが、その「総合」は単独の著者によって行われていました。しかし、その後、「ケア」の問題には、心理学、社会学、文化人類学、歴史学、文学といった、さまざまな学問分野からの研究が重ねられてきました。現代において「人間学」を構想するとき、これら人文・社会科学系諸学の知見も踏まえなければ、「総合する立場」と呼ぶことはできなくなってきています。

2　新しい人間学の展開

この点で触れておきたいのは、本書執筆者の一部が加わって10年前に刊行した金子晴勇編『人間学』（創文社、1995年）です。同書は、哲学・倫理学の新しい方向を「人間学」として打ち出したものでした。つまり、「現代は科学の時代である」ことを踏まえつつ、したがって、「人間に関する諸科学の成果を受け入れながら、人間の全体的構造を再考し、その全体像を再建すること」に、現代における哲学・思想の課題を見て、それをマックス・シェーラーの「哲学的人間学」の構想を受け継ぐものとして、「人間学」と呼んだのです。それはまた、執筆者の一部が属する静岡大学人文学部社会学科で、1992年の改組によって「人間学」講座が誕生したこととも連動して刊行されたものでした。同書は、大きく歴史的考察と体系的考察に分かれ、わたしたちが伝統的なテキストを踏まえた研究とともに、新しい情報源に基づいて現代的な問題に取り組む姿勢をすでに予感させるものでした。

　この「人間学」講座では、一方で、哲学・倫理学・宗教学・美学といった伝統を継承して、古典的なテキストを読みながら考えるという研究と教育を続けながらも、他方で、同じ社会学科の他の講座（社会学、心理学、文化人類学、歴史学）の知見も取り入れ、さらには、近年の先端諸科学に

も学びながら，それら現代的な人間諸科学を総合するものとして，真の意味で学際的な研究と教育に取り組んできました。そのなかで，書物からの情報だけでなく，新聞・雑誌，他分野の研究者との対話，インターネット，市民との交流，その他のさまざまな情報源を活用することを，研究と教育に取り入れてきました。そして，新しい世紀を迎え，わたしたちは，「臨床人間学」として，これらの情報源からもう一歩さまざまな問題の現場へと踏み込んで，人間学の問題を具体的に考える手がかりとしたいと考え，その理念と方法を確立するため，2000年度より2年間の計画で，科学研究費の補助を受けた共同研究「いのちとこころに関わる現代の諸問題の現場に臨む臨床人間学の方法論的構築」に着手しました。そのなかで浮かんできたのが，「ケアの人間学」という構想でした。

したがって，本書では，このような私たちの「人間学」の歩みも踏まえて，哲学・倫理学・宗教学・美学という，従来の哲学・思想系の執筆者だけでなく，周辺の人文・社会科学系さらには看護系の執筆者にも協力を仰ぎ，「総合」の試みを共同作業として，哲学・思想系の作業ではなく，他分野の執筆者達との対話と協力の作業として行っています。

3　本書の概観

本書の内容について，簡単に概観をしておきましょう。

1「ケアの人間学」は，筆者自身が，上述のような「ケアの人間学」という構想で何を考えているのかを示し，第2章以下を読むための土台となるような議論を展開し，全体への序論的な役割を果たすものとしました。「ケアする存在」としての人間という人間観を提起し，現代における「キュアとケア」というテーマのなかで問題になるのも「人間に対するケア」をどう考えるかであり，それを考えるには，人間のもつ多層性・多次元性を射程に入れる必要があり，そのなかで「スピリチュアル」という次元をどう考えるかが問題になることを示しています。

2「わたしたちの生き方とケア」は，人と人の間に生きている「人の関係性」の視点からケアという営みを考え，いまのわたしたちの在り方を問い直すきっかけを見出そうとしています。まず，福祉国家におけるニーズと権利に基づくケア（配慮）が無力となるとき（言い換えれば，ニーズと権利を超えたケアが生まれるとき），「尊敬と尊厳」が問題になることを指

摘しています。そのような場面として，ターミナルケアを例として挙げ，絶望的な状況でなお希望を求めている人びとに応えることができるのは，その人と「共にあることの確認」，「自分は独りではない」ことの確認だと著者は言います。

3「現代先端医療とケア」では，治療を超えたエンハンスメント（増進的介入）に向かう最先端医療の根底にある「強さへの憧れ」に対して，人間の「弱さ」を前提にしたケア文化の価値を見出そうとします。「自立した強い個人」を前提にした社会設計か，それとも「自由にして依存的な存在」という人間観を踏まえた「ケアしケアされる社会」の設計かを問うています。そこから，こうした対立の根底に，「細胞さらには分子中心の医療」という究極のアトミズムに行き着くと考えるか，ミクロコスモスとマクロコスモスとの一体性を見据えたエコロジカルな生命観に至るか，という生命観をめぐる二方向からの挑発を見ようとしています。

4「前近代の医療とケアに学ぶ」では，同じ著者が時代を振り返り，これまで「非科学的」として切り捨ててきた前近代の医療とケアのなかに，ケアの人間学にとって捨て去ることのできない視点を探しています。ドイツ医学史研究者シッパーゲスは，人間の総体を見据えたヨーロッパ中世医学の特徴を明らかにし，現代医学が失ったものの重要性を浮き彫りにするとともに，今日の「全人的医療」の課題を指摘しています。「病める人」と「共に苦しむ人」との対人関係のなかにヒューマン・ケアの活動領域を指摘した点も示唆に富んでいます。

5「女性とケア――イギリスにおける出産」では，先端医療と「医療化」の傾向が浸食してきている現代の「出産」の場面について，イギリスでは，伝統的なケアシステムが残されて機能していることを報告し，問題提起をしています。イギリスでは，通常の出産は，産科医に頼ることなく，「GP（総合医）」と呼ばれるホームドクター（かかりつけ医）と地域の助産婦との連携システムのなかでケアされています。このようなケアのあり方が歴史のなかで構成されてきた経緯を辿ったうえで，イギリスの妊娠出産時のケアにわたしたちも学ぶべきものがあるのではないか，と問いかけています。

6「身体論とケア――病むことに促される身体的営為」では，患者に対するケア（看護）の経験を手がかりに，同時に他方で，現象学という現代

> **魂の配慮（ソクラテス）**
>
> 身体やお金や名誉にあれこれ気遣う人たちに対して，ソクラテスは「魂についてできるだけ優れたものとなるように配慮」（『ソクラテスの弁明』）するように勧告している。この勧告は「吟味を欠いた生は人間にとって生きるに値しない」（同書）という信念と組になっており，しかもそのソクラテスの吟味においてはそもそも「優れたものとなる」ことが何であるかは示されない。実は，ソクラテスの言う「魂の配慮」とは，自分の考えや感情（主観的な選好）を大切にしなさいという教えへの否定を意味するものなのである。ソクラテスの勧告する「魂の配慮」が「自己への配慮」であるのは，他者と対話しながら自分の魂を吟味し，自分の思いなしを徹底的に解体していく営みであるからなのである。
>
> （田中伸司）

思想の一つの流れのなかで論じられている身体論を手がかりに，看護師と患者との間で行われる身体を介したケアのあり方に考察を加えています。自明であるがゆえに，これまで気づいていなかった「他者に手を差しのべる」という営みの生成を生まれいずる状態において捉え直そうします。日常的に実践しているけれどもはっきりと言葉にならなかったことや，看護師の「思い込み」「主観」とされがちであっても，確かな手応えとして感じとっていたことを，著者は生き生きと甦らせようとしています。

7「対人関係とケア」では，「ソーシャル・サポート研究」と呼ばれる研究領域の知見を通じて，「人々のウェル・ビーイング〔良い状態にあること＝健康〕のためには，どのような働きかけ（すなわちケア）が必要なのか」を考察しています。対人関係が少なくソーシャル・サポートが少ないことは，身体的健康にも心理的健康にも影響を与えますが，それは「いつでも，どこでも，対人関係はプラスに機能する」ということを意味しているわけではなく，サポートと健康の因果関係の解釈は慎重に行わねばなりません。そこから著者は，サポートには限界があること，必要なサポートを適切な人が提供すべきこと，サポートにおける行動の意図と結果の食い違いを論じ，サポートをより広い意味で捉える視点を示唆しています。

8「物語とケア」では，今日，ケアの臨床実践において活発化している，障害者や病者の「語り」「物語」に注目しようとする動きについて論じます。なかでもナラティブセラピーと呼ばれる試みを取り上げ，ケアという

実践現場において，どういう視点から当事者の「語り」「物語」に着目すべきなのかを検討しています。その際，病いの語りや物語の持つ力を，一方では自己に向けて自己物語を改訂していく力として，他方では社会に向かってセルフヘルプグループ運動を展開していく動きとして取り上げます。

9「正義の倫理とケアの倫理」では，正義の倫理とケアの倫理がどんな関係にあるか，を考察しています。違い（差異）にあふれた世界で人々を公正（公平）に扱うためには，関連する要素だけを考慮し，それ以外の要素を考慮に入れないこと，それが正義の倫理です。それに対して，人と人の具体的な関係を引き受け，人が置かれた具体的な状況や前後関係の中で，他者の必要性に応答する責任を真剣に考えようとすること，それがケアの倫理です。しかし，二つの倫理を二者択一の関係ではなく，相互に補い合って，わたしたちの世界の倫理的作法を作り上げている，という考え方で著者は論じています。

10「いのちを美しくする芸術」では，ケアの本質を芸術体験のなかに見ようとしています。ケアの問題を考える時に，セルフケアと他者のケアが合わせ鏡の構造になっていて，ケアの本質を摑むのに，人間関係のなかで考えているとうまくいかない。そこで，芸術的体験が手がかりになる。芸術経験がなぜケアを可能にするのかを，「共感と理解」という考えも，「作ることが癒すことである」という考えも解くことができない。むしろ，近代芸術の枠を越えるような「自然」という考え，宇宙（自然）への開放のなかでの広い意味でのエクリチュール，原初的な「信」の構造としての「信じる」ことを取り戻すことがケアを可能にする，と著者は主張します。

11「宗教とケア」では，「「ケア」ということのもっとも根源的な意味は，「外部化」してしまった個としての人間を，もう一度（共同体あるいは自然のほうへ）「内部化」あるいは「一体化」するところにあるのではないか」という広井良典のケア論を踏まえて，それを宗教の問題として捉えています。なぜなら，宗教とは，自然への繋がりの根源的回復と捉えることができるからです。また，宗教的真理に出会うには思惑の突破が必要であるが，それはケア論にとっても重要な「臨床」への道行きを与えてくれると言います。しかし，著者は，その道行きが単独者の真剣な自覚の深化として以外にはあり得ないと主張しています。

12「宗教的ケアのゆくえ」では，宗教的ケアの根本性格は，単なる苦

悩，絶望，責罪，死の恐怖の排除にあるのではなく，むしろそれらを真正面から受け入れる勇気にこそあると論じています。ケアは単に苦悩を取り去るだけのものではない。苦悩は和らげられるべきものであるが，しかし苦悩なくして天国に入ることはできない。苦悩が浄福を経験させてくれる言わば「薪(まき)」の役割を演じることになるのです。ホスピスやビハーラ（仏教ホスピス）運動は，決して死を忌み嫌う立場を取らない。死を絶望的なものと見ず，むしろ積極的な生の覚醒として位置づけています。最後に，親鸞の慈悲について述べ，「あなたが救われないなら，わたしも救われない」――ケアという場において，このようなところまで心はいかねばならないと主張しています。

　13「シンポジウム」は，以上のような各章の内容について，お互いの主張の交差する地点と分かれていく地点を見極めるためにもった討議の記録を要約したものです。先に「ケア」の問題についてさまざまな諸学問の「総合」をめざすのが「人間学」であると位置づけましたが，そのような「総合」は，あくまでも途上のプロセスにこそあり，簡単にゴールに到着できるわけでないことは言うまでもありません。ここに収録された討議は，あくまでも，本書の内容を踏まえて，その先に拡がるさまざまな道を示唆することにこそ意義があり，「めでたしめでたし」と終止符を打つような性格のものではありません。お互いの執筆した内容について，それぞれ他の執筆者がどういう理解をもっているかが見えてくれば，シンポジウムのとりあえずの成果とすべきところでしょう。

4　さまざまなネットワークのなかで

2004年および2005年の後学期に，わたしたち執筆者（ただし，本書のために応援をお願いした鈴木，伊藤の二人を除く）の担当により，3年次指定の共通科目である「総合科目」として，「ケアの人間学」を開講し，それぞれの講義内容を踏まえて本書の執筆に至りました。しかし，この「総合科目」に至る前史がありました。共同研究「いのちとこころに関わる現代の諸問題の現場に臨む臨床人間学の方法論的構築」のなかで「ケアの人間学」というアイデアが浮かんできたことは前に述べましたが，その後，この共同研究を継承しつつ，「人間学」講座スタッフを中心に，同じ社会学科の他講座（心理学，社会学）のスタッフも誘って，静岡市立静岡看護専

門学校の看護系教員ならびに同校を卒業して現役で働いている看護師の方々とともに，2002年より「ケアの人間学」合同研究会を始めました。この研究会は，2〜3か月に一回のペースで現在に至るまで継続しており，これまでに研究会の記録である要旨集『ケアの人間学』をVol.2まで発行しています。

　また，2003年4月より，静岡大大学院人文社会科学研究科に臨床人間科学専攻（臨床心理学コースとヒューマン・ケア学コース）が設置され，それに伴い，比較地域文化専攻には生命文化論研究分野が設置されましたが，これも，上のような活動が一つの形をとったものとも言えるでしょう。本書の執筆者達の多くが，大学院では，このヒューマン・ケア学コースおよび生命文化論研究分野に属しています。また，前述の科研費共同研究のもう一つの発展的継承として，2003年10月より3年計画プロジェクト，科研費による共同研究「生命ケアの比較文化論的研究とその成果に基づく情報の集積と発信」（代表：松田純）も始まりました。さらには，今年11月に予定されている静岡大学公開講座でも「いのちのケア」（代表：松田純）と題し，本書の執筆者のうちの4人が，一般市民向けの話をすることになっています。

　このように，本書の企画は，さまざまな他の企画・プロジェクトなどとリンクしながら行われています。本書が，このようなさまざまなネットワークでつながった活動のなかでも活用されていくことを願っています。

（浜渦　辰二）

1

ケアの人間学

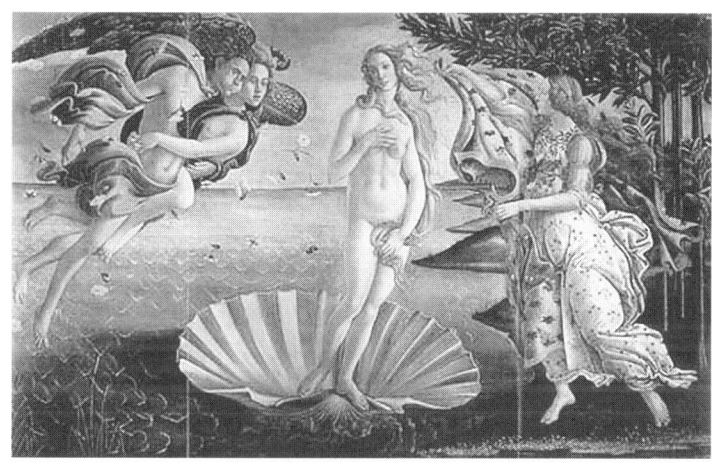

ボッティチェリ「ヴィーナスの誕生」
1485年頃，ウフィツィ美術館，フィレンツェ

西風の神ゼヒュロスと季節の女神ホーラに迎えられるヴィーナス。しかし，祝福を受けて誕生するのは，愛と美の女神ヴィーナスばかりではありません。ヴィーナスは人間そのものの象徴です。どんな人間も，なんらかの形で祝福を受けて誕生するのです。もう10年以上前の古い歌になりますが，シンガーソングライター中島みゆきが「誕生」(1992年) のなかで，「Remember！　生まれた時，誰でも言われたはず，耳をすまして思い出して！　最初に聞いた Welcome！」と唄っていました。英語圏には，生まれた赤ちゃんに Welcome！と言って祝福するという伝統があるそうです。しかも，もっと大切なことに，中島の唄は最後に，こう付け加えていました。「Remember！　けれどもしも，思い出せないなら，わたしいつでもあなたに言う！　生まれてくれて，Welcome！」と。Welcome！と祝福されて生まれてきたことなど忘れてしまうような状況は，人生のなか誰にでも訪れることがあります。そんな時，「わたしがあなたに言う」という関係のあり方。そこにこそ，ケアが立ち現れる場面があります。わたしたちは，ケアに包まれて誕生するのですが，そのことはしばしば忘れられます。そのなかで，もう一度，ケアを思い出させること。そして，人間の誕生のみならず，人間が生きていくこと，人間が死んでいくこと，いずれの場面でもケアが働いていること，そのことを改めて思い出すこと，ここにケアの人間学の課題があると思います。この章では，本書のタイトルにもなっている「ケアの人間学」ということでわたしたちが何を考えているのか，それを簡単にまとめて，次章以下の本論の導入とします。

1　人と人の間に生きること

　人生はしばしばマラソンに喩えられる。スタートして，折り返し地点を通って，ゴールにたどり着くまで，山もあれば谷もあり，楽しい時もあればつらい時もある。競争相手との駆け引きもあるかも知れないが，最後は自分との孤独な闘いとも言える。しかし，そこで孤独と思うのは，自らを奮(ふる)い立たせるためとはいえ，おそらくマラソンランナーのおごりに過ぎないだろう。ランナーがマラソンを走り抜くことができるのは，コーチや監督のアシストのみならず，会場の係員や応援する観客のサポートがあってこそだし，それだけでなく，普段の練習を支える多くの人びと，大会参加を経済的に支えるスポンサー，身体の状態を保つ理学療法士・作業療法士やマッサージ士，心理状態を保つためのアドバイスをくれるスポーツ心理士，一緒に練習をするチームの仲間，安らぎを与えてくれる友人や家族。そんな多くの人に支えられて初めて，晴れの舞台でマラソンを完走することもできるようになる。ゴールに駆け込み，表彰台に立つランナーは，そんな多くの人びとの顔を思い浮かべ，感謝の気持ちに満たされる。

　その意味では，人生はむしろサッカーに喩えるべきかも知れない。フォワードがゴールを決めるためには，シュートを打つことができるようなパスを出してアシストしてくれるミットフィルダーがいなければならない。自分でシュートを打つことよりも，誰かがシュートするのをアシストすることの方に誇りを感じるプレーヤーもいる。しかし，このアシストのためには，その前の段階で，攻めの体制を組み立て，空間のできたところに走り込む人にキラーパスを出す司令塔役のプレーヤーが必要だし，その前に，相手の攻めのボールを奪い取り，守りから攻めに切り替え，この司令塔にボールを渡すボランチが必要だし，相手の攻めをつぶし，ボールを奪い取るディフェンダーが必要だし，そして，最後に相手のシュートをことごとく止める守護神のキーパーが必要。つまり，チームのイレヴン全員がそれぞれの役割を果たし，相手の動きとともに味方のそれぞれの動きに反応し，お互いの役割を生かし合うことによって初めて得点に結びつくことになる。人生もまた，それぞれの役割を果たすチームワークなのだ，

と。

　つまり，人間として生きることは，人と人の間に生きることにほかならない。

2　日常に溢れている「ケア」

　わたしたちは，人と人との間に生まれ，人と人の間で生き，人と人との間で死んでいく。自分一人で生まれてきたり，自分一人で死んでいくことはない。人から世話をされて生まれ，人から世話を受けて死へと旅立つことになる。人と人との関係には，さまざまな形があり，私は他人の心をどうして知ることができるかといった人間関係のあり方（認識論）もあれば，わたしがみんなと一緒に音楽を演奏したり，サッカーをプレーしたり，地球温暖化阻止の行動に参加したりといった人間関係のあり方（実践論）もあるが，人を世話をする，配慮するという関係のあり方，これらをとりあえず「ケア」と呼ぶとすると，これは人間関係のあり方として根源的なあり方なのではないだろうか。わたしたちは，ケアのなかで生まれ，ケアのなかで生き，ケアのなかで死んでいくのではなかろうか。

　いま，「ケア」という言葉は，医療・福祉・心理・教育関係のみならず，日常生活を覆うさまざまな分野で使われている。身近なところで言えば，「カーケア」「革製品ケア」といった物体を対象とするケア，「お肌のケア（スキンケア）」「爪のケア」「ヘアケア」「栄養ケア」「ビューティケア」「口腔ケア（オーラルケア）」「リップケア」「ボディケア」「ヘルスケア」「メディカルケア」といった身体的なケアから，「ケアマネージャー」「高齢者ケア」「障害者ケア」「痴呆ケア」「在宅ケア」「ターミナルケア」「ホスピスケア」「緩和ケア」といった医療・福祉場面でのケアから，「メンタルケア」「ストレスケア」「ハートケア」といった心のケアを通って，さらに，「ファミリーケア」「ケアハウス」「ケアタウン」「コミュニティケア」「ケアリゾート」「スポーツケア」「アニマルケア」「ペットケア」，ひいては「ケアする人のケア」に至るまで，さまざまな人間の行為を覆い尽くすように，世間にはケアが溢れている[*1)]。さきほどのサッカーの場面ですら，「ディフェンダーがしっかりケアしていて点を取られる感じがしなか

った」といった文脈で，ケアという語が使われる。

　因みに，「ケア」を英和辞典[2]で調べてみると，名詞としては，「気がかり，気苦労，気づかい，心配，不安／注意，用心／特に力を入れる［意を用いる］事柄，関心事，責任，務め，注意を要する仕事／世話，監督，保護／一時的に預かること，保管」といった日本語が当てられている。また，動詞としては，「気にかかる，気をもむ，心配する／気にする，関心をもつ，かまう，頓着する」となっている[3]。これらの訳語を見ると，「ケア」の対象となるのは，「からだ」であれ「こころ」であれ，ともに「人」であるように見えるが，用例をよく見ると，かならずしも「人」とは限らない。「動物」「植物」も，さらに「もの（事物）」だって「ケア」の対象となる。最も広い意味では，「関心」「注意」を向けている「もの」が，「ケア」の対象となっていると言える。

3　最も広い意味での「ケア」

最も広い意味での「ケア」は，『ケアの第一義性（The Primacy of Caring）』の著者達ベナー＆ルーベル[4]によると，「人が何らかの出来事や他者，計画，物事を大事に思うということ」を意味すると言う。つまり，およそ「人」であるか「もの」であるかを問わず，何かに関心を持ち，それを気づかい，大切にし，世話をすることだと言う。言い換えれば，「自分にとっての重要性という面から見て内部に濃淡の差のある世界，つまり非常に重要な事柄とそうでもない事柄，まったくどうでもいい事柄がその内

1）　インターネット上で，Yahoo！を使って「ケア」で検索した結果は，ウェブ検索：30,000,000件，登録サイト：5,475件，Google を使って「ケア」で検索した結果は，7,930,000件（2005年10月現在）であり，「ケア」という語がどれだけ流布しているかが分かる。

2）　KENKYUSHA'S NEW ENGLISH-JAPANESE DICTIONARY, YOSHIO KOINE (Editor in Chief), 5th Edition, Kenkyusha, 1980.

3）　現代日本語のなかに溢れているカタカナの外来語に対して，できるだけ日本語を当てていこうと，2003年4月25日，国立国語研究所「外来語」委員会が第1回「外来語」言い換え提案（最終発表）を公表したが，それによると，「ケア」に対しては，言い換え語として，「手当て」「介護」を，その他の言い換え語例として，「看護」「手入れ」が挙げられた。

4）　邦訳は，ベナー／ルーベル『現象学的人間論と看護』（難波卓志訳，医学書院，1999年）

部に区別されるような，そういった世界に住むのが人間という存在だ」ということになる。

　わたしたちが，「関心により濃淡の差のある世界」に住んでいるということは，さまざまな場面で指摘することができる。心理学などで「カクテル・パーティ効果」と呼ばれる事態がある。多くの人が集まり，バックミュージックが鳴り，あちこちにおしゃべりの輪ができ，食器の音などもガチャガチャとして，騒々しいなか，グラスを持って友人と二人で談笑しているような場面を考えてみる。周りからいろんな音や声が耳に飛び込んでくるが，物理的な音量としてはそれより小さな，友人の話していることをちゃんと聞き取り，友人との会話はさしつかえなく行われる。つまり，「聞く」ことにも，関心により濃淡の差があり，私たちは，耳に飛び込んでくるすべての音を「聞いている」わけではない。

　「見る」ことでも，関心により濃淡の差があるのは同様で，私たちは，目に飛び込んでくるすべての光を「見ている」わけではない。例えば，風景のことを考えると，私たちは，写真に撮ったような風景を見てはいない。絶えず目を動かし，焦点を絶えず動かしているために，全体を濃淡なく見ているように思っているが，そのつど見ている風景は，焦点のあたったところと，その周辺の背景からなっている。

　このように，最も広い意味での「ケア」とは，「関心・気づかい」であ

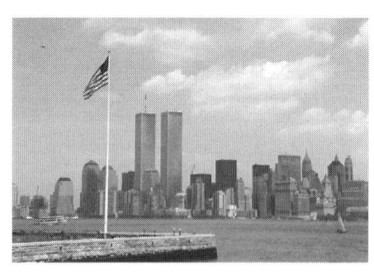

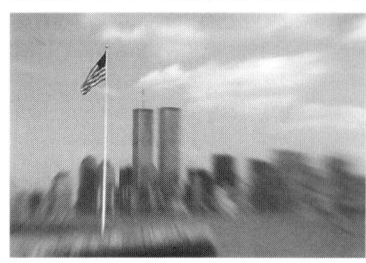

「写真に撮った風景」と
「私たちが見ている風景」

り，わたしたちの感覚（五感）のように，単なる受容性からなっていると思われるようなところにも見いだされる「濃淡の差」を作り出しているのが，この意味での「ケア」である。そういう「ケア」に彩られた世界に住むのが人間なのである。

4 「ケアする存在」としての人間

しかし，わたしたち人間が，生まれた時からもっとも「関心」があるのは，雑多な音ではなく「人の声」であり，雑多な光ではなく「人の顔」である。たとえ美しいモーツァルトの音楽であれ，美しいイルミネーションであれ，赤ちゃんが関心をもつのは，それよりも「人の声」であり，「人の顔」なのである。先に見た英語の用例でも，現代日本の「ケア」の用例でも，「人」に向かう「ケア」に比重がかかっているのが分かる。

先に名前を挙げたベナー＆ルーベルが，「ケアの第一義性」を語る時によりどころにしていたのは，現代ドイツの哲学者ハイデガー（1889-1976）の主著『存在と時間』(1927)*5)であったが，そのなかで彼は，「現存在(Dasein)」（＝人間存在）の根本的なあり方を「気づかい(Sorge)」（英訳では，care。邦訳では，「関心」も）と呼んでいる。それは，「もの」に向かう「配慮(Beisorge)」と「人」に向かう「顧慮(Fürsorge)」を含むものとして考えられている。同じく，ハイデガーの『存在と時間』から影響を受けて，「ケアする存在」としての人間について論じたシモーヌ・ローチ『アクト・オブ・ケアリング――ケアする存在としての人間』*6)も，このような「人」に向かう「ケア」が，人間にとってもつ第一義性を強調している。「ケアする存在」としての人間が，「ケア」を向けるのは何よりも「人」であり，他者なのである。

しかし，「ケアする存在」としての人間とは，「ケアの向けられる対象」

---

5) 翻訳は数種類あるが，入手しやすいものを挙げれば，ハイデガー（原佑・渡辺二郎訳）『世界の名著62 存在と時間』（中央公論社，1971年）。因みに，この訳書では，"Sorge"を「気遣い」と訳している。

6) M・シモーヌ・ローチ『アクト・オブ・ケアリング――ケアする存在としての人間』（鈴木智之ほか訳，ゆみる出版，1996年）

すなわち「ケアされる存在」としての人間でもある。すでに述べたように、人間は、誕生の時も、臨終の時も、自分自身でことを済ますことはできない。他者から「ケア」されることで生まれてきて、他者から「ケア」されることで死んでいく。そして、生きている間も、他者から「ケア」され、他者を「ケア」するなかで生きていく。人間はそのように、「ケアし、ケアされる存在」にほかならない。

　例えば、イラク北部のシャニダール洞窟で発掘された旧人ネアンデルタール人の遺跡によって、彼らは死者を埋葬する習慣があったとされているが、同遺跡で発掘された別の遺骨は、右腕の肘から先はなく、右足に関節炎を患い、左眼が失明していたが、40歳まで生きていたことが推測されている。つまり、彼は仲間や家族たちの「ケア」を受けて生きていたはずで、埋葬も含めて、ヒトの誕生にあたって、このような「ケア」の精神が大きく働いていたと言えよう。

5　人間学と哲学

人間とは何か？　古代エジプトでスフィンクスが通りかかった人に問いかけ、間違えたものは食べてしまうとされた謎、つまり、「朝は足が四本あって、昼になると二本の足となり、夜には三本足となるものはなんだ？」という謎に対して、ギリシア神話でオイディプスが、「答えは人間である。人間は幼年期には這って四本足で歩き、青年期には、立ち上がって二本足で歩き、老いては杖をついて三本足で歩くからである」と答えて謎を解いて以来、このスフィンクスの謎は「人間とは何か？」という問いへの関心を表すものと考えられてきた。また、古代ギリシア悲劇のソポクレスの作品『アンティゴネー』の第2コーラスは、「不思議なものは数あるうちに、人間以上の不思議はない」というフレーズから始まる。ここにも、人間への関心の高まりを読み取ることができる。

　哲学は古代ギリシアにおいて始まったが、その始まりを象徴的に表すものとして、ソクラテスがデルポイの神殿の入り口に掲げられた碑銘「汝自身を知れ」に対して行った解釈がある。ソクラテスは、この碑銘を、「この男〔ソフィスト〕は、知らないのに、何か知っているように思っている

5 人間学と哲学

が，わたしは，知らないから，そのとおりまた，知らないと思っている」というように，「自分は知らないということを知っている」という，「自己知」であるとともに「無知の知」であるようなあり方を表す言葉として理解した。そして，そこに「知を愛する（哲学する）」という営みの根拠を置いたわけである。

　しかし，振り返ってみれば，神殿というのはギリシアの神々が住まうところであり，その入り口に掲げられた碑銘とは，そこに入ってこようとする人間に対して向けられた言葉だった。そして，古代ギリシアにおいて，神々は「不死なるもの」であるのに対し，人間は「死すべきもの」（やがていつかは死ぬことになるもの）と考えられていた。ギリシア悲劇も，この神々と人間を対比させる構造の上に成り立っており，「死すべきもの」である人間が，自分のことをあたかも「不死なるもの」であるかのように奢り，高ぶり，傲慢になったところに悲劇が生じる，というのが繰り返されるテーマである。したがって，デルポイの神殿に掲げられた碑銘「汝自身を知れ」も，そうしたギリシア的「神々－人間」観からすれば，神殿に入ってこようとする人間に対して，「汝＝人間よ，自分が人間＝死すべきものであることを知れ＝忘れるな！」という警句としてあったのである。それを，「自己知＝無知の知」と読み替えていったのは，ソクラテスの天才的な誤読であったと言えよう。

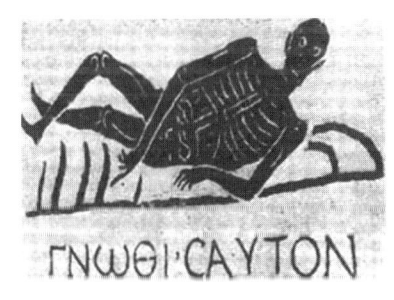

汝自身を知れ
ローマのクインティリウス邸の食堂の床面を飾っていた大理石のモザイク画（2世紀初頭）。下に「汝自身を知れ（グノーティ・セ・アウトーン）」とギリシア語で書かれており，死者の描かれた絵は，それが，ラテン語で「死を忘れるな（メメント・モリ）」と伝えられるものと繋がることを示唆している。

　この誤読から「知を愛する」哲学の営みが始まったのであるが，それはここでは別の話として脇に置いておくことにして，振り返れば，この「汝自身を知れ」という警句も，「人間とは何か？」という問いに貫かれたものだったことをここでは確認しておきたい。「人間とは何か？」という問いは，哲学の営みより早く，しかも，哲学の始まりのきっかけとなり，そ

の後も，哲学の営みのなかで，重要な問題として問い続けられてきていると言ってよい。いまでも，「人間とは何か？」そして「人間はどこから来て，どこへ行くのか？」という問いは，すぐれて哲学的な問いなのである。

6 ホモ・クーランス

「人間とは何か？」——この問いに対して，これまでも多くの回答の試みがなされてきた。例えば，スウェーデンの植物学者リンネ（1707-78）が生物の分類体系をつくる時に，人間を「ホモ・サピエンス」と命名し，それ以来，生物の分類学における人類の正式の学名となっているが，これも，この問いに対する一つの回答の試みと言える。というのも，「ホモ・サピエンス」という語は，ラテン語で，「サピエンティア（知恵）をもったホモ（人）」「知恵のある人」という意味で，そこには，同じホモ族のなかでも，「サピエンティア」をもっていることが，人間の人間たる所以だ，という考えが含まれている。

　これは，実を言えば，古代ギリシアの哲学者アリストテレスが，人間を「ロゴスをもった動物（ゾーオン・ロゴン・エコン）」を呼んだことに源を発している。ギリシア語の「ロゴス」という語は，「言葉」「理性」「理由」「理法」「関係」などというように，日本語に訳すとさまざまな意味をもつ言葉である。それがラテン語の世界に，これまた日本語では「計算」「説明」「関係」「理性」「理由」「理論」「知識」など，別の外延をもってさまざまな意味をもつ「ラチオ」という語で訳された時，おそらくまた大きな誤解が始まったと言えよう。ギリシア語の「ロゴスをもった動物」がラテン語の「ラチオをもった動物（アニマル・ラチオナーレ）」と訳されたとき，本来「ロゴス」がもっていた広がりは，「ラチオ」がもつ別の広がりと置き換えられてしまった（少なくとも，「言葉」という「ロゴス」のニュアンスはなくなってしまった）。そして，リンネの「ホモ・サピエンス」は，この「アニマル・ラチオナーレ」という人間観に基づいて名付けられることになった。そこには，「理性」＝「知恵」こそが人間の人間たる所以である，という考えが沈澱しているのである。

　しかし，このような人間観については，これまでもさまざまな批判がな

> **老いとケア**
>
> 老いは,「できる」の様相の変容としてあるときふと意識されるものであり,「できない」という事態を,つまり「世界との関係の変容を受け入れることである」としたのは,『老いの空白』を著した鷲田である。『楢山節考』(深沢七郎)では,この「できない」にさしかかる前に,自ら「できない」を早めようとする老婆が主人公とされる。「できない」から山に捨てられる,これを引き受ける母を前に苦悩する息子は,それでもなお彼女を背負って奥深い山へと分け入り,そこに母を残して走り去るのである。老いる者もその身近にいる者も,老いに気づくそのつど,その変容という事態に揺さぶられる。ここから距離をおかず,その揺さぶりのただ中で自らの態度を決めようとする姿勢に,「ケア」が息づいているのではないだろうか。
>
> (西村ユミ)

されてきた。例えば,「ホモ・ファーベル(工作人)」というのは,直立歩行することで手が自由に使えるようになり,何かを作る,とりわけ道具を作ることができるようになったところに,人間の人間たる所以を見ようとするものである。頭を使うことより,手を使うことが,人間にとって重要と考えるわけである。

　また,「ホモ・レリギオースス(宗教人)」というのは,宗教的意識こそが人間を人間たらしめたという人間観である。先にネアンデルタール人が死者を埋葬していたことに触れたが,仲間の死を悼み,花束を捧げるという行為のなかには,やがてくる自分の死への認識とともに,死後の世界に思いを馳せるという,宗教意識の原型的な芽生えを見ることができるとすれば,この宗教意識の芽生えこそが,人間の人間たる所以と言える。合理的な精神ではなく,人間の理性を越えたものへの信仰こそ,人間を人間たらしめると考えるわけである。

　さらにまた,「ホモ・ルーデンス(遊戯人)」というのは,生きるための糧を得る生産的な活動より,遊びという非生産的な活動にこそ,他の動物には見られない,人間を人間たらしめている本質がある,と考えるものである。労働を天職(神から呼ばれたこと)と考えるプロテスタンティズム(マックス・ウェーバー)に対する強烈な批判とともに,合理的な活動を人間の本性と考える人間観に対する批判をも含み,現代のポスト・モダンと呼ばれる思想にもつながる人間観と言えよう。

さて、こうしたさまざまな批判とともに、また、別の角度から、「ホモ・サピエンス」という人間観を批判するのが、「ホモ・クーランス (homo curans)」という人間観である。「クーラ」というのは、現代で言う「ケア」の語源になる言葉でもあり、要するに、「ケア」こそが人間の人間たる所以を形作るものと考える、そうした人間学を表している。つまり、「人間とは何か」を考えるのに、「ケア」の問題が重要な手がかりを与えてくれるのではないか、という考えこそ、「ホモ・クーランス（ケアする人）」という人間観なのである*7)。

7　現代における「キュア」と「ケア」

これまで「ケア」をできるだけ広い意味で考えてきたが、初めに触れたように、「ケア」という語は、日本では、医療・看護の分野で使われ始め、それがどんどん広がり、日常生活を覆うような広い意味で使われるようになったわけで、ここでは、もともとの出発点であった医療・看護の分野での「ケア」について、触れておこう。そのためには、生命倫理という学問分野の話から始めることにする。

　生命倫理という学問分野が、いま、注目を浴びている。1970年代のアメリカに端を発し、1980年代には日本でも議論されるようになり、倫理だけでなく、法律の問題、文化の問題まで巻き込みながら、いまでも、さまざまな問題をめぐって、熱い議論が行われている。大きな流れだけを摑むと、先端医療技術の発達によって、従来は医療の対象とは考えられなかった「誕生」や「死」の場面にまで医療が入り込み、技術的にはこれまで不可能だったことが可能になり、それによってこれまでは助からなかった人の命が助かるようになったが、果たして、技術的に可能なことがすべて倫理的・法的にも許されることかどうか、が問題になってきて、そこに生命倫理の問題が生じてきた。言い換えれば、これまでは、「誕生」や「死」の場面は、人間にはどうしようもないことで、「神ないし天」の手に委ねられてきた（「天からの授かりもの」「天からのお呼びがかかる」）が、人間

---

7)　石井誠士『癒しの原理——ホモ・クーランスの哲学』（人文書院，1995年）参照。

の手（技術）によって操作できるようになり，それをどうすべきかを人間が判断し決断しなければならなくなってきた。そのとき，どんな判断・決断をすべきなのか，そこに生命倫理の問題が生じてきた，ということである。

そのような流れのなかで，それと並行して生じてきた医療観の変化がある。1970年代アメリカというのは，それ以前からあった公民権運動が，消費者運動，フェミニズム運動から，さらに，患者の権利を守ろうというところに進んでいった。そのなかで，これまでのパターナリズム（医師はすべてを知っていて，いつも正しい判断をしてくれる「父」であるのに対し，患者は何も知らず，正しい判断ができない「子」である，とした「医師－患者」関係で医療を捉える考え方。いわゆる「お任せ医療」という医療観）から，「インフォームド・コンセント」（医師ないし医療者は，患者に十分分かるような仕方で「説明し（情報を与え）」，それに基づいて，患者が自分で判断して，「承認・同意」を与える，とした「医師－患者」関係で医療を捉える考え方。いわゆる「患者中心の医療」という医療観）へ，医療観の変化が進行していった。

それと連動して，もう一つの医療観の変化も並行して生じてきた。それが，「キュアからケアへ」という流れである。医療分野では，「キュア」は「治療」と訳され，「ケア」は「看護」と訳されるのがふつうである。しかし，「キュア」をするのは医師で，「ケア」をするのは看護師だ，と考えるのは，あまりに短絡的である。「キュア」には看護師も関わり，「ケア」には医師も関わるからである。むしろ，今では，キュアもケアも，医師・看護師・薬剤師・検査技師・理学療法士・作業療法士・ソーシャルワーカー・臨床心理士などのチームで行うものと考えられ，その意味では，「患者中心の医療」は「チーム医療」とも特徴づけられている。「キュアからケアへ」というのは，むしろ，医療観全体に関わる重心の移動なのである。つまり，これまでの医療は，「キュア」が中心で「ケア」は副次的だったため，「キュア」がこれ以上できなくなったら，そのあとに「ケア」をすることの意味が見いだせなかった。それに対して，「キュア」だけが医療なのではなく，「キュア」が手を尽くした後にも「ケア」が大切な医療行為としてあると考え──「緩和医療」「緩和ケア」という考え方──，むしろ逆に，「ケア」を中心に医療があり，「キュア」もその一部を担うとい

う医療観を可能にした。「キュアからケアへ」とは，そういう，「キュア」中心の医療観から「ケア」中心の医療観への転換を意味している。それは，先端医療技術の発達のなかで，より人間的なケアのあり方を求める動きとも言える。

8　ケアの多層性

では，医療のなかで「より人間的なケア」とは何だろうか。医療の基本は，病気の状態にある人を健康の状態に回復させること，そのためにキュアしケアすること，と言うことができる。しかし，もう少し突っ込んで，ではそこで言う「病気」とは何なのか，「健康」とは何なのか，分かっているようでいて，改めて問われると答えるのはなかなか厄介である。ここでは，この問題に本格的に取り組む余裕はないが，とりあえず，世界保健機構（WHO）の憲章（1946年採択）の序文で「健康」とは何かが定義されているので，それを手がかりにしよう。

「健康とは，完全な身体的，心理的及び社会的に良い状態であり，単に疾病または病弱の存在しないことではない」(Health is a state of complete physical, mental and social well-being and not merely the absence of disease or infirmity.) *8)。

ここでは，「健康」が「身体的」な「良い状態」だけで捉えられているのではなく，それに加えて，「心理的」にも「社会的」にも「良い状態」でなければならないことが謳われている。これらを含めて初めて「健康」と呼ぶことができるのである。

さらに言えば，この「健康」の定義について，1999年には次のような改正案が提出された。"Health is a dynamic state of complete physical, mental, spiritual and social well-being and not merely the absence of disease or infirmity." つまり，従来の定義のなかに，"dynamic" と "spiritual" とを付け加えようという案であった。この改正案は，結局は

8）　WHO憲章における「健康」の定義は，次を参照。http://www.who.int/about/definition/en/

却下され，その必要はないということになった*9)。しかし，WHOが"spiritual"ということについて理解がないのかと言えば，そうとは言えず，例えば「緩和ケア」についての定義では，その対象として"physical, psychological, spiritual"な苦痛を挙げている*10)。

こうして見ると，このWHOでは，「健康」をもたらすための「ケア」には，

 1．physical（身体的）
 2．mental/psychological（心理的）
 3．social（社会的）
 4．spiritual（スピリチュアル）

という4つの層が考えられていることが分かる。

これら4つの層すべてにおいて「良い状態」があって，初めて「健康」と呼ぶことができるのであって，「ケア」はこれら4つの層すべてに関わらねばならないのである。この4つの層からなる「健康」ないし「ケア」という考え方は，実は，人間存在そのものがもつ多層性を表しているとも言える。「より人間的なケア」とは，このような人間の多層性に配慮したケアだと言うことができよう。

ここで，「身体的なケア」「心理的なケア」「社会的なケア」は分かるが，「スピリチュアルなケア」とは何なのか，と問われるかもしれない。この「スピリチュアル」という言葉は，日本語には訳しにくく，「宗教的」と訳されてしまうこともあるが，それが「宗教的（religious）」を意味しないことはWHOも述べるところである。「精神的」と訳してしまうと，それは「心理的」とどう違うのか，とさらに問われることになろう。また，「霊的」と訳されることもあるが，それではまったく異なる怪しげなイメージを抱かさかねない。

むしろ，かつて精神科医の笠原嘉が，人間のもつ「多層的多次元性」と呼んだ考えを参照すると分かりやすいのではないか。つまり，笠原は，この多次元性を構成するものとして，「身体（生物）次元」「心理・社会次

 9）この経緯については，臼田寛，玉城英彦「WHO憲章の健康定義が改正に至らなかった経緯」（日本公衛誌，2000年）を参照。
http://www.med.hokudai.ac.jp/~senior-w/Others/WHOHlthDfntnRev.htm
 10）次を参照。http://www.who.int/cancer/palliative/definition/en/

元」「実存次元」を挙げていた[11]。この考え方と照らし合わせると、上の「スピリチュアル」というのは、笠原が「実存」と呼んだ次元に対応すると言える。

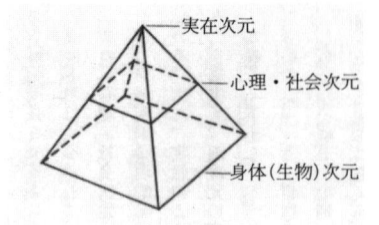

人間の多次元性

では、「実存」とは何か、とさらに問われるかも知れない。笠原は、それを、「創造性、宗教性、精神的成熟、生と死、超越といったテーマが人間に登場する次元」ないし「「他ならぬ私」の一面性の次元」と呼んでいた。この語は、ヨーロッパ哲学のなかで、キェルケゴール以来の歴史を持っているが、ここではこれ以上この問題に入り込む余裕はない[12]。とりあえず、手がかりが得られたことで、先に進もう。

9　ケアしケアされる存在としての人間

さきに、「ケアする存在」としての人間とは、「ケアされる存在」でもあると述べた。つまり、「人間はケアしあう存在だ」ということである。しかし、「ケアしあう」とはどういうことだろうか。「ケアする」ことと「ケアされる」ことの関係は、何か「ギブ・アンド・テイク」（助け合い・相互扶助）の関係なのだろうか。「ケアする」ことは、「ケアされる」という見返りを期待してのことなのだろうか。しかし、「ケアする」相手が、「ケアしてもらう」当てのないような人なら、どうなるのだろうか。それとも、直接その人から「見返り」を期待できないにしても、他から「見返り」（給料）があるから（例えば、看護や介護を職業としている人の場合）、それで見合っている、というのだろうか。あるいは、「情けは人のためならず」

---

11) 笠原嘉「概説」（『岩波講座　精神の科学1　精神の科学とは』岩波書店、1983年）
12) これについては、別途論じるしかない。

という諺にある通り，人をケアしておけば，それはめぐりめぐって，やがては自分が人からケアされる，ということを期待してのことなのだろうか。いずれの答えも，どうも，いま一つ何かが違うような気がする。

　ここで，わたしたちに示唆を与えてくれるのは，例えば，「ケアとは，大きな宇宙的営みと一体化することを求めるものである」*13)という言葉である。つまり，「ケア」は，「ケアする人」と「ケアされる人」との二人の間での出来事ではなく，実は，何かもっと大きな営みと関わるようなことだ，と言うのだ。あるいは，「「私とその人が，互いにケアしながら，〈より深い何ものか〉にふれる」とでもいうような経験を含んでいるのではないか」*14)と言われるのも，同じ事態を指しているように思われる。もう一つの引用を挙げると，痴呆（認知症）の介護（ケア）について語られた本のなかでも，「労苦の多い長年の介護のなかで，彼らが「聖なるもの」としか言いようのない「なにか」に出会われるのではあるまいか。それはこれまでの人生，考え方，感じ方を大きくゆるがすようなものですらある」*15)と言われ，この「聖なるもの」はさらに「生命の海とよんだらよいようなもの」とも語られる。

　これらの言葉を頼りに考えてみると，「ケアする」ことと「ケアされる」こととは，単なる対人的な「ギブ・アンド・テイク」の関係を越えて，それらがともにその上で支えられている「何か」（大きな宇宙的営み，より深い何ものか，聖なるもの，生命の海とよんだらよいようなもの）への関係のなかで初めて成り立っているように思われてくる。先の「スピリチュアル」あるいは「実存」というのもこの「何か」に関わるようなものと思われる。つまり，何か「スピリチュアル・ケア」と呼ばれる特別な「ケア」があるのではなく，「ケア」はすべてそのような「スピリチュアル」なものへと通じる何かをもっているのではないだろうか。

　以上のように，「ケアの人間学」は，「人間はケアする存在である」という考えのもとに，「ケア」が人間学にとって重要な問題と考え，「人間にとってケアとは何か」「どういうケアが人間にふさわしいものであるか」を

---

13) 水野治太郎『ケアの人間学——成熟社会がひらく地平』（ゆみる出版，1991年）
14) 広井良典『ケア学——越境するケアへ』（医学書院，2000年）
15) 小澤勲『痴呆を生きるということ』（岩波書店，2003年）

考察するものである。「21世紀は「ケア」の時代である」[*16]とも言われるなか、このような「ケアの人間学」は，まさに現代社会にコミットする新しい人間学の方向を示している。

（浜渦　辰二）

参 考 文 献

石井誠士『癒しの原理：ホモ・クーランスの哲学』人文書院，1995
　　（癒しのテーマと哲学的に取り組むことから，次の千世紀の哲学的人間学の方向を「ホモ・クーランス」すなわち「配慮する人」「ケアする人」「癒す人」において捉えようとしている。ハンス・ヨナスの哲学的生命論や，シッパーゲスの著作を手がかりにしたヒルデガルト・フォン・ビンゲン論も含まれている。）

小澤　勲『痴呆を生きるということ』岩波書店，2003
　　（今では認知症と呼ばれるようになった痴呆を持つ人のケアに長く関わってきた体験に基づきながら，痴呆を「外から」説明するのではなく，「内から」理解しようとし，痴呆を持つ人がどのような世界に生きているかを描き出し，そこからケアの本質を「生命の海」への繋がりに見ようとしている。）

広井良典『ケア学——越境するケアへ』医学書院，2000
　　（「ケアの哲学」から始まって，ケアを「医療モデル」と「生活モデル」で考察したうえで，ケアの「制度的」な側面まで考察を進め，さまざまな領域に「越境」していく「ケア学」を構想している。シリーズ「ケアをひらく」の創刊を飾る書でもあり，同著者の『ケアを問いなおす：〈深層の時間〉と高齢化社会』（ちくま新書）とともに読むことを勧めたい。）

水野治太郎『ケアの人間学——成熟社会がひらく地平』ゆみる出版，1991
　　（メイヤロフ『ケアの本質』の邦訳は出版されていたものの，医療・看護・福祉関係以外ではまだ余り「ケア」が論じられていなかった頃に，「科学を越えるより開かれた総合の知」である人間学という視点からケアを論じた先駆的な書。）

メイヤロフ，ミルトン『ケアの本質』田村真・向野宣之訳，ゆみる出版，1987
　　（親が子を，教師が学生を，精神療法家が患者を，芸術家が作品を，市民が共同社会を，夫と妻がお互いを，それぞれケアするとき，それらのケアすべてに共通する働きを「他者が成長するのを助けること」と捉えた，ケア論の礎石を築いた書。）

16）　広井前掲書

森村　修『ケアの倫理』大修館，2000

　　（ギリガンが「正義の倫理」に対して提起した「ケアの倫理」をタイトルに据えてはいるが，むしろ，「ケアの倫理」を「ケアの人間学」へと繋げていこうとする，気鋭の著者の野心的な試みで，私たちに先行する「ケアの人間学」の第二の里程標とも言える。）

2

わたしたちの生きかたとケア

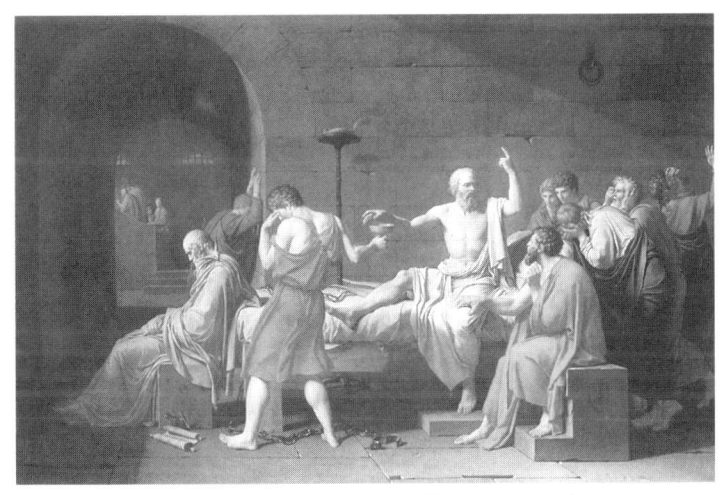

ジャック・ルイ・ダヴィッド作「ソクラテスの死」
1787年, メトロポリタン美術館, ニューヨーク

扉の絵を記憶されている方も多いであろう。プラトンの『パイドン』篇の終幕が描かれている。ソクラテスは友人たちを相手に魂の不死を論証し，いま毒杯を受け取り刑死しようとしている。死に臨むソクラテスの姿を描いた『パイドン』篇は多くの人びとに影響を与えた。ローマ時代の政治家カトーはユリウス・カエサルとの闘いに敗れ，自死するに際して『パイドン』篇を読んだと伝えられている。しかし，残念ながら，わたしたちは死に臨んで『パイドン』篇を読み，やすやすと「希望」を見いだせる生きかたをしていない。本章の結論部はこのようなわたしたちの生きかたをめぐる考察へと進んでいく。
　本章は「希望」と「尊厳」という視点からケアという営みについて考察し，わたしたちの生きかたを問い直すきっかけを見いだそうとする。まず，ケアという営みそれ自体が問題となっていく場面が，福祉という公的な制度あるいは権利としてのケアから区別される。すなわち，〈権利主体にはなじまない人びと〉へのケアが本章の考察の基底的な場面となる。そして，終末期という絶望的な状況でなお「希望」を求めている人びとへ眼差しをめぐらすとき，「共にあることの確認」というケアの原点が見えてくる。このターミナルケアにおける「希望」の考察は，強制収容所という極限状況に生きる人びとについての知見によっても確認される。さらに，〈不幸であることと尊厳〉についての哲学的考察を踏まえて，人びとが生きるということはその人たちの「尊厳」に直接に結びついていることが明らかになる。すなわち，絶望的な状況を生きる人びとにとって「自己の尊重としての尊厳」を支えるケアは，その人びとと共にあるものたちとの関わりがもたらすのである。しかし，だれもが上手にケアしケアされる間柄を生きているわけではない。本章はいまのわたしたちの抱える困難のうちに「ケアの人間学」を学ぶ意義を見いだすことになる。

1　はじめに──ニーズと権利とケア

目の前に困窮した人たちがいる。その人たちにはさまざまなニーズがあることは，見知らぬ他人であるわたしからも理解される。互いに見知らぬ他人という関係にあるわたしたちは，その状況において何が可能なのか。わたしたちが暮らす福祉国家の性格を，イグナティエフは年金暮らしの老人との関係を例にとり，次のように説明している。

「老人たちが年金小切手を現金化すると同時にわたしの所得のごく一部が，国家の数知れない毛細血管を通じてかれらのポケットのなかに移転されるわけだ。わたしとかれらの関係がなにものかに媒介されるという性格を有していることは，わたしたちのどちらにとっても必要不可欠のように思われる。かれらはあくまで国家の世話になっているのであって，直接にわたしの世話になっているのではない。
　かれらに対してわたしが負う責任は広範な分業の媒介を経て果たされている。わたしの代わりにソーシャルワーカーの人たちが階段を昇ってかれらの部屋を訪問し，かれらが満足できる程度に暖かく清潔に暮らしているのかを確かめる。かれらが外出できないほどに高齢である場合には，ボランティアの人たちが温かい食事を運びベッドをととのえるだろうし，そのボランティアが優しい人物であるならば，かれらの記憶の流れのささやきに耳を傾けることもあるだろう。そうした介護ではやってゆけなくなると，救急車がやってきて病院に連れてゆく。そして，臨終の際には看護師が傍らで呼吸が次第に弱まってゆく様子に耳を傾けるだろう。わたしたちはたしかにひとつの道徳共同体(コミュニティ)に生きているのだと口にだして言うことができる論拠を，たといそれがどんなに脆弱なものであろうともわたしたちに与えてくれるのは，見知らぬ他人たちのあいだでのこの連帯，分業を通じてニーズを権利へと，さらには権利を配慮(ケア)へと変えるこの転換作用なのだ[1]。」

イグナティエフの関心はニーズを集約し政策へと転換させる政治や行政

という「危険な仕事(ビジネス)」の反省にある。見知らぬ困窮した他人の「当人たちが自分自身のものとしてはっきりと承認できないようなニーズを代弁する」[*2]ことの問題を指摘した上で，イグナティエフの問いは人びとのニーズと「尊敬と尊厳」の問題へと向かう。

> 「権利言語は，場合によっては個人が集団に向けて，あるいは集団に抗してかかげるものかもしれない諸要求を言い表わすための豊かな土着語とでも言うべきものになる。しかしながら，わたしたちは権利を保有する生き物より以上の存在であって，人格には権利よりももっと尊重されて然るべきものがある。今日，行政当局が示す善意とは，人格としての個人の品位を貶めておきながら，個人の権利は尊重するということであるらしい。わたしの住まいの戸口の見知らぬ他人たちは，たしかに福祉を受ける権利を有している。しかし，こうした権利を管轄する役人からはたしてかれらが相応の尊敬と思いやりを受けているかどうかは，まったく別問題なのだ[*3]。」

> 「貧しい高齢者に年金を給付し医療介護を提供することはかれらが自尊心と尊厳を保つうえでの必要条件であるが，十分条件ではないだろう。重要なのは，そうした給付がなされる際のマナーであり，そうした給付の道徳的根拠なのだ[*4]。」

このイグナティエフの指摘には確かに聞くべきものがある。人びとの必要(ニーズ)に関わる専門家にとっての規範を問い直すと同時に，「道徳的関係を基礎として，見知らぬ他人同士でありつづける」という「国家による福祉という仕組みそのもの」の（解体を含んだ）改変に踏み込む指摘でもあるからである。日本語版の序文（1998年）において自らの立場を「いまだに頑固にリベラルである」と表明するイグナティエフにとって，「尊敬は個

1） マイケル・イグナティエフ『ニーズ・オブ・ストレンジャーズ』添谷育志・金田耕一訳，風行社，1999年，15-16頁（一部を省略・変更して引用）。
2） 同書19頁。イグナティエフは「代弁する権利など有していない」（同箇所）と結論し，そこに「納得ずくでの同意(インフォームドコンセント)という民主的な要件」（同箇所）を見る。
3） 同書20-21頁（一部を省略して引用）。
4） 同書25頁。

人としての人格がもつ特殊な性質に帰せられる」とされるものの，上述の引用が示すように，「尊敬や尊厳」の問題は権利に基づいて配慮(ケア)がなされるべきときの，例えばソーシャルワーカーや看護師あるいは行政の担当者の「身振り」として顕在化し，戸口の見知らぬ他人たちに「尊敬と尊厳はこのような身振りによってこそ授けられる」*5)と主張されるのである。

　本章は，イグナティエフが描くニーズからケアへの基本構図を共有した上で，かれが主張する「尊敬と尊厳」を問い直すような論点へと向かう。すなわち，権利が配慮(ケア)へと転換されるような制度が無力となる場があり，そこでは権利主体であるという観点とは別の仕方のケアが行われている（1節）。そして，そうした場にある人びとにとっては尊厳の問題はたんに権利という次元とではなく，むしろ生きる理由と直に結びついている（2節）。しかも，いまのわたしたちの生きかたがそこでのケアの在りかたを決めてしまうことになる。そこにあらためて「ケア」を人間学的に考察する意義が示されることになる（3節）。

2　権利主体にはなじまない人びと

国家が制度として保障する権利に基づく配慮(ケア)が無力となりつつあるとき，何が可能なのか。ことばを換えるなら，絶望的な状況でなお希望を求めている人びとに，何を応えることができるのか。そして，この問いは例えばターミナルケアという局面においてわたしたちの多くが直面する問題である*6)。

　最初に，終末期の医療の場にいる人びとについて考えよう。清水哲郎は「死に直面した状況において希望はどこにあるのか」*7)という文章において，希望をめぐる問いの在り処を次のように述べている。

　5）　同書25頁。
　6）　日本においては，次頁の図に示されているように，3人に1人が悪性新生物（ガン）によって亡くなっており，それらの人びとは何らかの形でターミナル・ケアに直面することになる。つまり，家族や友人という関係を考えるなら，わたしたちのほとんどはこの問いに直面することになる。
　7）　『思想』No.921，岩波書店，2001年2月。

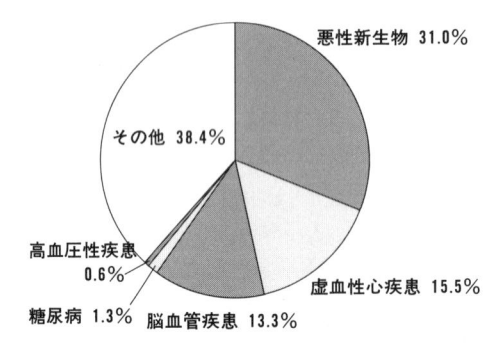

死因別死亡割合
(平成14年人口動態統計により作成)
厚生労働省ホームページ資料
http://www.mhlw.go.jp/shingi/2005/07/s0729-9c.html

悪性新生物 31.0%
その他 38.4%
高血圧性疾患 0.6%
糖尿病 1.3%
脳血管疾患 13.3%
虚血性心疾患 15.5%

「「患者が最後まで希望を持つことができるためにはどうしたらよいか」ということは，ことに重篤な疾患にかかわる医療現場において切実な問いである。病気であることが知らされる――だんだん状態が悪くなることを知り，有効な対処法はないことも知る――自分の身体がだんだん悪くなり，できることがどんどん減って行く――死を間近に感じるようになる。こういう経過を辿る際に，人はいったいどのような希望を持つことができるのだろうか。このような場合においても患者側は「希望を持てるような説明をして欲しい」と医療側に要請する。それにどう応えることができるだろうか*8)。」

　すでに「有効な対処法はないことも知る」状況にあり，それゆえに，希望的観測や気休めではない，内容のある「希望」を医療の専門家に求める。それが容易に応えることができない要請であることは，当事者ではないわたしたちにも理解できる。というのも，死をめぐり一般に共有される了解が乏しくなっており，たとえ当の患者が親兄弟友人だとしても，自分の立場から相手に向かって発言できることなどほとんどないように感じるからである。このことは大きく言えば，わたしたちが死についてあるいは死後の世界について面と向かって議論することが困難な社会に生きているということの現れだとも言える。すなわち，わたしたちは死に向かっての準備を（法律上の，そして経済的な局面を除いて）共有することが困難な社会に生きているのである。それが，上述のような状況に陥るとき，突然あわ

――――――――
8) 同書1頁.

ただしく準備をするように迫られてしまう。つまり，死をめぐり共有されている了解がほとんどない状態で自分の死の問題に，あるいは家族の死の問題に，あるいは友人の死の問題に直面するため，周囲の人たちは患者に接する方法を知らず，患者は自分独りの思いをもとに「終りある道行き」に対応するように迫られてしまうことになる。それゆえにこそ，生と死を専門的に扱ってきたであろう医療者への「希望を持てるような説明をして欲しい」という願いは切実なものとなるのである。では，このときの「希望」とは何なのであろうか。清水は次のように論じている。

　「終りのある道行きを歩むこと，今私は歩んでいるのだということ——そのことを積極的に引き受ける時に，終りに向かって歩んでいるという自覚が希望の根拠となる。そうであれば「希望を最後まで持つ」とは，実は「現実への肯定的な姿勢を最後まで保つ」ということに他ならない[*9]。」

　死が確実なものとして動かないにせよ，まだ死んではいない。にもかかわらず，希望を抱きにくく，生き辛くなってしまう。それは仕方のないことであろう。普段わたしたちが生きているということは，将来に向かって存在するということだからである。ぼんやりとであれ，未来が漠然と広がっているということを背景に，いまを生きているからである。それゆえ，終わりを突きつけられ，漠然とした遠い将来からは切り離されて，突然「今私は歩んでいるのだということ——そのことを積極的に引き受ける」ことが必要とされても，ただ立ち尽くすだけとなる。どうすれば「現実への肯定的な姿勢を最後まで保つ」ことができるのか。ここには一般的な技法などはもはやない。清水が提示するのは，悲しみと共にある希望の条件としての，その人と「共にあることの確認」である。

　「では，どこにそうした肯定的な姿勢の源を求めることができるだろうか——人間の生のそもそものあり方に，だと思う。希望は「自分は独りではない」ことの確認と連動する。死に直面している人と，また

9）　同書2-3頁。

厳しい予後が必至の病が発見された人と，医療者が，家族が，友人が，どこまで共にあるかが鍵となる。「先行きはなかなか厳しいところがあります。でも私たちはあなたと一緒に歩んで行きますから」──私が敬愛する医療関係者たちが「希望のもてる説明を！」というリクエストに対して見出した応答は，まさしくこのことに言及するものであった。──もちろん，悲しみが解消されるわけではない。悲しみは希望と共にあり続ける。それが死すべき者としての人間にとっての希望のあり方なのであろう*10)。」

この清水のことばは，死が間近に迫ってきた人びとへの援助を職としている人の側からも確認される。神戸六甲病院緩和ケア病棟のチャプレン*11)である沼野尚美は「病気になって命の危機感を感じるようになると，元気な時より自分の人生を深く見つめるようになり，あなたはまもなく死ぬという危機感のなかで，スピリチュアリティが覚醒」し，そのとき「人間としての本来の本質的な叫び」「スピリチュアル・ペイン*12)」が発せられると言う。やや長くなるが引用しよう。

「その「叫び」を今日は６つに分けて考えたいと思います。第一に，生きる意味への問い・叫び。「あと２か月」と言われて，思っていたよりも短いと感じながらも，１日が経つのが長いという不満を持っている患者が多いのです。第二に，人生の苦難への叫び・問いかけ。なぜ自分ががんになったのか。なぜ，私がこんな思いをしなければならないのか。というこの問いかけは，実は，自分に対する問いかけなのです。これは，自分の死を受容できていないということではなく，最後まで続く問いで，周りの人はその言葉に振り回されてはいけません。

---

10) 同書３頁（一部を省略して引用）。
11) 沼野はチャプレン（施設付きの宗教家）という仕事を，「専門的には精神的援助と宗教的援助が私の仕事ですが，私は自分の働きを「心のケア」とひらたく呼んでいます。」（沼野尚美『癒されて旅立ちたい──チャプレン物語』佼成出版社，2002年，２頁）と説明している。
12) 「「問いかけ」「叫び」「飢え渇き」という言葉で理解していただきたい」，「講演：終末期におけるケア──スピリチュアル・ケア」，『ケアの人間学──合同研究会要旨集』No.1（2004年３月）33頁（一部を省略して引用）。

第三に，人生の後悔・反省の叫び。未来・希望がだんだんと縮小してくる時，過去に対する思いが深まって来ます。みんな，人間関係に傷ついてきています。そして人間関係の心の傷は，人間関係で癒されるのです。第四に，死を考えめぐらす問い・叫び。多くの患者は，それ（生と死）をめぐって語り合うことに意味があると思っています。第五に，希望への叫び。人間は希望がなかったら生きられないので，希望を支える援助は必要です。でも，同じ希望に執着しても，人間は生きられません。希望の形を変えて，希望をつなげていくのです。ホスピスの患者さんが言いました。「今日一日痛みがなければいい，今日一日食べるものがその本来の味がして欲しい，自分を訪ねてくれる人と時を忘れて語り合いたい」，と。どれもこれも，今日一日そういう日だったらいいな，というものです。この患者さんは，一週間後に亡くなりました。この世を去る一週間前，何と人間の希望は低いと思いませんか。ここに辿り着くまでに，どれだけ希望の形を変えて生きてきたか。最初からこんな気持ちにはなれません。第六に，誠実な愛を求める叫び・飢え渇き。人はこの人生を終えていく最後に，人として求めていることは何でしょうか。温かい存在感，ターミナル・ケアの最終場面は，そばにいることしかできません。温かい存在感は「あなたはひとりぽっちではないよ。」というメッセージを相手に伝えます。このメッセージをもらった人は，自分らしく生きていこうという勇気が持てるのです*13)。」

　清水の「悲しみは希望と共にあり続ける」ということばと，沼野の例えば第四の叫び，第五の叫び，そして第六の叫びはみごとに響きあっている。そして，死を間近に感じる人びとと「共にある」という事態をめぐって，沼野尚美はさらに次のように述べている。

　「よき援助者になるために，こころのケアについてお話して参りましょう。あえて三つに分けますが，それらは重なるところがあります。一つは，心理的・精神的ケア（人間関係のひずみから来るこころの亀

---

13)　同書33-35頁（一部を省略して引用）。

裂，身体的・家庭的な問題からくる不安・疑惑など）で，そのスペシャリストは，精神科のドクター，臨床心理士，カウンセラーです。次に，宗教的ケアで，これは，必ずしもすべての人が必要であるようにはみえないかもしれません。最後に今日のテーマであるスピリチュアル・ケアですが，誰がそのスペシャリストでしょうか。医療界では，スピリチュアル・ケアはチーム・ケアと言われていて，みんなで持ち運ぶものと言われています。それを運ぶのは人生の共感者です。病院でスピリチュアル・ケアを一番上手にしているのは，患者さんで，つまり患者さん同士の会話で，自分の人生にも意味があったということに気づくことがあります。ほかには，お掃除のおじさんが，スピリチュアル・ケアを提供していることがあります[*14]。」

　医療者，家族，友人に加え，患者さん同士も，さらにはお掃除のおじさんもケアを提供しているという沼野の指摘は重要である。専門的な知識や技法によってではなく，また特殊な状況を共有しているということではなく，それでもなお可能となり求められるケアがあるという指摘だからである。ただし，あわてて付記するなら，このことは専門的な知識や技法・技能を失効させるものではない。それぞれが役割を果たしつつ，その役割を超えたところで（技術を超えたところで）可能となるケアがあると指摘しているのである[*15]。ところで，沼野の「共感者」という規定については留意しておくべきことがある。それは，鷲田清一が苦しんでいる人の声に耳を傾けることをめぐり指摘していることである。

　「聴く者が聴きたいように話を曲げてしまうところに，苦しみのなかにあるひとの，尊厳すら根こそぎ奪われた弱さが，傷つきやすさがあ

---

14) 同書32頁（一部を省略して引用）。
15) 鷲田清一の「おなじ他者にかかわる場面がときに臨床となり，ときに非臨床とみなされるのは，なにを基準にしてであろうか。それはおそらく，職業としてのホスピタブルな役割を超えたところで，なお《ホスピタリティ》を保持しうるような関係のなかにあるかどうかにかかっているのだろう。つまり，ある役柄としていわば匿名的に関係するか，だれかにとっての特定の「だれ」としてホスピタブルな関係のなかに入ってゆくかどうか，である。」（『「聴く」ことの力——臨床哲学試論』TBSブリタニカ，1999年，210頁）という議論を参照。

る*16)。」

　相手の苦しみに耳を傾け，その苦しみを聴く人の仕方で分かってしまうという，聴く人の能動性が「苦しみのなかにあるひと」からその人の苦しみの固有性を奪うおそれが指摘されている。実際，不用意に共感してしまうとき，そこにはむしろ共感する人のことばが混入し，目の前の人の苦しみはその共感する人の感情によって彩られてしまう。とするならば，「終りのある道行きを歩」んでいる人に耳を傾けるのは共感することを目的として聴くという営みでないことは明らかである。その人のそばにたたずむことが「「あなたはひとりぼっちではないよ。」というメッセージを相手に伝え」ることであり，その人と「共にある」ことであるがゆえに，苦しむ人に耳を傾けようとするのである。沼野もまた著書において「共感して聴くことは大切です」と指摘した直後に，「聴きたいことだけを聴くのではありません。聴きたくない内容であっても，聴いて聴いて聴きまくることです」*17)と注意している。「不用意に共感する」こととは慎重に区別した上で，本章は沼野の「共感者」という語を「そばにたたずむ」在りかたとして受け入れることにしよう。

　ところで，「現実への肯定的な態度を最後まで保つ」こと，あるいは「自分の人生にも意味があったということに気づくこと」の大切さは，医療という場面を越えて妥当するように思われる。絶望的な状況の典型としてしばしば挙げられるナチスによる強制収容所においても，同じことが言われている。例えば，V. E. フランクルはアウシュヴィッツ強制収容所において仲間の囚人が死んでいく様を見つめ，「収容所の囚人についての心理学的観察は，まず最初に精神的人間的に崩壊していった人間のみが，収容所の世界の影響に陥ってしまうということを示している。またもはや内面的な拠り所を持たなくなった人間のみが崩壊せしめられたということを明らかにしている*18)。」と語っている。なぜ強制収容所の囚人が「崩壊」していくのか。フランクルは次のように説明している。

---

16) 同書164頁。
17) 沼野前掲書，184頁（一部を省略して引用）。
18) 『夜と霧——ドイツ強制収容所の体験記録』みすず書房，1971（初版1961，原書1947）171頁。

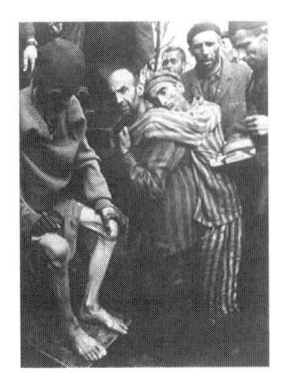

ハイメール通信 No.58「ホロコースト60周年を迎えて」

「かつての収容所囚人の体験の報告や談話が一致して示していることは，収容所において最も重苦しいことは囚人がいつまで自分が収容所にいなければならないか全く知らないという事実であった。ラテン語の finis という言葉は周知のごとく二つの意味をもっている。すなわち終りということと目的ということである。ところで彼の（仮の）存在形式の終りを見究めることのできない人間は，また目的に向かって生きることもできないのである。彼は普通の人間がするように将来に向かって存在するということはもはやできないのである。

そしてそのことによって彼の内的生活の全構造が変化するのである。かくして内的な崩壊現象が生じるのであり，われわれはすでに別な生活状態において，たとえば失業者において，彼が似たような心理状態になるのを知っている*19)。」

フランクルはさらに，1944年のクリスマスから翌年の1月にかけての「収容所では未だかつてなかった程の大量の死亡者」について，アウシュヴィッツの医長の見解を紹介している。「それは過酷な労働条件によっても，また悪化した栄養状態によっても，また悪天候や新たに現われた伝染疾患によっても説明され得るものではなく，むしろこの大量死亡の原因は単に囚人の多数がクリスマスには家に帰れるだろうという，世間で行われる素朴な希望に身を任せた事実のなかに求められる」*20)と。清水が指摘

---

19) 同書172-73頁（一部を省略して引用）。
20) 同書181頁。

するように,「今私は歩んでいるのだということ——そのことを積極的に引き受ける」ことなしに,「生きるための「何故」をすなわち生活目的を意識」*21)することはひどく困難なことなのである。収容所の人びとも,終末期を迎えている人びとも「普通の人間がするように将来に向かって存在するということはもはやできない」。そして,「生きるための「何故」をすなわち生活目的を」見失う人は「内的」に「精神的人間的に崩壊し」,文字通り「仆(たお)れて行く」*22)のである。この「生きるための「何故」」をめぐり,つぎに,やや場面を変えて考察しよう。そこに,「尊敬と尊厳」の問題が関わることになる。

3　不幸であることと尊厳

前節において触れた人びとは,シモーヌ・ヴェイユなら,不幸な人びとと呼ぶであろう。ヴェイユにとって,不幸な人びととは権利という観点から捉えられる人たちではなく,自分の不幸を語ることばをもたない人たちのことだからである。

> 「不幸ほど知ることのむずかしいものはない。不幸はつねに謎である。ギリシアの格言にあるように,不幸はものを言わない。不幸な人が嘆くとき,その嘆きはたいてい不正確で,真の不幸をあらわにすることはない。不幸が根深く永続的な場合には,非常に強い羞恥心が嘆きをおしとどめてしまう*23)。」

ヴェイユが描く不幸な人びとは適切でない〈とき〉に,適切でない〈仕方〉で,適切でない〈人〉に語りかける人たちである。かれらに比して,終末期の人びととはなお自立的な主体あるいは人格として権利を主張することができる人びとであろう。しかし,そのような権利に恵まれていてなお,

---

21)　同書182頁。
22)　同上箇所。
23)　「工場生活の経験」『シモーヌ・ヴェーユ著作集II』春秋社,1968年,183頁(一部を省略して引用)。

かれらが不幸な人びとであるのは、かれらもまた適切でない〈とき〉に、適切でない〈仕方〉で、適切でない〈人〉に語りかけてしまう人びとだからである。実際、沼野はスピリチュアル・ケアにおける「聴く」という実践について、次のような注意を与えている。

> 「私たちは、大切なことを訴えようとするとき、かえって順序立てて話すことを省いてしまうものです。患者さん方は挑戦的な言い方で会話をしてこられることがあります。そのとき、その方の表情や雰囲気から、本当は何を語ろうとされているのかを、意識して注意深く聴き取ろうとする努力が必要になります[24]。」

しかしだからと言って、不幸な人びとが自分でその不幸を的確に語れるようにと、かれらに自分の不幸と向き合うように求めることは、しばしば危険な要求となる。なぜなら、独りで不幸に接触させるとき、その人は絶望に飲み込まれるからである。「共にある」という清水と沼野の提言を思い起こすことは、ここでも重要なことである。

ところで、絶望するとは、ここまでの考察からすれば、それは「今私は歩んでいるのだということ——そのことを積極的に引き受ける」ことができず、「生きるための「何故」をすなわち生活目的を」見失うことであろう。ヴェイユはそれを「尊厳」の問題として捉えている。

> 「尊厳という言葉は曖昧なものである。この言葉は自己の尊重を意味しうる。それならば生命よりも尊厳の方を選ぶべきだということを、否定しようという者はあるまい。なぜなら尊厳よりも生命を選ぶとは「生きるために、生きる理由を失う」ことだからだ。自己軽蔑と屈辱とは別物である。自己に対する尊敬を失うことと他者から尊敬を欠く扱いを受けることのあいだには大きなちがいがある。主人におもちゃのごとく扱われたエピクテートスも、頬を打たれ茨の冠をかぶらせられたイエズスも、そのためにわが眼から見て自己の価値が失われたわけではない。自己軽蔑よりもむしろ死を選ぶことは、あらゆるモラル

---

24) 沼野前掲書、77頁。

3 不幸であることと尊厳

の根幹をなすものである。屈辱よりもむしろ死を選ぶことは全く別のもので，単に封建的な面子の問題にすぎない*25)。」

わたしたちはたいてい，尊厳を傷つけられることと誇りを傷つけられることを区別していない。しかし，ヴェイユが指摘するように，「自己に対する尊敬を失うことと他者から尊敬を欠く扱いを受けること」を峻別することは重要である。屈辱的な扱いそれ自体は「自己の尊重」としての尊厳を失うことではないからである。それに対して，「自己に対する尊敬を失う」とき，その人は尊厳をすなわち「生きる理由」を失ってしまうからである。フランクルに倣って言えば，その人は「生きるための「何故」」を見失い，内的に崩れ落ちることになる。それゆえ，「自己の尊重としての尊厳」を支えることには，「権利に基づく配慮(ケア)」とは異なるケアが求められる。本章の冒頭においてイグナティエフが心配したような「他者から尊敬を欠く扱いを受けること」は，見知らぬ他者の価値を失わせるものではない。むしろ，そのような外的な関係（「面子の問題」）において不用意に（あるいはたんなる政治的経済的な権利の根拠として）尊厳ということばを用いることこそが，このことばを「すり減ら」*26)してしまい，「安っぽいものにしてしま」*27)うように思われる。

では，「自己の尊重としての尊厳」を支えてくれるようなケアをだれでも見つけることができるのであろうか。これまで見てきたように，不幸であるとき，死を間近に感じるとき，それでも〈わたし〉が生きていくための希望は人と共にある。わたしたちもいざというときには共にある人に支えられて，「今私は歩んでいるのだということ——そのことを積極的に引き受け」そして「生きるための「何故」」を見いだせるのであろうか。残念ながら，そうはいかないようである。

---

25) 「アランの問いに答える（1936年）」『シモーヌ・ヴェーユ著作集Ⅱ』227-29頁（一部を省略して引用）。
26) イグナティエフ前掲書，24頁。
27) 同上箇所。

4　いまのわたしたちの生き方が将来を決める

チャプレンとしての沼野の経験によれば，死に面したからといって，多くの場合，人は急に人との関わりを変えることはできない。

> 「平均在院延日数1〜2か月の患者さんとの関わりから，人は生きてきたように死ぬのではないだろうかと思うことがよくあります。患者さん方の最後の数か月の生き方に，それまでの数十年の生き方が反映されているように思うことがあるのです。
>
> しかし「生きてきたように死ぬ」という姿は，すべての患者さんにあてはまるわけではありません。病気になってから，生き方を変えた人や性格が変わった人，考え方を変えた人もたくさんおられます。ですから，その人の持つ変化する可能性を心に留めながら，パターン化せずに，今のその方を受け止める努力をしてきました。
>
> ただ「最後だけ，せめて人生の終りだけでも，カッコよく決めたい」という願いは，「生きてきたように死ぬ」人が多い，という事実を見ると，困難であるかもしれないということを知っておかなければなりません[28]。」

人は「生きてきたように死ぬ」。言われてみれば，その通りであると思わざるを得ない。しかも，これは患者本人だけの問題ではない。人と人の間の問題であるからには，それはいまだ「普通の人間がするように将来に向かって存在する」わたしたちの問題でもある。

> 「家族の誰かが末期癌になったとき，他の家族のメンバーが一致して，その人を支えることができるかどうかは，それまでの家族のあり方で決まります。
>
> 家族のあり方には，協力的，保護的，逃避的の三つの姿があるよう

---

28)　沼野前掲書，15頁。

> ### 魂のケア（Seelsorge）
> スピリチュアル・ケアを，キリスト教関係者は，パストラル・ケアとも呼ぶが（パスターは牧師の意），ドイツでは，これらを含めて，"Seelsorge（魂のケア）"という語を使う。大きな病院には，必ずと言っていいほど，"Seelsorge"（英語では，パストラル・ケアと訳されている）と呼ばれる部門があり，カトリックとプロテスタントの教会関係者で特別な研修を積んだケア・ワーカーが配属されている。ドイツでは，空港のなかや高速道路（アウトー・バーン）上にも，"Seelsorge"のための施設が見られる。「魂の（seelisch）ケア」と「心の（psychisch）ケア」の区別が議論されるのも，ドイツの特徴だろうか。　　　　　　　　　　　　　　　　　（浜渦辰二）

　に思ってきました。協力的なあり方とは，患者さんとその家族とが，信頼関係を持ち慰め合うことを言います。保護的とは，過度にかまう姿であり，逃避的とは，家族が患者さんを見捨てるかたちをとります。
　それぞれの家族のあり方は，長い年月を経て形成されたものであり，家族の姿にはいろいろあります。そして家族には家族の事情があります。「家族とはこうあるべきだ」という枠組みでしか家族を見ることができないならば，その家族の今までのあり方を批判することになってしまいます。
　時々，患者さんの家族から「私たちのこと，変な家族だと病院の方々はお思いでしょうね」と言われることがありますが，家族の方自身，理想的な家族でないことを知っておられ，それでいて急に変えられない心の痛みを持っておられるのです[*29]。」

　たとえ「変な家族」であろうとも，そのすがたは患者を含めたその家族の，それまでの生きかたそのものである。確かに，沼野が指摘したように，わたしたちは職業としてではなく「ケアを提供する」存在である。さまざまな出来事のうちで家族として，友人として，わたしたちがどのような関係性を結んできたかによって，この場面におけるケアが左右されていく。

---

29) 同書105頁。

権利に基づく配慮(ケア)が無力となる場であるからには,「長い年月を経て形成された」関係性がケアを運ぶのである。それゆえ,いまの関係を見直し,変えるよう努力しなさいという命令はもっともであろうが,「それでいて急に変えられない」のは「家族の誰かが末期癌になったとき」に限らない。すでに織り成されてしまっている関係のなかで生きているわたしたちに,いま何ができるのであろうか。

　家族,友人,知人という関係性の広がりを培うように努めることはできるかもしれない。ただし,「将来に向かって存在する」人びととの関係性のみでは,脱宗教化した社会を背景にもちつつ,権利に基づく配慮(ケア)が無力となっていくところでは,おそらく脆弱に過ぎるであろう。その場に臨んで初めて,自分たちの問題として生と死をめぐり考えだすことになるからである。しかも,聴くことのうちにある難しさをめぐって示されたように,そこでの不用意な共感は禁物であり,そうかといって付け焼刃で適当な教説を用いることはなおさらその関係性を傷つけてしまうことになるからである。確かに,信仰という途はなお可能である。沼野も「信仰が心の支えになっている事実」*30)のあることを紹介している*31)。しかし,前述のように,わたしたちは死をめぐり議論を行い,理解を共有していくための開かれた空間を見つけづらい社会に生きている。しかも,いまの自分の関係を広げようと思っても,まさにこの現在の関係こそが己の在りかたに他ならない。

　経験によって確かめることのできないものは学ばなければならないとは,この場合も真理である。本章において考察した「ケアの人間学」は,死に行く人をめぐる特別の準備としてだけのものではない。それは例えば権利という規範への鍛え直しへとつながっている。なぜなら,権利に基づく配慮(ケア)が無力となっていくところとはけっして孤立した場ではなく,以下の

---

30)　同書155頁。
31)　沼野は信仰が「何ゆえに心の支えとなるの」かということについて,次の二点を挙げている。一つは「関係の回復……神や仏との和解,自分自身との和解,他者との和解」(同書153頁)であり,もう一つは「希望……魂は不滅で,私たちは永遠のいのちを生き続けることができるという希望と,天国で愛する者と再会できるという希望」(同書154頁)である。

章において考察されるさまざまな社会的な関係性によって可能となっているからである。しかも，それはいま最期の道行きを歩んでいる人びとの生きかたを，そしていつか訪れるわたしたちの死に際を左右するものであるとともに，いまを生きるわたしたちの在りかたそのものを問い直し，創りかえていく学びなのである。

(田中　伸司)

参 考 文 献

マイケル・イグナティエフ『ニーズ・オブ・ストレンジャーズ』添谷育志・金田耕一訳，風行社，1999
　(同名の原著［1984］の翻訳および同著者の論文「帰属の政治学」の翻訳が付論として収められている。イグナティエフについては，『民族はなぜ殺し合うのか――新ナショナリズムの6つの旅』(河出書房新社)の著者としても有名である。)
清水哲郎『医療現場に臨む哲学』勁草書房，1997
─────『医療現場に臨む哲学II』勁草書房，2000
　(なお，現職の医療関係者と倫理学者を主な対象としているため一般には入手困難かもしれないが，同氏が代表をされている「臨床倫理検討システム開発プロジェクト」の編集発行による雑誌『臨床倫理学』(ISSN 1347-3034)は，国会図書館や大学の図書館などを通じて参照が可能である。)
沼野尚美『癒されて旅立ちたい　ホスピスチャプレン物語』佼成出版社，2002
　(6つのホスピスにおいて2000人以上の人びとの死に接してきた同氏がその体験をもとに，「心のケア」について解説している。なお，「ケアの人間学合同研究会」(幹事・浜渦辰二)による雑誌『ケアの人間学』はNo. 2まで発行されている。)
鷲田清一『聴くことの力――臨床哲学試論』TBSブリタニカ，1999
　(「臨床」という，人びとが苦しみ横たわるその場所において，哲学という思考の試みに何が可能なのかを意欲的に論じている。ホスピタリティという概念が「聴く」という営みとの関わりにおいて追求されており，「臨床」という場にある人びとにとっては一読に値する。)
V. E. フランクル『夜と霧』霜山徳爾訳，みすず書房，1961（原著1947）
　(興味をもたれた方は，霜山訳〔1947年刊の旧版〕とともに，1977年刊の翻訳で

ある池田香代子訳『夜と霧　新版』(みすず書房，2002) もあわせて読まれることをお勧めする。池田訳には強制収容所についての資料などの解説に代えて，新旧版をめぐる著者フランクルについての考察が加えられている。)

橋本一明・渡辺一民編『シモーヌ・ヴェーユ著作集〈新装版〉』全5巻，春秋社，1998

(ヴェイユに興味をもたれた方は，この著作集には収められていないが，『工場日記』(講談社学術文庫1986)〔『労働と人生についての省察』勁草書房，1967にも収められている〕にも目を通されるとよい。そこには，ヴェイユが未熟練女工としての工場労働を通じて「自分には何の権利もない」ことを痛感し，「不幸な人が嘆くとき，その嘆きはたいてい不正確で，真の不幸をあらわにすることはない」ことを知るに至る過程が記録されている。)

3

現代先端医療とケア

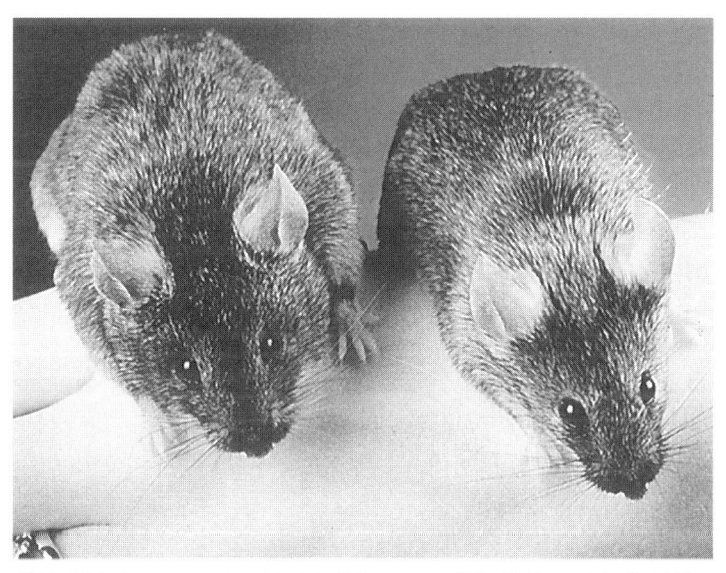

遺伝子操作（マイオスタチン遺伝子を破壊）によって筋肉が増強されたネズミ（左）。
通常のもの（右）より筋肉が2〜3倍発達している。
ジョン・ホプキンス大学（Newton, 2004年10月号, p.74より）

いま医療の姿が大きく変わりつつある。再生医療は，病気で失われた器官や機能を，生体が本来そなえている再生能力を活かして治療する。これは病気の治療に用いられるだけではなく，増進的介入（エンハンスメント）（若返りや人体改造，遺伝子ドーピング）にも用いられる。エンハンスメントの普及により，病気でなかったものまで「病気」にされ，医学的介入の対象となる。「理想の健康状態」があくことなく追求され，医師は人体改造の「請け負い人」に成り下り，医療が健康サービス業に変質する可能性が出てきた。「病気」，「健康」，「医療」のいずれの概念も拡大していく。医療の本来の目的・使命とは何かが問い直されるであろう。

　「より健康で，より強く，より優秀で，より美しく」。こうした欲望が人間をエンハンスメントへと駆り立てている。しかし，人間はむしろ傷つきやすい"か弱きもの"，「自由にして依存的な存在」である。「弱さ」こそが「助け合い支え合う」というケア文化を育んできた。エンハンスメントへの熱中はケアの文化と制度を危うくするリスクを孕んでいる。強さに憧れ，自然の限界を次々に突破していく「力強い人間」像の上に社会を設計していくのか。それとも，人間の＜弱さ＞を前提にして人間社会の持続可能性を担保するのか。エンハンスメントをめぐる問いは，「私たちはいったいどういう社会に生きることを望んでいるのか」という社会選択をも含んで，その射程は深い。

　現代先端医療は「細胞・分子中心の医療」に行き着いた。生命科学が究極のアトミズムにたどり着いたことで，逆に，生命進化の壮大なドラマ，生命（いのち）の大いなる連関も見えてきた。「遺伝子を見て患者を見ない」という究極のアトミズムに陥るのか。それとも，「支え合う生命（いのち）」というエコロジカルな道を探究するのか。私達はいま生命観の上でも二方向からの挑発を受けている。

1　はじめに——「ケアしケアされる存在」の未来

　脳死者からの臓器移植はいまなお最先端医療であろう。しかし他人の臓器を移植された人は，自己と他者を識別するという有機体に本来そなわる免疫機能を強引に抑え込むために，一生免疫抑制剤を飲み続けなければならない。生体に「やさしい医療」とは言えない。
　いま医療の姿は大きく変わりつつある。他人の臓器を移植するのに代わって注目されているのが，再生医療である。再生医療は，病気で失われた器官や機能を，生体に本来そなわっている再生能力を活かして治療することをめざす。しばしば副作用を伴う薬剤投与や，手術による患部の切除などが中心の現在の西洋医学に比べて，はるかに「人にやさしい」医療と言える。なかでも幹細胞研究が注目されている。幹細胞から神経細胞や筋肉細胞などさまざまな種類の組織へねらいどおりに分化・増殖させる方法が確立すれば，再生・移植医療は飛躍的に発展する。脳死者からの臓器提供に頼る移植医療の状況は一変するであろう。何十年後かに，2000年ころの人類はずいぶん野蛮な医療行為をやっていたものだと振り返られるかもしれない。
　再生医療は病気の治療に用いられるだけではなく，加齢によって衰えた筋肉や神経細胞を新鮮な細胞で置き換えることによって「不老」を実現する技術としても期待されている。加齢以前に用いれば，「若返り」，人体改造，遺伝子ドーピングといった増進的介入(エンハンスメント)へと通じる。まさに生命操作時代の本格的な幕開けを象徴する技術である。
　21世紀の医療は細胞治療(セルセラピー)や細胞工学化(セルエンジニアリング)の道を進んでいる。これまでも「人間を見ずに臓器のみを見る患部中心の医療」がよく批判されてきた。いまや「患部」どころか，「細胞さらには分子中心の医療」という究極のアトミズムに医療は行きついた。こうした21世紀医療の変貌はケアのあり方にどう影響を及ぼすだろうか？　最先端医療の先に「ケアしケアされる存在」の未来を見つめてみよう。
　まず治療を超えるエンハンスメントが医療のあり方をどう変えるかを予想してみる（2節）。次に，エンハンスメントの根底にある「強さへの憧

れ」に対して，人間の「弱さ」を前提にしたケア文化の価値を見直す（3節）。「自立した強い個人」を前提にした社会設計か，それとも「自由にして依存的な存在」という人間像をふまえた「ケアしケアされる社会」の設計かが問われている（4節）。最後に，こうした対立の根底に生命観をめぐる二方向からの挑発を見る（5節）。

2　エンハンスメントと医の変容

「健康ブーム」のなか，医療が病気の治療という範囲を超えて大きく広がりつつある。現在健康であることに甘んじることなく，「いつまでも，もっと健康で，若くありたい」。「科学の力で"不老不死の夢"を実現したい」。そこには，人間としての飽くことなき欲望がある。「健康産業」という言葉があるように，これを駆り立てているのは経済的動機でもある。健康を維持・増進する新商品（モノやサービス）が次々と発売され，それらを売り込む宣伝戦略が快適な夢を振りまきながら展開されている。それによって消費者の"健康熱"が刺激される。この相乗効果が医療の範囲をどんどん拡大させている。心身の状態を，病気でもないのに治療が必要だと定義し，そうやって医薬品や治療への需要を高めていく過程。これは「医療化（medicalization）」[1]と呼ばれている。医療化のなかでいま最も注目されているのが Enhancement（エンハンスメント）の傾向である。健康の回復と維持という目的を越えて，能力や性質の「改善」をめざして人間の心身に医学的に介入することをいう。アングロフランス語 enhauncer（高める，機能を強化する）という語に由来するので，これを「増進的介入」と訳す[2]。

1）　アーヴィング・ケネス・ゾラ（Irving Kenneth Zola, 1935-1994）が *Healthism and disabling medicalization.* 1977（「健康主義と人の能力を奪う医療化」イリッチ編『専門家時代の幻想』尾崎浩訳，新評論，1984年所収）でイヴァン・イリッチ（Ivan Illich, 1926-2002）が *Limits to Medicine.* 1977（『脱病院化社会』金子嗣郎訳，晶文社，1979年）で提起した問題。

2）　松田純『遺伝子技術の進展と人間の未来』（知泉書館，2005年）第5章，および，加藤尚武「エンハンスメントの倫理問題」『日本医師会雑誌』第134巻第1号，2005年4月参照。アメリカ大統領生命倫理諮問委員会（The President's Council on Bioethics）は2003年

2 エンハンスメントと医の変容　　　　　　　　　　　　　　　　55

　エンハンスメントは，その目標から，次の3種類に分類できる。
　(1)　肉体的能力の増進（physical enhancement）（例えば遺伝子操作による筋力の増強など）
　(2)　知的能力の増進（intellectual enhancement）（例えば記憶などの認知力の強化など）
　(3)　性質の「矯正」（moral enhancement）（例えば攻撃性などの行動特性の矯正など）

　手段としては，成長ホルモン剤や向精神薬，各種ドラッグなど薬物の利用，スポーツにおけるドーピング，外科的な美容整形，さらに遺伝子操作等々さまざまある。

　「合法ドラッグ」と表示した「脱法ドラッグ」が街頭やインターネットで簡単に入手できる。とくに青少年への広がりが社会問題になっている。本来は医師の処方によって用いられる抗うつ薬（パキシルなど）が，個人輸入の代行で簡単に入手でき，うつ病患者でもないのに，「ちょっと落ち込んだ気分を爽快にしたい」といった目的で気軽に服用されてもいる。中高年者を「若さとセックス・アピールを保つアンチ・エイジング（抗加齢）治療」という言葉で魅了し，本来は特別な成長障害に用いるヒト成長ホルモン（hGH）の服用が促されている。あるWebサイトには健康な中年男性たちにヒト成長ホルモンを投与した効果を以下のようにリストアップしている。

　運動なしで平均8.8％の筋肉量増加，食事制限なしで体脂肪率14.4％減少，エネルギーレベルの向上，性的能力の強化，心臓が血液を送り出す量の増加，免疫能力の増加，腎臓機能の向上，適正血圧の維持，骨密度の維持，ケガの治癒力の向上，肌の若返り，髪毛の再生，シワの減少，セルライトの除去，視力の向上，気分の向上，記憶力の向上，睡眠の改善，コレステロール値の正常化，……

　まさに「不老の夢実現」である。こうした医療サービスがとりわけ富裕層をターゲットにした新ビジネスとして期待されている*[3]。

10月 "Beyond Therapy (Enhancement)"（治療を超えて——エンハンスメント）を発表した（http://www.bioethics.gov/topics/beyond_index.html）。邦訳，レオン・R・カス編著『治療を超えて——バイオテクノロジーと幸福の追求』青木書店，2005年10月。
　3）　例えばソフト・バンク・インベストメントは富裕層向けに若返り・老化防止の保

「朝日新聞」2004年8月2日

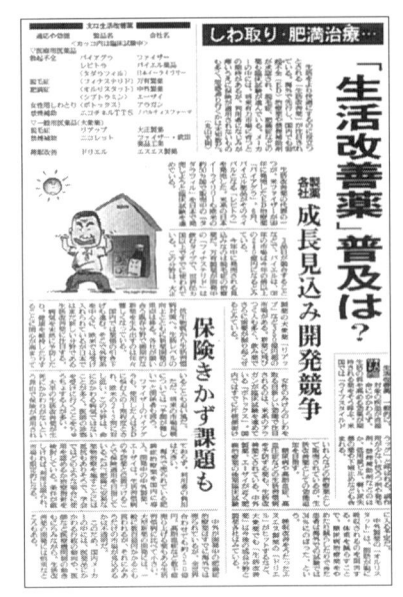

　生命に直接関わるような病気の治療のためではなく，人によっては気になる身体の症状や生活習慣を改善することによって生活の質を高め，幸福感を高める薬は"ライフスタイル・ドラッグ（lifestyle drugs 生活改善薬）"と呼ばれる。これがいまインターネットの普及とともに急速に広がっている[4]。

　このような「なんでも夢かなえます」というエンハンスメント・サービスが普及した場合，医療とは異質なものが「医療化」される傾向がいっそう強まるだろう。病気でなかったものまで「病気」にして，医学的介入の対象とする。「理想」の「健康」状態が飽くことなく追求される。ヘルス・ケアは患者の要望に基づく「サービス業」に変質するであろう。患者は「病める人」から「顧客（customer）」となり，医師は人体改造の「請け負い人」に成り下がる。医療倫理は「患者中心」どころか，「顧客中心の医療」を謳うことになろう。医療の現場ではこれまで医師－患者間の信頼関係が重視されてきた。エンハンスメントの普及とともに，医師－患者

健医療サービス事業に乗り出し，東京と大阪に「アンチ・エイジング・センター」を開設した（「朝日新聞」2005年5月7日）。

　4）「朝日新聞」2004年8月2日。

関係は倫理的な統制を離れて，健康産業という市場における売り手と顧客との一種の契約関係が中心となるだろう。それとともに，「病気」，「健康」，「医療」のいずれの概念も拡大していくであろう。こうした傾向には，医療の本来の使命や目的とは何かという，医の自己了解が問われる。

　小泉内閣の規制緩和政策のなかで議論になっている「混合診療」制度もこうした傾向と関わりをもってくる。混合診療になれば，保険内診療を受けながら未承認の抗がん剤など保険外診療も併用できるようになる，といった利点があげられている。これにはしかし，経済的に余裕のある人々だけが，保険内診療に収まらないより高度な医療を上乗せできるという面がある。「国民皆保険」の理念のもと，医療の恩恵をすべての人々に平等に給付するという日本の医療制度が崩れ，低所得者層と高所得者層とで受ける医療内容に差が出て，「二階級医療」となるという懸念もある。「病気」，「健康」，「医療」という概念の拡大傾向と混合診療とは相互に深い関わりをもっている。

3　強さへの憧れ／弱さがもたらす価値

エンハンスメントの一種に遺伝子ドーピングがある。ジョン・ホプキンス大学の細胞工学者は，長く走っても疲れない筋肉をもつマウスを遺伝子操作で生み出すことに成功した〔本章扉の写真〕。また2004年ドイツの神経学者は，異常に筋肉が発達したドイツ人の子供の遺伝子を分析し，筋肉の発達を抑制するマイオスタチン（myostatin）遺伝子の変異を突き止めた。もしマイオスタチン遺伝子の欠失状態を遺伝子操作で作り出すことができ

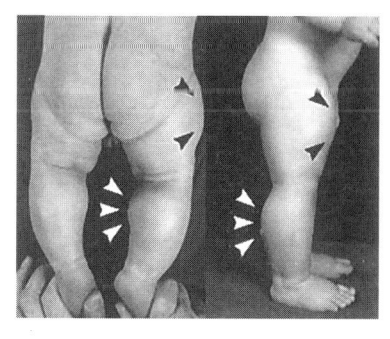

マイオスタチン遺伝子の変異により生まれつき筋肉が異常に発達している男児。
左は新生児（生後6日），右は7か月。
(Newton，2004年10月号，p.73より)

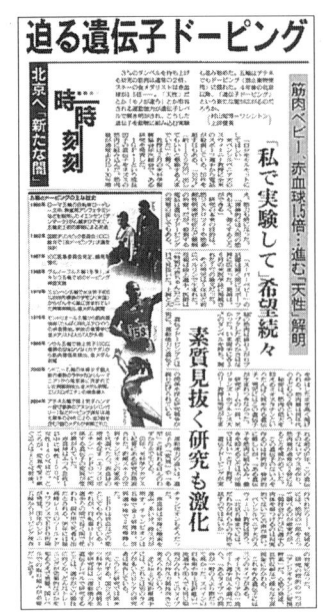

「朝日新聞」2004年8月31日

たら，異常に筋肉が発達した人間をつくり出すことができる。この技術が人体にも応用可能になったとき，まずは筋萎縮症の治療に，次に老化で筋肉が衰えた人に用いると科学者たちは言う。それは医療の恩恵として歓迎されよう。さらにスポーツ選手，トップアスリートにも応用されることが予想される。人並み以上に「強い」筋肉をもつ人が，さらにそれを「強めよう」とするわけだから，これはエンハンスメント（増進的介入）と言えよう。スポーツ界ではすでに遺伝子ドーピングが現実味を帯びてきている。2002年10月，世界反ドーピング機関（WADA）は世界的な禁止項目のなかに，新たに「遺伝子ドーピングまたは細胞ドーピング」を加えた[5]。北京オリンピックはこれを実際にどう阻止するかが問われる最初の大会となろう[6]。

　人間をエンハンスメントへと駆り立てるもの，それは「より健康で，より強く，より優秀で，より美しくありたい」という欲望である。そうした欲望実現のために人間は涙苦しい努力を積み重ねている。それを，自己実

---

5)「オリンピック・ムーブメント　アンチ・ドーピング規程　別表A　禁止物質の種類と禁止方法」（2003年1月1日発効）。

6)　朝日新聞2004年8月31日，『Newton』2004年10月号，p.70-75。

現をめざす人間的努力の本質的な要素であると見ることもできよう。しかし遺伝子改変にまで手を伸ばした今日のエンハンスメント技術は、「自己完全化」までも志向し、人間の弱さを根本的に乗り越えることをめざしている。かつてヒトラーは、自然は「いかなる場合にも、強者の存在を犠牲にしても弱者が支えられ守られるべきだというようなヒューマニズムを知らない。……弱さは有罪の宣告理由である」と言った*7)。しかし人間の弱さは果たして否定的な意味しかもたないのであろうか?

　人は人生の目標を達成しつつあるただなかにおいても「ひょっとしたら達成できないかもしれない」、「折角の成果も運命のいたずらで失うかもしれない」と感じることがある。「喜びのさなかにも苦しみの最初は始まる」*8)。人生一寸先が闇。人生に安全地帯などどこにもない。順風満帆と思われる人生にも突然の悲劇が訪れることも珍しくはない。「不条理な」運命にさらされている「か弱き存在」でありながら、人はこの弱さを認めず、さまざまな手段を講じて、これを克服しようとあくせくする。さまざまな保険を掛けて、「完全武装」する。エンハンスメントもその一つである。しかしこの「弱さ」がもたらす価値を見逃してはならない。この「弱さ」こそがじつは「助け合い支えあう」というケア文化の本質的条件を生み育んだものなのだ。身体の傷つきやすさ (vulnerability)、壊れやすさ (fragility) はわれわれの人生を味わい深く奥行きのあるものにしている源泉でもある。

4　自由にして依存的な存在

誰もがいつ「弱者」になってもおかしくないという状況は人生の至るところにある。むしろ人間が「強くあること」自体ひとつの僥倖と言えよう。人生全体を眺めて見れば、これは人生の一局面でしかない。誰の人生も、まずは他者の世話(ケア)なしには一日たりとも生き延びれない無力な赤ん坊から始まる。人生の途上で事故などで障害を負うことも稀ではない。その難を

---

　7)　1944年6月22日将校たちを前にした演説。河島幸夫『戦争・ナチズム・教会』新教出版社，1994年，p.320.
　8)　セネカ『道徳書簡集』91.5.

逃れたにしても，老年期や終末期には，ほとんどの人が他人の介護(ケア)・看護(ケア)に依存することになる。こうした人生の実相を見据えるならば，弱さを根本的に克服しようとするエンハンスメント的志向には，かえって危ういものがある。もしも，「他人はさておき自分だけは絶対安全な地帯にいる」と思える状況を人々が「われ先に」とめざすようになったら，どうであろう？　たまたま「運命の犠牲」となった者に共感する力は衰退していかざるをえない。それどころか，運命の犠牲は犠牲者自身の自己責任とされてしまう。これは被害者を加害者として責め立てるのに似た道徳的転倒である。

人間の身体の「傷つきやすさ，壊れやすさ」こそが人間社会を根底から支えている。それは単に「困った時はお互い様」という打算ではない。ハンス・ヨーナスは「責任」の原型を，ほって置かれたら生き延びていけない乳飲み子の全身による呼びかけ，それに応える親の世話(ケア)のなかに見た[9]。それは give and take の「権利－義務関係」ではない。シモーヌ・ヴェイユの言う「権利に先立つ無条件の義務」である。このような意味での無条件のケアの義務と責任が人間社会を支えてきた[10]。

「自立した主体的な人間」という啓蒙主義的人間像は，健康な成人，「強い個人」をモデルにしている。「自立した主体」と思い込めるのは，一時期の僥倖にすぎない。したがって，自己決定権を優先するアメリカ流の生命倫理学によっては，生の多様な側面を捉え損なう。むしろ人間は「自由にして依存的な存在」[11]である。自由にして依存的でもあるわたしたちは，災害や病気，貧困に苦しむ人々に自発的に支援の手が差し伸べられるような文化と制度を維持することで，初めて自律的な存在として自己を実現できるのである。

今日グローバル化のなかでアメリカ流の競争原理が怒濤のように日本やヨーロッパなどになだれ込んできている。これまで平等社会と言われてい

9） H. ヨナス『責任という原理』加藤尚武監訳，東信堂，2000年，第4章Ⅷ。
10） Simone Weil, *L'enracinement*, 1948. シモーヌ・ヴェーユ「根をもつこと」山崎庸一郎訳，『ヴェーユ著作集』第5巻，春秋社，1967年，pp. 21-24, 山﨑純「いのちの共鳴——人権の根を掘る」『新世紀社会と人間の再生』八朔社，2001年，第3章参照。
11） ドイツ連邦議会審議会答申『人間の尊厳と遺伝子情報——現代医療の法と倫理（上）』松田純監訳，知泉書館，2004年，p. 46。

> **義務（duty）**
>
> 義務と言うと「〜しなければならない」という強制的なイメージが強い。しかし内から湧き出る「内発的な義務」というものもある。倒れかかった人に思わず手を差し伸べる。困窮した人に援助の手を差し出す。こうした内発的な義務を前提にしなければ，ケアは成り立たない。われわれは権利と義務という対概念に慣れすぎている。しかし人々の権利の実現を支えているのは，実はこうした内発的な義務である。シモーヌ・ヴェイユはそれを「権利に先立つ無条件の義務」と呼んだ。現代は人権の時代である。しかし権利が倫理学や社会編成の第一原理となったのは，近代以降である。それまでは義務が人間の社会関係を律する第一原理であった。　　　　　　　　　　　　　　　　　　　　　　　　（松田　純）

た日本も，いまや上位4分の1の富裕層の所得がその他4分の3の層の総所得に匹敵するという[12]。人生に「希望」をもてる人と，初めから「希望」をもてない人とがはっきりと区別されてくるような「希望格差社会」が出現しつつある[13]。こうした状況のなかで現代先端医療の先に広がりつつあるエンハンスメントの傾向を見直してみると，ケア文化の維持発展という課題との緊張関係が見えてくる。エンハンスメントによって「身体の傷つきやすさ，壊れやすさ」を乗り越えようとする試みは，人間の弱さを前提としたケアの文化と制度を危うくするリスクを孕んでいる。

　エンハンスメントをめぐる問題は医療経済学的な問いや医の職業倫理をはるかに超える深い射程をもっている。そこには，どのように自己を形成し，おのれの人生を創っていくかという生き方（自己へのケア）が問われている。さらには，「私たちはいったいどういう社会に生きることを望んでいるのか」という「社会への配慮(ケア)」が問われている。強さに憧れ，自然の限界を次々に突破していく「力強い人間」像の上に社会を設計していくのか。それとも，人間の〈弱さ〉を認め，「弱き存在」という人間像のなかに人間のアイデンティティを認め，その上に人間社会の持続可能性を担保するのか。そういう社会選択が問われている。

---

12) 内橋克人「不安社会なくせるか」朝日新聞2005年1月9日。
13) 山田昌弘『希望格差社会』筑摩書房，2004年。

5　2つの生命観

21世紀，医学はついに分子レベルの治療に到達した。ガン細胞だけを狙い撃ちにする分子標的薬，分子生物学を応用した遺伝子治療や再生医工学，細胞治療や細胞工学など、医学生物学研究は生命現象をその究極の単位から解明するに至った。そこから、二つの道が見えてくる。

A　「人間を見ずに臓器のみを見る患部中心の医療」が，「細胞さらには分子中心の医療」という究極のアトミズムに行きつく。

B　生命現象の究極的単位の解明によって，逆に生命の大いなる連関が認識される。一個の細胞，そのミクロの構造のなかに地球生命誌の全歴史が凝集しているという世界観。ミクロコスモス（小宇宙）とマクロコスモス（大宇宙）との一体性を見据えたエコロジカルな生命観。

　人類はかつて自然を「生けるもの」として，神々や神として崇め恐れてきた。近代以降これを単なるモノとして，場合によっては機械のようなものとして捉えるようになった。近代科学はアトミズム（要素主義）の立場に立って，それぞれの研究対象に即して切り取られた自然の断片をいわば標本化する形で研究してきた。そこで得られた発見を技術的に応用することで，それぞれの限定された範囲内において確かに目を見張る成果を着々と挙げてきた。

　けれども自然はもっと奥深いところですべてが連関し合っている。〈いのち〉は大河のようなもので，そこではすべての生命がつながり合っている。このことを実験によって分子レベル，原子レベルで証明した生化学者がいた。ルドルフ・シェーンハイマー（Rudolf Schoenheimer 1898-1941）である。シェーンハイマーはアミノ酸分子に目印（重窒素^{15}N）をつけた餌をマウスに食べさせて，その行方を追跡する実験を繰り返した。ある実験結果では，3日間のうちに，身体のたんぱく質の約半分が食事由来のアミノ酸によって置き換えられ，もとからあったアミノ酸の半分は捨てられた[14]。

5　2つの生命観

　このことは何を意味するか。われわれの体のなかの水分が3日間で入れ替わるというレベルの話ではない。もっとミクロな分子レベル，原子レベルでたえず物質代謝が起こっていることを意味している。動物は外から栄養を得て，それを体内で燃やしてエネルギーとし，その老廃物を排泄する。このことはよく知られている。そこには言わば，内燃機関は不変でガソリンが燃えて排気ガスとなって出て行くというイメージがある。シェーンハイマーが突きとめたことは，むしろこのイメージを根底からくつがえすものだった[*15)]。ガソリンが燃やされて排気されるだけではない。内燃機関の部品そのものがたえず解体され新しい材料で作り替えられている。外からきた重窒素^{15}Nはすでに体内にあった原子と入れ替わりながら，マウスの身体を通り過ぎて行った。しかし，マウスの身体という「入れ物」（あるいは内燃機関）を通り過ぎて行ったと理解するのは正しくない。通り過ぎられる「入れ物」（身体）も，通り過ぎて行く物質が一時的に作っていたものにすぎない。数日間のうちに入れ替わっていて，「実体」がない。ここには分子や原子の流れしかない。高速で入れ替わっているこの「流れ」。原子レベルの生体の絶えざる脱構築。これこそ「生きている」ということにほかならない。これが生命の実相なのだ。

　「ゆく河の流れは絶えずして，しかももとの水にあらず。よどみに浮かぶうたかたは，かつ消えかつ結びて，久しくとどまりたるためしなし」（方丈記）。まさにいのちは「川の流れのようなもの」なのだ。

　例えば朝顔の上で朝日に光輝く一滴の朝露は独立してそこにあるわけではない。陽がのぼり気温が上昇すれば，蒸発して消える。「露落ちて花残れり。残るといへども朝日に枯れぬ。あるいは花しぼみて露なほ消えず。消えずといへども夕べを待つことなし」（方丈記）。一滴の朝露，それは地球全体の壮大な水の循環プロセスの　コマとして存在しているにすぎない。それは何日か前，私の体内を通り過ぎて行った水の分子かもしれない。あるいは私の体を構成していた水素原子や酸素原子かもしれない。その水の

---

　　14)　Rudolf Schoenheimer, *The Dynamical State of Bodily Constituents*, 1942.『生体の動態』納谷書店，1955年。いまや忘れ去られたシェーンハイマーの意義を再発見したものとして，篠原兵庫「Rudolf Schoenheimer」『生化学』第58巻第12号，1986年，p.1450，福岡伸一『もう牛を食べても安心か』文春新書，2004年参照。
　　15)　篠原同上箇所。

源をたどれば，生まれたばかりの原始地球にいまからおよそ45億年前に太陽系のはしから飛んできたおびただしい彗星（コメットシャワー）のなかに含まれていた水だという。一滴の朝露のなかにも地球のドラマが，さらには宇宙の歴史が凝集している。この一滴一滴が地球に海をつくった。その海のなかで生命(いのち)が誕生した。胎児を包んでいる羊水は太古の海の成分によく似ているという。この子宮の海のなかで胎児は38週を過ごすが，生命36億年の歴史をちょうどビデオの早送りのように通過して，この世に生まれ出る。われわれの体をつくっている細胞も，太古の海水によく似た成分の水で満たされている。細胞が最初にできたときに取り込んだ海水と同じ成分を遺伝子が記憶し，36億年間つくり続けてきたからだ。遺伝子情報は変化しながらも36億年間連綿として受け継がれ，われわれのからだの基本を作っている*16)。私たちがいまここに生きているという現実は36億年の生命誌，46億年の地球史，さらには宇宙の歴史全体に支えられている。

　生命科学者・柳澤桂子は『般若心経』をおそろしく科学的な言葉で現代訳にした。

　　「私たちは　広大な宇宙のなかに　存在します
　　宇宙では　形という固定したものはありません
　　実体がないのです
　　宇宙は粒子に満ちています
　　粒子は自由に動き回って　形を変えて　おたがいの関係の安定したところで静止します
　　お聞きなさい
　　形のあるもの　いいかえれば物質的存在を　私たちは現象としてとらえているのですが
　　現象というものは　時々刻々変化するものであって　変化しない実体というものはありません〔色即是空〕
　　実体がないからこそ　形をつくれるのです〔空即是色〕

　16）柳澤桂子『生命の奇跡——DNAから私へ』PHP新書，1997年。マーギュリス『生命とはなにか——バクテリアから惑星まで』せりか書房，1998年。

実体がなくて　変化するからこそ　物質であることができるのです」*17)。

　小さな「生きとし生けるもの」のなかに大いなる生命(いのち)が宿る。これは古今東西の宗教の直観であり，原始のアニミズムに通じるものでもある。例えばヒポクラテス (p.70以降参照) やパラケルスス（Paracelsus 1493/94-1541)*18)，安藤昌益などの人間・宇宙観のなかにもイメージされている。ヒトゲノム解読以後のゲノム科学はこの壮大な地球生命誌のドラマを，〈全生命の共通祖先〉とその後の進化として詳細に解き明かしつつある*19)。その意味で科学と宗教が対立する時代は終わった。
　アトミズムをきわめ，生命を部品の集合と見るのか，それとも生命(いのち)のエコロジカルなつながりを見据えるのか。先端医療技術の進展は世界観の上でも，わたしたちを二方向から挑発している。
　生命観Aは科学の分析的手法として，これからも有効であろう。これを捨てるわけには行かない。しかし「断片」として標本化されたものは自然そのものではない。こうした分析が科学の最終目標ではない。このことを忘れてはいけない。人間の頭脳は，多くの要素が複雑に絡み合った複合体を一気に理解することができないから，1つ1つの要素の性質とその働きの解明から攻めていく。しかし個別の分析が最終目標ではなく，全体の連関を明らかにすることが目標であることを忘れてはならない。
　人間を対象とした医療においても，病んでいるのは患部（臓器）だけとは限らない。からだ全体は心身両面にわたる1つの統合体であり，どの部分も全体と不可分である。さらに環境とも密接に関わっている。人間の心身と環境とを密接な連関のなかで捉えるヒューマン・ケア学の道がますます重要となってきている。それは西洋医学の長い歴史のなかでは，むしろ当たり前のことだった。その点を次章では，前近代の医療とケアのなかに

---

　17) 柳澤桂子『生きて死ぬ智慧』小学館，2004年，pp.6-7。
　18) 本名テオフラストゥス (Theophrastus Philippus Aureolus Bombastus von Hohenheim)，ルネサンス期のドイツの医化学者，哲学者。父から自然哲学を学び，医療実践を行いながら遍歴の旅を続けたのち，ローマ時代の名医ケルススを超えたという自負を抱き，パラケルススを名のった。
　19) 渡邉日出海「共通祖先から全生物の進化史が明らかになる」『科学』Vol.70, No.4, 2000年4月。

見てみよう。

(松田　純)

参 考 文 献

イヴァン・イリッチ『脱病院化社会——医療の限界』晶文社クラシックス，金子嗣郎訳，1998年，原著：*Limits to Medicine*. 1977
　　（エンハンスメントを医療化の文脈のなかで捉える際の基本文献。現代の医療システムが人間の誕生から死までを医療技術の徹底した管理下におくと捉える。「医療機構そのものが健康に対する主要な脅威になりつつある」と警告。現代医療が原因となって起こる疾病を「医原病」と呼んだ。ラジカル過ぎる医療批判という見方もあるが，医療の見逃してはならない面を鋭く分析した書。）

ドイツ連邦議会審議会答申『人間の尊厳と遺伝子情報——現代医療の法と倫理（上）』松田純監訳，知泉書館，2004，第Ⅰ部「人間の尊厳と人権」
　　（ドイツ連邦議会のもとに設置された「現代医療の法と倫理」審議会が，2002年5月に議会に答申した最終報告書。人間の尊厳と人権を民主主義国家の基本原理として確認し，そこから「自由と自己決定」，「同権と非差別」，「連帯と政治参加」を社会倫理学的原理として展開する。人間を「自由にして依存的な存在」と捉え，個人の自由権の発展を，同時に連帯社会のなかに埋め込んでいこうとする。）

松田　純『遺伝子技術の進展と人間の未来——ドイツ生命環境倫理学に学ぶ』知泉書館，2005
　　（現代先端医療，とりわけ遺伝子医療技術と再生医工学（ES細胞研究，遺伝子診断，遺伝子操作など）がもたらす倫理問題を多角的に考察し，生命政策のあり方を問う。）

柳澤桂子『生命の奇跡——DNAから私へ』PHP新書，1997
　　（宇宙，生命の誕生と進化，人間の心の誕生，言葉，高度な精神生活までを壮大な宇宙と生命のドラマとして描く。生命科学の立場から，かけがえのない「私」の意味を問う。）

4

前近代の医療とケアに学ぶ

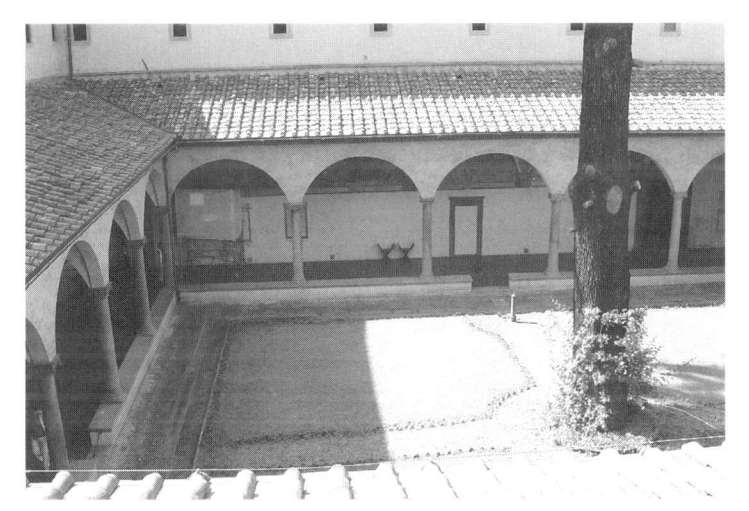

イタリア・フィレンツェにあるサン・マルコ修道院〔現在は美術館〕
聖アントニーノ〔初代修道院長〕の中庭。
建物の一部は巡礼者の宿泊所として使われていた。

「臓器や患部のみを見て患者を見ない」という医療批判がある。「臓器中心」どころか，現代の最先端医療は「細胞・分子・遺伝子中心の医療」にまで行きついた。他方でしかし人間の総体を見据えた「全人的医療」の重要性も強調されるようになった。

西洋医学の歴史を振り返ると，古代のヒポクラテス医学から19世紀に近代医学が成立するまで，「病める人」の全体をケアしようとする「全人的医療」がめざされていた。このような近代以前の西洋医学の奥深さのなかから，今日のヒューマン・ケアにとって捨て去ることのできない視点を探し出してみよう。

現代の医学では，病気の過程がその原因から症状が発生するメカニズムとして説明される。前近代の医学ではむしろ健康の方が過程としてとらえられ，病気が調和ある過程の中止・中断として説明される。健康とは全体が調和し均衡がとれた状態であり，簡単に崩れてしまいそうな危うい平衡（バランス）の上に成り立つ過程（プロセス）である。同時に人間は外部環境へと開いた開放系でもあるから，栄養，空気，水，労働と休息，目覚めと眠りのリズムなど，生活様式全体の調和維持に努めなければならない。この家計のきりもりにも似た均衡政治が，ダイエット（食事療法）の語源であるディアイタ（diaita 養生法）の原義だった。中世医学は自然治癒力に信頼を置いて，養生法，薬剤学，外科の3部からなっていた。

キリスト教時代に病人看護はキリストの名における貧者への奉仕として位置づけられ，各地の修道院で病気の巡礼者に対するケアの場，hospitium（宿泊所）が用意された。ヨーロッパ中世の医療とケアは圧倒的にキリスト教的隣人愛の精神に基づく奉仕活動だった。前近代の医療には迷信的で非合理なものも多いが，近代以降の医学が失ったものの重要性も浮き彫りにしている。

1　は じ め に——いまなぜ前近代のヒューマン・ケアか？

　前章で見たように，最先端の医学生物学研究とバイオテクノロジーは生命観を大きく変えた。「かけがえのない（一回的で，全体的で，自然的な）もの」という生命(いのち)のイメージが，反復可能で，部分（部品）化可能な人工的なものとなった*[1]。エンハンスメント，遺伝子ドーピング，人体改造などは医を大きく変貌させ，「病気」「健康」「医療」の三概念が拡張し，「顧客」本位の医療となる可能性がある。そのなかでケアの文化と制度が危うくなる可能性もある。

　「細胞さらには分子中心の医療」が「遺伝子を見て患者を見ない」という究極のアトミズムに陥るのか。それとも生命(いのち)の大いなる連関の把握をめざすヒューマン・エコロジーの道を進むのか。このような岐路（crisis，危機）に直面するなかで，これまで「非科学的」として切り捨てられてきた前近代の医療とケアのなかに，ケアの人間学にとって捨て去ることのできない視点を探してみたい。とりわけヨーロッパ中世医学の奥深さは示唆に富む。ドイツ医学史界の泰斗シッパーゲス（Heinrich Schipperges 1918-2003）は彼の一連の作品のなかで，人間の総体を見据えたヨーロッパ中世医学の特徴を明らかにし，現代医学が失ったものの重要性を浮き彫りにしている*[2]。彼の研究を参考にして，まずヒポクラテス医学の特徴を概観した（2節）のち，ヨーロッパ中世の医療とケア（3節）の特徴を考察し，失われたものの重さについて考えてみる。

　　1）　加藤尚武『価値観と科学／技術』岩波書店，2001年，p.63。
　　2）　Schipperges, H., *Moderne Medizin im Spiegel der Geschichte*. 1970. シッパーゲス『歴史に映した現代医学』千谷七郎監訳，文光堂，1983年，ders., *Der Garten der Gesundheit. Medizin im Mittelalter*. 1985. シッパーゲス『中世の医学——治療と養生の文化史』大橋博司ほか訳，人文書院，1988年，ders., *Die Kranken im Mittelalter*. 1990. シッパーゲス『中世の患者』濱中淑彦監訳，人文書院，1993年参照。

2 ヒポクラテス派医学の特徴——病気を治すのは自然であって医師ではない

ヒポクラテス*3)派の医学は，病気を治すのは自然であって，医師は自然が病気と闘うのを，看護人や家族などとともに助けると位置付ける。医師は造物主ではなく，むしろ舵取り役である。生命という船の舵を握り，よい航路へと向けていく。舵を取るということは常に平衡を保つということ，操縦することであり，医師は揺れ動く平衡状態を忘れることはない。人間の健康は，簡単に崩れてしまいそうな危うい平衡（バランス）の上に成り立つ。身体は小宇宙であり，やり繰りを必要とする家計と同じ状態にある*4)。異変に際して，心身の平衡を回復させる生体の内在的な仕組みをヒポクラテスは「自然」と理解した。身体の自然は「万有の模倣」である。自然は物体であると同時に，人体の法則性のことでもある*5)。万物の師の師である大自然が医師の仕事場で姿を見せてくれる（自然治癒力）。

(1) ヒポクラテス医学の構成
ヒポクラテス医学は
　　① 科学的な生理学——健康な人間（人間の自然の力）に関する学
　　② 病理学——病める人間に関する学
　　③ 治療学——治療の可能性に関する学
からなる。人間の自然（ピュシス）について問うことと医学は一つである*6)。これによって医学は初めて自立的な科学概論的基礎を見いだした。医学はヒポクラテスの時代に，神話から解放され，自然哲学から切り離された。

　治療学は次の三部門からなる。
　　① 生活方法による処置——養生法

　3） 前5世紀エーゲ海のコース島生まれの医師。
　4） シッパーゲス『歴史に映した現代医学』pp.101-02。
　5） 川喜田愛郎『近代医学の史的基盤』上巻，岩波書店，1977年，p.65，ヒポクラテス『ヒポクラテスの西洋医学序説』小学館。
　6） 川喜田前掲書，上巻，p.62。

2 ヒポクラテス派医学の特徴

元素の図式
四元素が体液,気質,年齢,季節と関係していることを図示(シッパーゲス『中世の医学』人文書院,1988年,p.69)

② 薬による処置——薬学
③ 手による処置——外科学

　この分類は医学を近世に至るまで長く拘束し続けた。19世紀後半になってやっと,この古典的な医学の殿堂は取り壊された[7]。

　ヒポクラテス医学の基本原理は体液病理学である。体液の質と量によって健康が左右される。健康は四つの体液が調和していることであり,自然の均衡が乱れて調和が失われると,病気になる。

　人間には生来自然(physis)の力が備わっていて,それが身体のあらゆる機能を円滑にし,体液の配合も保証する。体液の調和を乱す病気と闘うのも自然の力である。

　ヒポクラテスが着手した医学研究を古代において頂点に高めたのはローマ皇帝時代のギリシアの偉大な医師ガレノス(Galenos 125-199)であった。彼の著作はその後1500年間にわたって影響力を保ち続けた[8]。

(2) 養生法——ダイエットの原義

ギリシアにおいて,健康は調和であり,医学はバランスの学だった。その意味で医学は均衡を求める政治の模範である。医師の行為という一領域が

---

　7) シッパーゲス『歴史に映した現代医学』pp.103-04。
　8) テオドール・マイヤー・シュタイネック,カール・ズートホフ,ロバート・ヘリンジャー『図説医学史』朝倉書店,1982年 p.82-89。川喜田前掲書,上巻,p.99-114。

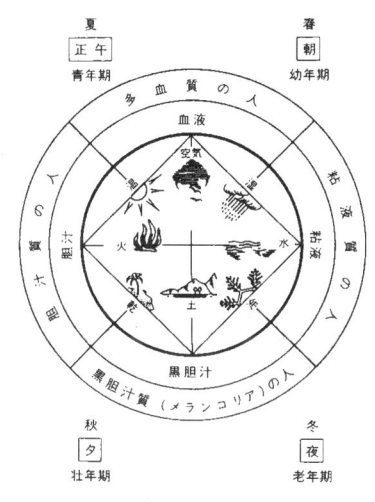

政治思考全体を表す原型となった。例えばディアイタ（diaita 養生法）は生活様式や暮らし方，食生活，飲食物，生活の場所，住居，さらには仲裁や調停，そうした裁判官の職を表す*9)。ディアイタは初めは単に家庭での生活の仕方，最小生活圏から生じる生活様式を意味した。また生活必需品や広い意味での食料，さらには養生法という生活法をも意味した。この養生法は規範的な性格をもち，調和を旨としている。医学とはまさに不安定きわまる体系（システム）のなかでの調節であって，均衡政治，経済，家計のきりもりと同じであった。健康というものは，さまざまな力が適正に混和され，中和され，均整が保たれ，整然とした指導と統制のもとに釣り合いがとれた状態なのである。それは常に自然そのものに結びついていた。この伝統は二千年以上も持ちこたえたが，19世紀の終わりには，養生法の考え方はダイエット（食事療法）へと後退してしまった*10)。

(3) 古代医学は人間を一つの開放系としてとらえる*11)

古代における医学はメスによる介入や薬物ではなく，まず最広義の養生法，医師による生活指導から始まる。それは，栄養，空気，水，労働と休息，目覚めと眠りのリズム，身体の鍛練と美容法，性のきまり，感情の抑制など，健康保持に役立つもの，失われた調和を取り戻させるもの，これらすべてを包含する。さらに，人間を正しい良き生活，大いなる生活へと導き，生命を長くし深め豊かにし，それによって生命を意義あるものにすることへと導くものすべてを包含する。このような方法で成熟したパートナーとしての患者に接することが医業の本質である。真の治療とは，人間指導であり，人間形成であり，人間をその衰弱した状態から引き上げて本当の幸せな状態へと形作っていくものと考えられた*12)。

　実際の医療行為（praxis）としての診療には，専門技術（techne）としての医療行為と，自然の成長力（physis）としての回復力（hygiasis）と

　9）　動詞 diaetao は，ⅰ）調停する，決定する，吟味する，ⅱ）支配する，ⅲ）（事を）処理する，（病人などを）一定の生活様式に置く，治療する，処置する，ⅳ）仲裁（調停）者である，ⅴ）ある生活様式を採る，暮らす，住むなどの意味をもつ。
　10）　シッパーゲス『歴史に映した現代医学』pp.116-19。
　11）　川喜田前掲書，上巻，p.62。
　12）　シッパーゲス『歴史に映した現代医学』p.120。

いう二つの契機が絡み合っている。自然の成長力は技術にどこまでもついて行って，万物の基礎エネルギーとしてかけがえのないものであった。

3 中世の医学とケア

中世医学の体系はヒポクラテス医学の基本を引き継いでいる。中世医学の意義を，(1) 医学の体系，(2) 人間観，(3) ケアのシステム，の三側面から考察する。

(1) 医学の体系

中世の医学生が用いた教科書『ガレノス医学入門』[*13)]によれば，「医学は理論部門と実践部門に分かれる」。理論部門は，①生理学（Physiologie）と②病理学（Pathologie）と③衛生学（Hygiene）に分かれる。実践部門の医術（治療学）は，①養生法（Diatetik），②薬剤学（Pharmazeutik），③外科（Chirurgie）からなる[*14)]。ここにもヒポクラテス医学の影響が色濃く反映している。

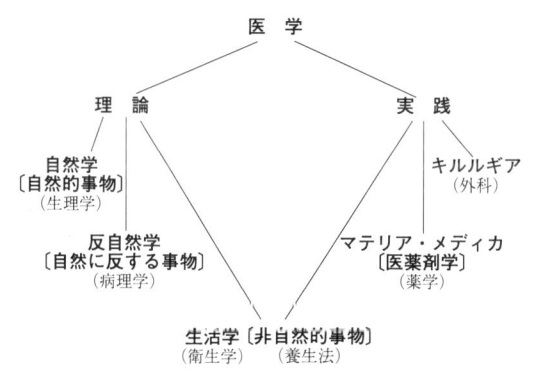

```
                医　学
         理　論         実　践              1. 光と空気
                                            2. 食物と飲物
    自然学                  キルルギア      3. 運動と安静
   〔自然的事物〕              （外科）      4. 睡眠と覚醒
    （生理学）                                5. 排泄と分泌
                    マテリア・メディカ      6. 情念（心の感情）
   反自然学            〔医薬剤学〕
 〔自然に反する事物〕      （薬学）         中世医学の体系
    （病理学）                              （シッパーゲス『中世の
         生活学〔非自然的事物〕              医学』人文書院，1988年，
            （衛生学）（養生法）             p.163より）
```

サレルノの臨床医学の教科書（12世紀）によれば，治療においては自然が師（Meister）であって，医師は下僕にすぎない（nur Diener）[*15)]。す

---

13) 著者は9世紀のアラビアの医学者ヨハンニティウス（Hunain ibn Ishaq 809-873）。
14) Schipperges, H., *Der Garten der Gesundheit*. S. 152. 前掲訳 p.159。
15) a. a. O. S. 283. 前掲訳，p.302。

べての治療薬も基本的には自然にのみ奉仕すべきである。欠落した場合にはこれを補い，過剰はこれを他に転じ，刺激が見られればこれを和らげ，麻痺状態には刺激を与える。このようにして，かくも不安定な平衡のなかで，治療薬はたえず調整して調和させる。したがって中世の医師は薬剤の宝庫に対して積極的である。その態度の基礎には，〈自然は神の創造したもうたものであり，自然にあるものはすべて人間の幸福に資すべきものだ〉というキリスト教的な自然理解がある。

こうした自然の治癒力（Heilkraft der Natur）への信頼はヒポクラテス以来の伝統である。自然の治癒力が「背後からの力」としていつの時代でも医療行為を支えていた。「自然が病気を癒し，薬は病人を楽しませる」という格言。「自然は最上の医師であり，全疾患の4分の3を癒し，しかも同僚の悪口を言わない」というガレノスの言葉も中世に伝えられていた[16]。

外科は何よりも重要な実践の柱である。「言葉が癒しえないものは薬草が癒す。薬草が癒しえないものはメスが癒す。メスが癒しえないものは死が癒す」（ヒポクラテス）[17]。外科は「最終手段・腕力（ultima ratio）」として，武器を手にした侵襲である。外科の父はヒポクラテスであるが，外科が自立的性格をもつのは12世紀中頃になってからである。

その前に位置するのが薬であり，治療を媒介する中間地帯である。これは4000年にわたる医療薬剤（Materia Medica）という宝庫である。しかし治療薬のさらに前に位置するのは，健康的な生活法（養生法 Diatetik）という極めて具体的な日常生活スタイルである。すべての医術の中心にまず医師による相談〔カウンセリング〕，医師による対話（das ärztliche Gespräch）と生活指導があった[18]。

(2) 宇宙のなかの人間──エコロジカルな視点からの「健康/病気」概念

中世医学の根底には，人間が「開放系」であり，広大な宇宙と密接につながっているという人間−宇宙観があった。例えば中世の修道尼にして卓越した医学者，ヒルデガルト・フォン・ビンゲン（Hildegard von Bingen

---

16) シッパーゲス『歴史に映した現代医学』p.147。
17) Schipperges, H., *Der Garten der Gesundheit*. S. 143. 前掲訳，p.152。
18) a. a. O. S. 134. 前掲訳，p.140。

3　中世の医学とケア

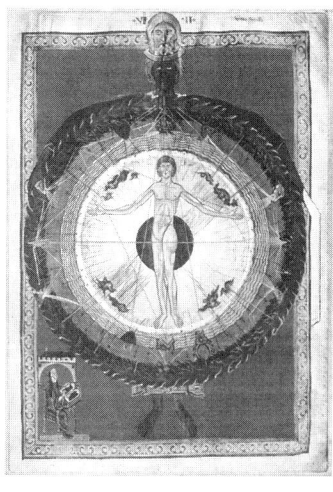

ヒルデガルト・フォン・ビンゲンの宇宙図
三位一体の神性に支えられ，世界の車輪のまんなかに立つ人間
Hildegard von Bingen. Heilkunde. Das Buch von dem Grund und Wesen und der Heilung der Krankheiten. Nach den Quellen ubersetzt und erlautert von Heinrich Schipperges. Salzburg 1957. の口絵より。

1098-1179)[19]の医学は壮大な構成をもつ宇宙論のなかに組み込まれていた。彼女が描いた板絵のなかに，それが見事に表されている。人間は太陽を背景に地球の中心，宇宙の中心に立つ。明るく輝く大気の輪に囲まれ，上空に雲がかかっている。この大気の輪を，波立つ水の輪が取り囲み，そこから雨が降り注いでいる（壮大な水の循環のイメージ）。その周りに星辰が輪舞する。この宇宙を，真っ赤な顔をした神の愛が，老いた男の姿の父なる頭部を戴き，聖霊を象徴する火力の輪で抱えこんでいる（三位一体の神性に支えられた宇宙・人間）。マクロコスモスとミクロコスモスとの一体性が見事に表現されている。全宇宙が人間の内に凝集し，人間は大宇宙を映し出している[20]。

　こうした均衡は一つのプロセスであり，そのなかに健康が成り立つ。反対に，「病んでいる」ということは均衡の欠如，過少，過誤，逸脱，変形・変質を意味する。現代病理学は疾病を過程として説明するが，ヒルデガルトにとって，病はむしろ調和ある過程の中止・中断である。これに対して，健康こそ過程として積極的に理解される。健康とは，全世界を進行

---

　19) ドイツのベネディクト会修道尼，神秘家，聖女，医学者，自然哲学者。ルペルトベルクに女子修道院を建て（1147年），広範な自然科学的知識をもって，病者を癒した。Heinrich Schipperges, *Hildegard von Bingen*. 1995. シッパーゲス『ビンゲンのヒルデガルト』熊田陽一郎・戸口日出夫訳，教文館，2002年参照。
　20) Schipperges, H., *Der Garten der Gesundheit*. S. 15. 前掲訳，p.16。

させ保持しあるいは回復させる秩序である。病的状態はもともとあった「健全な状態」を想い起こさせるのに役立つ。あらゆる疾病は健全な状態への復帰への示唆，救い（Heilung）への示唆として受けとめられる[21]。

キリスト教の堕罪論，歴史神学によれば，人間はすべて，〈根源にある最上の状態──→堕罪──→救いの業の完成〉という旅の途上にある。永遠の救済へと至る人間の道程は，さまざまな宿駅を辿る巡礼の旅にも似ている。巡礼者・求道者として旅の途上にある人間（homo in statu viatoris）[22]は生涯にわたっていつも病気と健康の中間にある。病気は人間の使命達成の契機として位置付けられていた。健康から病気へ，そして再び健康へ。この移行は救済史の動き，または終末論的な動きに結びつけられていた[23]。病気の治癒は，ただ個人的な苦しみから解放されることだけではなく，同時に罪を浄められて社会復帰を果たすことを意味する。それゆえ医学は社会的均衡の回復という巨大な社会的機能をもっていた。それは最広義における「復権（Rehabilitation）」[24]であった。「中世の医学とは常に救済の学であった」[25]。

健康であるとは病気の単なる欠如態ではない。健康・健全である（Gesund-und heil-sein）とは，生の意義と調和していること（im Einklang mit dem Sinn des Lebens stehen），生きる能力と享受する喜びの最適状態と理解される。健康とは，あらゆる労苦にもかかわらず意義深い人生を送る力（die Kraft, ein sinnvolles Leben zu führen）のことである[26]。

中世医学の中心に立つのは，患部でも臓器でも細胞でもなく，「病める人間」そのものであった。「医師にとって問題なのは，常にただ全体としての人間の，全体としての救済のみであった[27]」。人間は「不安定な平

---

21) a. a. O. S. 22. 前掲訳，p. 22-23。
22) a. a. O. S. 23. 前掲訳，p. 23。
23) Engelhardt, Dietrich von, „Die Arzt-Patient-Beziehung. gestern, heute, morgen." In; *Die Arzt-Patient-Beziehung im Wandel*. Hrsg. v. Lang. E. und Arnold, K. Stuttgart, 1996. S. 30.
24) シッパーゲス『歴史に映した現代医学』p. 24, 197. Schipperges, H., *Der Garten der Gesundheit*. S. 62. 前掲訳，p. 66。
25) Schipperges, H., *Die Kranken im Mittelalter*. 1990. S. 45. シッパーゲス『中世の患者』p. 61。
26) Schipperges, H., *Der Garten der Gesundheit*. S. 62f. 前掲訳，p. 66-67。
27) a. a. O. S. 184. 前掲訳，p. 195。

3　中世の医学とケア　　　　　　　　　　　　　　　　　　　　　　　　77

衡の上に生きている弱いものであって，絶えず不安や心配，困苦を感じている。人は他の人の重荷になり，手助けを必要とし，見知らぬ人の助けを求めさえする」*28)。つまり「徹頭徹尾，受苦的な存在（eine durch und durch pathische Existenz）*29)」である。「病める人（homo patiens）」に向き合い，救いの手を差し伸べるとき，その人は「共に病める（苦しむ）人（homo compatiens）*30)」である。homo patiens（病める人）と homo compatiens（共に苦しむ人）との対人関係のなかにヒューマン・ケアの活動領域がある。

　人間の肉体はどこまでも環境に嵌め込まれている。われわれはこの環境を同化し，これを肉体として形成する。これによって，世界はたえずわれわれに親しいものとなる。病気とはこの親和性が失われること，世界に対して疎遠になることである*31)。

　生の営みの真っただ中に死も立っている。パラケルスス（Paracelsus 1493/94-1541 p.65参照）にとって，死は「生から立ち去るプロセス」であって，単なる出口（exitus）ではない。死はまさに「人間の収穫物の刈り手であり，ぶどう園の摘み取り人であり，果物の収穫人である」。死においてわれわれの人生は完結する。生のなかの充実した固有の領域である死が，近代啓蒙主義のなかで初めて，「点の形をした致命的な終末（das punktförmige letale Ende）」となった。いわばいのちの壁を通り抜けて暗黒へと至る「出口（exitus 結末）」へと萎縮した。大鎌をもった死に神，生命の糸を断ち切る運命の女神など，中世末期から近代への移行期に，人工的な死の原像が現れる*32)。医学が自然科学へと転換して初めて，死は単なる「致命的な結末」，一見むき出しの「不条理な事実」へと萎縮してしまった。現代医学では，死は「生の終了」として宣言され，生はもろもろの臓器が単にその機能を営んでいる状態にすぎなくなった*33)。

---

　　28)　a. a. O. S. 79. 前掲訳，p.109-110。
　　29)　a. a. O. S. 60. 前掲訳，p.65。
　　30)　a. a. O. S. 95. 前掲訳，p.100。
　　31)　a. a. O. S. 63f. 前掲訳，p.68。
　　32)　a. a. O. S. 52, 54. 前掲訳，p.55, 57。
　　33)　a. a. O. S. 51. 前掲訳，p.54。

(3) 中世ヒューマン・ケアの精神

医師とその助手たちの行為は最古の時代よりセラピーと呼ばれてきた。これはギリシア語の therapeuo に由来し，奉仕という意味である。古い治療術はまず第一に世話・介護，すなわちケアであり，困窮する人に対する専門的な奉仕（diakonia）であった[*34]。キリスト教の慈善は最も困窮している人々に対して最も強い義務を感じる。ここにすでにヨーロッパの病人看護の特徴が示されている。治療術の機能は medicina humana（人間において神に奉仕すること），人間における神事である。「貧しい」と「病んでいる」はしばしば同義であって，病人看護はキリストの名における貧者への奉仕でもあった。貧者と病者は神に最も近い関係にあり，貧者はキリストのからだの部分であると考えられた[*35]。

中世の治療的奉仕には，ひとりの人間全体を支えようとするケア（cura クーラ）の姿勢がある。そこには，より高次の「こころのケア cura animae」と，より低次の「からだのケア cura corporis」との間に区別がない。cura クーラ の概念は中世医学において卓越した役割を演じていた。ベネディクト派の戒律においても，ケアの概念はキリスト教的思考と修道士の生活態度の要となっていた[*36]。

> 「病人に対して，何よりも先に，また何よりも熱心にケア（cura, Sorge）し，キリストに仕えるように，真実かれらに仕えねばなりません。キリストは"わたしが病んだ時にあなたはわたしを見舞ってくれた"（マタイ25.36）と言われ，"この最も小さい者の一人にしたことは，わたしにしたことである"（マタイ25.40）と言っておられます。……修友は病人に忍耐をもって接しなければなりません。そのような働きにこそ，よい報いが豊かに得られるのです。そこで修道院長は，どんな手落ちもないように，病人に対して最大の配慮（cura maxima, die oberste Sorge）を示すものとします」[*37]。

---

34) a. a. O. S. 205. 前掲訳，p.219。
35) a. a. O. S. 207, 209. 前掲訳，pp.222, 223-24。
36) a. a. O. S. 207, 210. 前掲訳，p.225。
37) Die Benediktusregel. Hrsg. v. Basilius Steidle Osb. 1978.（ラテン語・ドイツ語対訳）S.126-27.『聖ベネディクトの戒律』古田暁訳，すえもりブックス，2000年，第36章

> **ホスピス**
>
> 11世紀頃，キリスト教の聖地を目指した多くの巡礼者がいたが，その中には病気や過労で倒れる者も少なくなかった。そうした人びとに食べ物や休息の場所を与えるために，修道院の中に施設が設けられた。有名なものに，スイスのセント・バーナード・ホスピスがあり，ここで活躍した犬がセントバーナード犬と言われるようになった。近代のホスピスはアイルランドのメリー・エイケンヘッドから始まる。ダブリンの聖母ホスピス，ロンドンのセントジョゼフホスピスなどが知られる。現代のホスピスは，1967年にシシリー・ソンダースがセント・クリストファーズ・ホスピスを設立したことに始まる。日本でも，1973年に淀川キリスト教病院でホスピスケアが開始され，緩和ケア病棟としては，1981年に聖隷三方原病院ホスピスが初めて厚生省の認定施設となった。
>
> (山下秀智)

　このように，看護の奉仕と神学的な職務とは互いに極めて密接に結びついていた。こうした戒律は中世全体の壮大なケア・システムにとって見本となるべきものであった。病者へのケアは神事よりも上位に位置する。病者のなかに文字通りキリストその人を見るべきであり，あらゆるケアは最終的にはキリストに対してなされるものと考えられたからだ[*38)]。それゆえ修道院は中世を通じて，困窮者のための避難所，救済の場にして病を癒す場でもあった[*39)]。

4　ケア・システム（医療福祉，療養所制度）の整備

中世において巡礼運動が大規模化するなかで，巡礼者への援助組織，「助けを求める人達の群れ」への支援システムが形成される。巡礼者全体の半分以上が病気の治療を求めていた[*40)]。11世紀には巡礼路にそってhospitales が出現し，なかには収容人数100人を超えることもあった。ほ

---

pp.151-52。
38) Schipperges, H., *Der Garten der Gesundheit*. S. 212. 前掲訳，p.227。
39) Schipperges, H., *Die Kranken im Mittelalter*. S. 177. 前掲訳，p.244。
40) a. a. O. S. 223. 前掲訳，p.239。

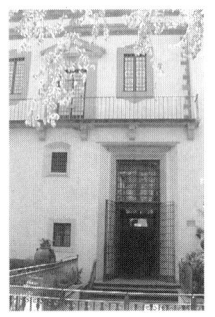

イタリア・フィレンツェにあるサン・マルコ修道院〔現在は美術館〕の旧客室。廊下の左側に並ぶ部屋は訪問者や旅人を迎えるためのもの。1600年代には看護室も置かれていた。

とんどの修道院が旅行中の病人の看護を行うための場，hospitium（宿泊所）を用意していた*41)。このことは現在も「市立病院」（場合によってはパリ市立病院）を意味する Hôtel-Dieu という語に記憶されている。Hôtel-Dieu とは「神の客たち（ゲストハウス）のための館」である。「神の客たち」とは貧者と病者，虚弱者，障害者，孤児，物乞い，巡礼者，追われる者，身体障害者，知的障害者，老人，旅の途上にあるすべての異国人など，要するにキリストがみずから優先的な愛をもって受け入れた人々を指す*42)。さまざまなケアを一つのシステムに統合した持続的な施設におけるキーワードはオイコス（oikos 家）という概念である。すべてのオイコノミア（家政と管理）は常に福祉であり，介護であり，客へのもてなし（ホスピタリティ）（hospitalitas）である*43)。hospitalitas は中世初期に奉仕（servitum）という基本概念に関わる言葉として現れた。

　数百年の間，療養所は介護制度によって強力に組織された hospitalitas, Hôtel-Dieu（神の館）だった。12世紀に，古い貧民避難所は次第に修道院との結びつきを脱して，市民によって組織される公的福祉介護組織へと発展していく。援助を必要とする人たちをキリストのゆえに無償で受け入れることに代わって，病院での介護のすべての作業に対して料金を支払うという事態が現れる。14世紀になると古い療養所は次第に地域住民の手で運営されるようになる。市民によるさまざまな相互扶助団体が出現する。fraternitas（兄弟愛）が組合（Genossenschaft）という共同体組織の基本概念となる。この組合がのちに社会的な扶養制度の手本と

---

41) a. a. O. S. 178. 前掲訳，p.246。
42) a. a. O. S. 228. 前掲訳，p.244。
43) Schipperges, H., *Der Garten der Gesundheit*. S. 215. 前掲訳，p.231。

なる*44)。例えば独自の疾病保険や埋葬保険，死亡保険をもつ職業組合のための社会保障となる。それはその後，現在の共済保険制度へと転換していく。

5　近代医学のなかで失われたもの

古代から中世の医学においては，健康でも病気でもない〈中間地帯〉というものが考えられていた。ガレノスによれば，健康（sanitas）は状態として定義されるのではなく，求めるに値する理想状態である。疾病（aegritudo）はめざす理想状態からの逸脱，変形，欠如態である。両者の間に中間態（neutralitas）というものがある。そこに患者が決断する余地があり，医師が職能を活かす領域がある*45)。近代医学のなかでこの〈健康と病気の中間地帯〉が見失われた。かつてシッパーゲスは強い口調でこう語った。健康でも病気でもない広大な中間地帯が近代医学によって排除された。医学は通常「疾病」を取り扱うけれども，「健康」には欄外でしか関わらない。それは〈近代の科学的な思考モデルの制約を受け1880年代の社会立法によって尖鋭化した極度に近視眼的な考え方〉にほかならない。例えば呼吸し，食べ，飲み，眠ること，分泌と排泄，もろもろの情念と喜びなど，このようなごく自然の事柄についての文化がすべて，医学からは非科学であるとして排除され，資格を剥奪され，しろうとの働きに貶められた。「このことは現代医学に生じたさまざまな変化のなかで最も深刻なものの一つである。これによって現代医学はわれわれに治療技術の数々の成果をもたらしてくれただけではなく，今日まで続いている萎縮過程をももたらした」*46)。

シッパーゲスがこう語ったのは1984年のことである。その後はどうであろうか。いまや空前の「健康ブーム」である。養生法の思想と行動は19世紀に科学の領域から完全に取り除かれて，医学は狭義の自然科学として理解されるようになってしまった。だが20世紀になって医学における

---

44) a. a. O. S. 228. 前掲訳，p.244。
45) a. a. O. S. 161. 前掲訳，p.168。
46) a. a. O. S. 157, 前掲訳，p.164。

自然科学的思考は再び動揺する。産業社会の人工的世界と文明病とが生態学的均衡を失わせるなかで，二千年来西欧医学の中心に立っていたテーマ，医師による保健指導と生活形成についての問題がそっくり再び医学の課題として戻ってきた。増大する文明病を経験して，科学的医学が方法的に無視せざるをえなかった領域——空気と水，飲み物と食物，睡眠と覚醒，労働と休息，精神衛生（メンタルヘルス）など——が再び注目されるようになった。文明病の増大が養生法を再びライトアップしている。生態学的均衡の地球的規模での喪失が進むなかで，まさにこの生活領域において，新しい医学概念が必要とされたからだ。

6 おわりに——前近代のヒューマン・ケア学からのメッセージ

ヨーロッパ中世医学のなかで現代へつながる次の3つの成果が獲得された[47]。

① 公衆衛生事業と全般的なヘルスケアおよび保健教育・保健政策を包括した医療・医学というコンセプトが成立する。
② 古い医療院から近代的な病院（ホスピタル）組織へと発展する。
③ 原始的民間医療が大学というアカデミックな空間へと受容され，大学医学部において科学的医学が確立する。

こうした成果の達成に至る中世医学の意義を（1）医学の体系，（2）人間観，（3）ケアのシステムの三側面から考察してきた。

前近代の医学は今日の科学的医学から見れば，非科学的な面も多い。だがそこには，人間を宇宙全体のなかに位置づけ，自然環境との循環過程のなかで捉えるエコロジカルな視点があった。それゆえ治療も疾患部位を治すというのではなく，全人間的な「復権」，真のリハビリテーションをめざす。これは今日の医療においてこそ重視されるべき視点ではないだろうか。現に「統合医療」の理念のもと西洋医学と東洋医学の統合などが試みられている。ヨーロッパ中世の医療とケアは圧倒的にキリスト教的隣人愛の精神のもとに営まれてきた。「病める人間」に対するケアの義務という

---

47) a. a. O. S. 10. 前掲訳，p.10。

精神を，ビジネスとして営まれる今日の医療福祉ケアのなかで，どのように活かしていけるだろうか？　今日の「全人的医療」の課題と言えよう。

(松　田　　純)

参　考　文　献

シッパーゲス『中世の医学――治療と養生の文化史』大橋博司ほか訳，人文書院，1988，原著：*Der Garten der Gesundheit. Medizin im Mittelalter*. 1985
　　(中世の医学は単に健康を維持するための手段ではない。生活を完成するための媒体でもあった。人間の総体を見据えたヨーロッパ中世医学の特徴を明らかにし，現代医学が失ったものの重要性を浮き彫りにしている。)

――――『中世の患者』濱中淑彦監訳，人文書院，1993年，原著：*Die Kranken im Mittelalter*. 1990.
　　(中世の人々は困窮と悲惨の中にあっても自然の治癒力を信じ，自然の秩序の中に身をゆだねようとした。彼らが病いをどう捉え対処していたかを中心に，西洋中世の医学・医療・患者の全体像を描く。)

5

女性とケア
―― イギリスにおける出産 ――

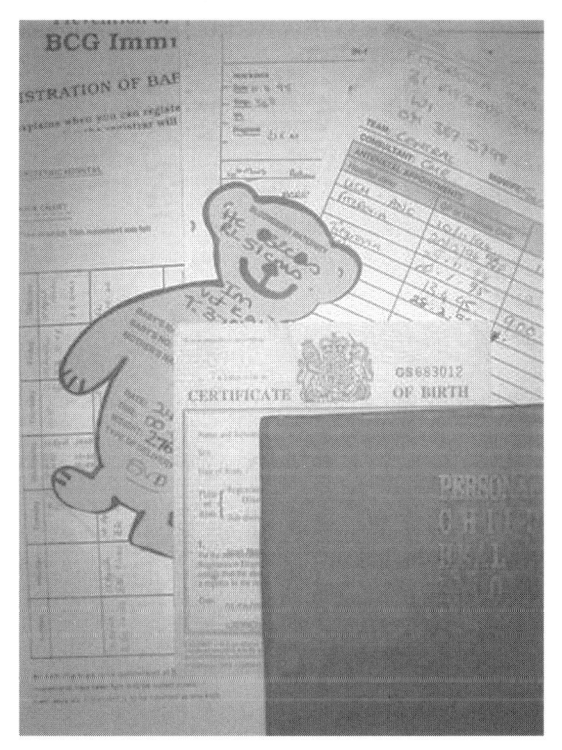

ケアの記録
クリニック予約状況確認用紙，胎動記録用紙，出生時名札カード，
出生証明書，子供の成長記録帳など。

前々章では先端医療が持つ倫理的な側面が分析され，前章では古代と中世の医療における宇宙論的・宗教的・形而上学的な側面が検討された。問題意識を身近にひきつけてみよう。本章では，「患者」の日常生活に密接したケアの側面とその歴史をとりあげて，抽象的な倫理分析や，思想史的な分析からしばしば抜け落ちてしまう生活の中のケアという側面を強調する。

　その中でも出産するという経験の全体像に注目する。出産に参加するさまざまな専門家たちの権力争いという専門職の社会学的分析の手法，とくにその中でも助産婦という女性専門職の確立への闘争の視点とそれを実は支えている他の専門職との連携共存の視点も取り入れながら，記述の中心は妊産婦の経験になる。妊産婦の出産という経験を構成するものとして，助産婦，男助産婦，医師，産科医，妊産婦の夫，妊産婦の友人などの役割が描写される。産科学上の重要な新技術なども，妊産婦の視点から描かれる。

　主に取り上げられる時代と地域は，近代初頭から現代までのイギリスである。イギリスでの出産のエピソードでは，日本の出産の風景との違いを強調し，イギリスの出産をとりまく状況が，さまざまな要因に反応して変化してきたさまが要約される。その中でも，医学的な要因というより，妊産婦などの女性がおかれた文化的・社会的な状況が変化の要因として強調される。

　これらの記述を通じて，ある個人をケアする行為の内実とケアされる個人の経験は，ケアの現場を包み込んでいる社会的・文化的な広い文脈に大きく影響される，というありさまを伝えたい。ケアの現場の「質」（クオリティー）の改善は，ケアに関係する専門職だけの関心であるべきでない。それはまた，ケアされる個人の「心構え」という水準に還元される問題でもない。ケアの現場は，ケアする個人とされる個人の関係を超えた，より広い社会の脈絡の中で構成されるのである。

1　イギリス出産驚愕記

M：1994年秋，妊娠の確認をしてくれたのはGP *1)だった。

R：産婦人科に行かないの？

M：通ったのは，地域の助産婦のところ。普通の家とさほど変わらないクリニック*2)。GPにも時々会ったけれど。助産婦さんとGPの両方にいろいろ質問できる。水泳をしてもいいかと聞いたら，もちろんOKだった。マタニティークラスなどではなく，自分で勝手に。

R：うそでしょ？

M：旅行もいいよって言われた。1995年1月，助産婦とGPに「旅行に行っていい」と言ってもらい，ヴェネチアへ。

R：妊婦が飛行機に乗ってもいいの？

M：安定期だったし。

R：なんかテキトーじゃない？

M：しっかり指導はしてくれた。産前クラスも面白かった。ほとんどの人たちがパートナー同伴。分娩時に使うことができる薬などの説明があって，薬品類を選択しないことも可能。酸素とTENSだけお願いしておいた*3)。そばにおきたいものは何でも分娩室に持ち込んでいいと言われて夫が驚いていた。1995年5月，出産間近。水泳をして良いのはこの時期になっても変わらない。スポーツクラブも妊婦を締め出したりしない。陣痛が始まる前日5月22日，水泳。

R：！！！

M：5月23日，陣痛が始まった。

---

　　1)　General Practitioner，総合医。ここでは，ホームドクターのこと。

　　2)　日本では，従来の「保健婦助産婦看護婦法」が2002年より「保健師助産師看護師法」となったことに伴い，「助産婦」ではなく「助産師」の名称を用いている。英語の 'midwife' は 'a woman who assists other women in childbirth' であって，18世紀には特に男性で同様の役割を担う人々を 'man-midwife' と呼んでいたことから，本稿では 'midwife' について，「助産婦」という語を使い，'man-midwife' については，「男助産婦」という語を使っておくことにする。

　　3)　TENSは，軽い電気刺激を与える和痛器。

R：助産婦さんのクリニックに行ったの？
M：近くの病院[*4)]。
R：？？？
M：電話して助産婦に痛いと言っても，何分おきに痛むかと尋ねられて，それに答えると，それじゃ，まだまだだって。1分おきになるまで待てと言われたので素直に従って我慢していたら，結局は助産婦の方から，そろそろおいでと電話をくれた。救急車を使ってもいいと言われたけれどもタクシーを拾って，午後9時ころ，やっと受け入れ。夫がずっと側にいてくれた。
R：分娩室内では仰臥？
M：いえいえ，歩き回っておりました。夜中12時過ぎ分娩。夜が明けて午前中に退院。病院で過ごした時間は，12時間弱！
R：……
M：産後，助産婦さんが自宅を訪問してくれるし，自分の家にいたほうがなにかといいから。分娩を仕切ったベテラン助産婦が，若い助産婦見習いを伴って，最初は毎日来てくれた。
R：訪問してもらうなんて，費用がかかるでしょうね。日本では普通30〜40万円はかかるときいたけれど……
M：考えてみれば，妊娠の確認から，1ペニーも誰にも支払っていない。費用のことも何もかも日本での経験とはかなり違うみたい。子供の安全確保についても，注意を払うポイントがとても違った。車に乗せるときのシートベルトの必要性なんかはしっかり叩きこまれたから，日本の親がだっこして乗っていると，はらはらした。でも，生後2か月の子を連れて日本に一時帰国したら，はらはらしたのは日本の人たちだった。
R：長時間のフライトOK？
M：「小さな赤ちゃんは大人よりも上手に旅行するものだ。」と知り合いのオーストラリア人小児科教授。

---

4) Mが出産したのは，パリで医学博士号を取得し，イギリスでの女性の（特に医学）教育に尽力したエリザベス・ギャレット・アンダーソン（1836-1917）の名を冠した病院であった。この病院は，UCLH（University College London Hospitals, ロンドン大学病院）のひとつである。

1　イギリス出産驚愕記

　イギリスで妊娠した際，NHS（National Health Service, 国民保健サービス制度）のシステムを利用して，病院での出産を望む場合には，主に5種類の医療関係者（GP，地域の助産婦，病院助産婦，産科医，保健師）と関わることになり，それぞれが担当の領域をもって，それぞれ居る場所も違うのであるが，互いに連携しあって，複合的なケアのシステムを形成している。4分の3を占める正常出産については，助産婦がとりあげており（助産婦のうち8割以上がNHSの病院で働いている）*[5]，21世紀に入ってからさらに助産婦の役割を重視していこうという動きが見られる。妊産婦に提供されるサービスの統制をめぐって，連携者間に緊張関係が見られることもあるのを，保健省報告（1993）が認めているが，基本的方針の連携に疑問が投げかけられることは少ない。利用者側から見ると，入り口さえくぐってしまえば，連携の輪の中に取り込まれ，どういう時に，いつ，どこに行けばいいかなど，妊産婦は心配せずにすむ。NHSのもとでの出産ケアは，外国人を含めすべての居住者に無料で提供される。この公のシステム以外では，望みとあらば，贅沢なプライベート病院でのケアに高額を支払うこともできる。

　NHSのもとで，居住者は近隣のGPに登録しており，日頃風邪をひいたりしたときでも，そして特殊な治療が受けたい場合にも，まずGPの診療所を訪れ，必要な場合にはGPが専門医療機関を紹介するという仕組みになっている。どのような医療・ケアを求めるのであれ，その入り口は常にGPである。風邪をひいたら近所の内科へ，妊娠関係なら産婦人科へ，と向かう日本人は，まずここで違いを感じる。GPは，妊娠の確認から始まって，新生児の健康や発育状態のチェックと予防接種を含め，妊娠および産後の，どの時期に行うかということが決まっている医療行為及び要所要所のチェックを行う。妊娠期間中に最もよく会うのは，地域の助産婦（community midwife）である。定期的に彼女のもと（病院ではなく，近所の助産婦クリニック）を訪れ，尿検査や胎児の心音検査などを行い，日常生活の注意や，どの時期にどのような検査を受けることができるのか，どのようなケアが提供されるのか説明するのがこの助産婦の役割である。

---

　　5)　Milton I. Roemer, *National Health Systems of the World*, vol. II, the Issues (New York: Oxford University Press, 1993), p. 26.

出産が近づいてくると，病院内で開催される産前クラス（ante-natal classes）に出席することになり，これは病院助産婦（hospital midwife）によって行われ，それ以降は病院助産婦が主導的役割を果たすことになる。分娩は，病院助産婦が担当するのが基本である。そして，退院直後は毎日，その後次第に日をあけて，病院助産婦が自宅を訪問し，産婦及び新生児のケアを担う。母子ともに安定した後は，保健師（health visitor）が訪問を引き継ぐ。まだ4種類しか説明していない，産科医（obstetrician）を忘れていないか？　と思うであろう。通常の出産が問題なく行われた場合には，産科医には会わない。通常の妊娠であっても，例えば，胎動が途切れているような気がするなど心配な状態に陥ったときは，産科医に会うことができる機会である。病院で，病院助産婦によって診察が行われ，無事が確認されると，おもむろに白衣の産科医が現れて，書類にサインし，そうかそうかと頷いて去っていくという，数分の遭遇（その女性産科医は，主に書類を見ていたので，対面したという記憶は与えなかった）をすることができる。だからといって産科医が閑職だと思ってはいけない。彼らは，困難を伴う出産を取り仕切る専門家である。妊婦の年齢や健康状態により，彼らが妊婦のケアを主に担うこともある。そして分娩時の緊急事態に対処するのは，彼らである。ルーティーンのチェックにも，困難な出産の対処にも携わる日本の産婦人科医と比べてみてほしい。

　この助産婦と病院の組み合わせの利点は，医療関係者の側から見れば，自分の領域への時間とエネルギーの集中であり，能力と技量の有効活用である。妊産婦の側から見れば，普段は地域の助産婦とゆっくり話をすることができ，病院で待たされることも，病人になった気分を味わうこともなく，しかも，病院の機器や技術が裏で支えてくれているということである。必要な場合には，そして必要な場合にのみ，病院の設備と専門知識と技術・ケアが（普段は見えないのであるが）用意されているということである。普段通う助産婦のクリニックは，住宅ともオフィスともみえるところである。出産当日は病院の分娩室を使う。病院助産婦が活躍しているときは，概して安心していいときである。病院は，病院にいるという安心感，具体的には，いざというときには産科医がいる特別な設備の部屋にすぐに移され，可能な限りの処置を受けることができるという安心感を与えながら，それを使わずにすむという別の安心感も提供する。さまざまな問題を

責任（responsibility）

責任とは，応答すること，呼びかけに応えること（respond）で，人間としての本質的なあり方である。赤ん坊は母の呼びかけに全身で応えようとする。それが人間の社会化の始まりである。ほって置かれたら生き延びていけない乳飲み子の必死の泣き声に，親は世話（ケア）をもって応える。この関係のなかに責任の原型がある。人間が社会の内で生きる存在である以上，われわれは否応なく責任という磁場のなかに立たされている。これまでの倫理（学）は，人間同士の直接的な相互関係のなかで，相互ケアの原理で成り立っていた。ところが人間の技術が巨大な力を持つに至ったいま，行為の直接的な結果だけではなく，地球生命圏全体という途方もない規模の影響にも責任を負わなければならなくなった。

（松田　純）

かかえ，批判されることの多いNHSであるが，この連携はNHSの統括のもとに成立しており，それも相互の連絡の行き届いた見事な連携である。

　そもそもこの組み合わせケアを選ぶかどうかから選択が始まる。家での出産を望む声が近年目立つようになっており，それも選択肢であるが，選択されることが多いのは，助産婦と病院の組み合わせのケアである。そのシステムに乗った後も，妊娠期間が進んでいくにつれて，時期に応じて選択肢が示される。16週目にダウン症と二分脊椎症を調べる血液検査を受けるかどうか，陣痛がはじまったら，どの手段を使って痛みを和らげるか，など選択肢とそれについての説明が与えられて，妊婦（と家族）が選んでいく。パートナーがどの程度関与するかについても当人たちの選択となる。産前クラスは仕事をもった人が参加するという選択を阻止しないように，18：00から行われた。分娩室内に付き添う人についても当人たちが選ぶ。

　本人と医療関係者の責任について少し述べておこう。イギリスの医療関連のニュースで，非常に気になるのは，医療事故が起こったときに，医者が，まるで運任せの宝くじにでもはずれたかのように，ただ「不運でした」と言って済ませることである。医者が無責任であるように思え，困ったときにすべてを任せることができる庇護者の役割を白衣の医者に果たしてほしいという願いを却下されているようだ。医療関係者と医療のサービスを利用する人の関係の構築のしかたが，日本の場合とかなり違っている。

　医師や助産婦に指示されるがまま，という関係ではなく，妊婦は必要な

ときには助けを求め，その場合には，助けが与えられるが，拘束・禁止の少ない日々を送る。助産婦から，ある種のチーズを食べないようにという注意はあったが，例えば水泳をいつまで行っていいか（GPも助産婦も「あなたが大丈夫だと思っている限り」という返事だった），旅行に出てもいいか（安定期であれば，同様の返事），といった質問への答えは，妊婦の自分の身体に関する感覚への信頼を巧みに使いながら，何でも不安になり得る妊婦の心配性を増幅させないように，できるだけ心と身体の健康と幸福感を高めることができるように工夫されていた。妊娠中であるからという理由で制限しなければならないことの最低限はもちろん示される。また，妊婦側から出る質問・相談には十分に答えるが，余計な干渉をせず，まるで犠牲を払って我慢して40週間を過ごしているかのような心理的に追い込まれた状態にしない配慮がされている。妊娠以前に腰痛に悩まされていた冒頭のMは，腰痛防止のためにプールで仰向けにぷかぷかと浮いていることを非常に好み，結局出産前日までそれを続けた。本人の身体感覚を重視して，身体からの信号に敏感になることを促し，忠告や助けが必要であるかどうかを判断するのは本人であるということが確認されたのだ。妊婦が自分の（プラス胎児の）身体の調子の良し悪しをもっともよくわかっているであろうという前提，また，妊娠自体は病気ではなくて，うまく自然に進めばなるべく日常生活を変えないのが良策であるという了解があって，これが成立している。

　分娩時にどのような手段を使うかを選択するのも妊婦である。産前クラスで説明を受けて，何を望むか予約しておく。無痛分娩を望むかどうか，陣痛促進剤や痛みを緩和する薬を使用するかについても妊婦が決定する。介入がないと，日程や時間の予測（日本の出産は休日でない日の昼間，つまり医者の通常勤務時間が多いらしい）がつかず，病院側の計画が立てられないが，それでも妊婦が選択できる。分娩室の中で妊婦は，仰臥して身体の自由を奪われるということなく，どのような姿勢でいてもよい。痛みから気をそらすために，酸素を吸いながら，歩き回っていてもよい。

　妊婦が病院で過ごす時間は最低限である。恐らくNHSの経費の問題も理由にあるが，1982年6月21日夜に王子を出産した皇太子妃が翌日には退院したのをみると，理由はそればかりではない。何月何日から入院ということは予定されない。陣痛が始まったら，助産婦の判断で病院に向か

い，支障がないと判断されれば，分娩後はすぐに退院してよい。Mの場合，昼から陣痛で，午後9時ころにやっと病院での受け入れ。夜中に分娩。翌朝8時過ぎに退院した。入院にあたっては，病院助産婦に何分おきに痛みがくるかというのを詳しく聞かれ，まだ家にいるようにという指示が繰り返された。分娩時には危険な状態になる場合に備えるために病院で過ごす。産んでしまえば，病人でもなく，患者となる可能性が高い場面を既に通過したのであるから，もう病院のベッドを占有する理由はないという考えから，望む限り早く退院することができる。ただし，産婦及び新生児のケアは入念に行われる。病院においてではなくて，助産婦が自宅を訪問し，母子の様子を確かめて，自宅での日常生活が滞りなく進むように助言し，手配する。新しく母となった人にしてみると，病院内の特殊な環境でのケアの厚さと，自宅の無慈悲な日常の落差，あるいは，妊産婦としてケアされる側から母としてケアする側への急転換の衝撃を，病院と自宅の両方の空間をつなぐ助産婦の存在が緩和する。

現首相のトニー・ブレアが，2000年に「父親育児休暇」を本当にとるかどうか話題になったのは記憶に新しい*[6]。人の生活に大きな変化が訪れる出産前後の時期に，家族の結びつきを強めることができるようにするにはどうしたらいいのか，さまざまな面で模索が行われており，法律上あるいは社会的な配慮の面でもそれが目立つ。夫は何度も通った産前クラスで準備を整え，分娩に立ち会う。生まれたばかりの子は，すぐに母の胸に。新生児室に預けられることなく，母のベッドのとなりに設けられた小さなベッドで一夜を過ごした後，母と共に家に帰る。母も新生児も，病院のベッドにとどめられる患者として扱われるのではなくて，母であり，子としての扱いを受ける。分娩直後から，母となった女性は，看護の受け手ではなくて，子のケアをする役割を担う責任感を喚起される。そしてまた，父となった男性も，病院任せのケアに頼るのではなくて，母と子のケアに参加する。

イギリスでの出産時のケアの変遷をたどり，それぞれの時点での流行や力関係を見ると，各種勢力や技術が統合されて，それぞれの利点を生かす

6） MORI (Market & Opinion Research International) が Adecco のために行った世論調査によれば，最長3か月の父親育児休暇取得を可能にした法律を，男性の81%が支持している（2000年）。

現代のシステムができあがってきているようである。このシステムが取り込んでいった伝統的出産・男助産婦の流行・病院出産・産科学と助産学の改善と融合の流れを見てみよう。

2　イギリスにおける出産の歴史

『女性の権利の擁護』(1792) を著し，フェミニズムの先駆者と言われるメアリ・ウルストンクラフトが出産のときに頼ったのは，助産婦（Mrs Blenkensop）だった。ウルストンクラフトにとって2度目の出産は難なく進むように思えていたが，無事に子が世に送り出されて2時間半たったとき，この助産婦は，医者を呼ぶようにゴドウィンに指示した。後産がうまく進行せず，胎盤が剥がれ出なかったのである。後にメアリ・シェリー（『フランケンシュタイン』で名を残す）となる女の子を1797年8月30日に出産し，9月10日朝にウルストンクラフトは産褥熱で亡くなった。その間，3人の医者（physicians，うち2人は男助産婦でもあった）を含む4人の男性とナースが診察し手を尽くした。ウィリアム・ゴドウィンは，『メアリ・ウルストンクラフトの思い出』のなかで，ウルストンクラフトの出産に臨む姿勢を述べるにあたり，旧来の風習に軽やかに背く彼女を次のように描写した。「彼女は，産後まる一か月も部屋に閉じこもってしまうイギリスの女性たちの習慣をしばしば笑い」，「出産の次の日には自分一人で夕食に起きてくると言っていた。」「助産婦の本来の仕事は，通常の分娩の場合には，産婦のそばにいて，こうしたことで技術の介入を必要とすることはめったにない自然の作用を待つことだと，彼女は理解していた。」[*7)]　男女の平等をうたい，旧習を退けて「合理的」思考を標榜した彼女は，産褥熱で亡くなるという皮肉な運命をたどった。ゴドウィンは，啓蒙され開明的な女性としてのウルストンクラフトを称揚するために，彼女の様子を以上のように述べている。彼の発言の意味を知るためには，その背景にある対立や攻防を知ることが必要であろう。妊産婦の出産を迎える姿勢と，

---

7) Vivien Jones, 'The Death of Mary Wollstonecraft', in: *British Journal for Eighteenth-Century Studies* 20 (1997): 187-205；ウィリアム・ゴドウィン『メアリ・ウルストンクラフトの思い出』白井厚・堯子訳，未来社，1980, pp.127, 128。

2 イギリスにおける出産の歴史　　　　　　　　　　　　　　　　　95

助産婦・男助産婦・医者の関わり方，自然の作用と技術の介入の3点に注目して，イギリスの出産の歴史を概観しよう。

(1) 伝統的な出産——女の集まり

イギリスでは18世紀頃に，出産をめぐるケアのありかたが大きな変化を迎えた。それ以前の，伝統的な出産において産室は「ゴシップ」(gossips) と呼ばれた女の集まりによって取り仕切られ，家に一時的に作られる特殊な空間だった*8)。中心的な役割を担う助産婦をはじめとして，妊婦の友人，親戚，近隣の女性たちが妊婦の部屋に集まり，男性を締め出して，鍵穴さえもふさいで，外の光を遮り，蠟燭を燈して，特別な飲み物を用意し，分娩が済んでも約1か月間，産婦は産室にとどまり，その期間の終わりには，教会での産後感謝式があった。陣痛から産後感謝式までの出産「儀礼」の間は，産婦は「ゴシップ」に囲まれて，労働から解放され，夫の妻に対する権利の行使から逃れることができる期間だった。男性の外科医が呼ばれるのは，重大な支障が生じ，母体を守るために死んだ胎児を取り出さなければならない場合であって，産室の男性は，悲しい結果を意味した。

(2) 男助産婦の流行

16世紀以来のフランスでの解剖学の知識をもった外科医の出産場面への進出を受けてフランス語の accoucheur と呼ばれることもある男助産婦 (man-midwife) は，イギリスでは17世紀後半から18世紀にかけて，通常の出産に立ち会う機会を増やした。もちろん男性を出産の場に入れることへの警戒と抵抗が見られた。例えば，魅力的な妻を男助産婦の手に残して，部屋を去らざるを得ない夫の苦虫を噛み潰したような顔が描かれ，不埒な意図が風刺された。そして男助産婦とエリート助産婦との間には，双方の技術と経験をめぐり，攻防があった。それでも，男助産婦は，一世を風靡した。

19世紀に，ディケンズの筆によって不朽の登場人物となり，可笑しみをもって語られる，飲んだくれでひとりよがりの看護婦・助産婦セアラ・

---

8) gossip, god-sip は，もともとは「神のきょうだい」の意味で，子供の洗礼の保証人として重要な役割を担う人。出産に招かれた女性たち。そこから，他愛無い話をする人たち，あるいはその話の内容を意味するようになった。

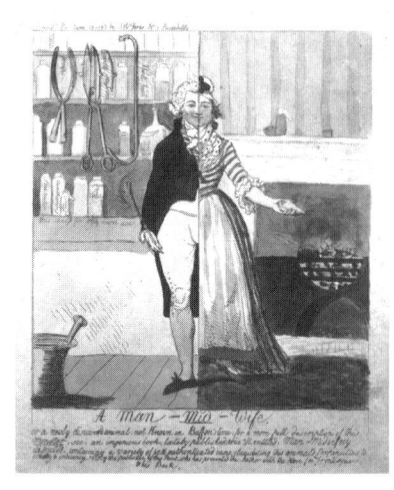

男助産婦という生物。A Man-Mid-Wife (1793) by Isaac Cruikshank
「ビュフォンの博物学の時代には知られていなかった新発見の生物；この怪物について詳細は，独創的なる書物『男助産婦解剖』を参照されたい……」
Wellcome Library, London

　ギャンプは，無知蒙昧で介入好きの女の助産婦と，科学的な知識と教養を備え，鉗子（forceps，胎児の頭を挟んで引き出すための道具。困難な出産の時に母子共に助けることを可能にする重要な発明だった。）という道具を駆使することができる男助産婦という対立図式を助長するが，男助産婦の流行は単純な図式では説明できない。セアラ・ストーン（fl. 1701-37）は，助産婦の教育の向上に努め，『助産学』（*Complete Practice of Midwifery*, 1737）を出版して，知識と経験を積んだ聡明な助産婦像を代表し，知識も経験も劣る外科医理髪師の男助産婦業への進出を牽制した。道具・技術の勝利という点については，代表的な男助産婦であり，内科医であり解剖学者であったウイリアム・ハンター（1718-83）が，鉗子の使用について警告を述べているように，男助産婦は鉗子を持っているという理由で流行ったのではなかった。

　それではなぜ，女の囲いは破られたのか。男性の医療関係者は，どうやって出産マーケットに進出していったのか。まず，妊産婦（及びその家族）がそれを選んだのだ。どうしてそれが選択されたのか。解釈はいくつか挙げられている。まず，女性の階層分化に理由を求めることができる。ゴシップの集う部屋には，階層を問わず，女性が集まった。18世紀の啓蒙の時代を生きた中・上層階級の女性たち（及び男性たち）は，旧来の風習に盲従することから解放され，新しい方法を選択するという道を見出して，出産に立ち会う人物を選ぶにあたり，女性であることよりも，近い階

層に属し、同じ教養・文化を共有している医者を好んだという説明だ (Wilson)。解剖学的知識・生理学的知識の向上は魅力的に映り、男助産婦はそれを持っているということをより効果的に宣伝することに成功した。ハンター、スメリー、デンマン、オズボーンなど男助産婦として有名な人々は、いずれも多作で、盛んに書物を出版して、自分の知識及び自分が教えている男助産婦の優越性を宣伝した。あるいは、出産を自然の過程の一部として捉え、なるべく介入をしないようにする啓蒙された態度が男助産婦に見られたということを重視する研究者もいる。その解釈とは出産をめぐる考え方が対立するように思えるが、熱があるとき、お腹の調子が悪いとき、子供の様子がおかしいときなどに登場する医者に、生命の危険を伴うことが多かった出産の場でも、重要な役割を果たしてもらいたいという願いがあり、多少費用が多くかかっても、家庭医が出産場面も担当するようになったのだと考えることもできる (Loudon, 1997)。

(3) 自宅出産・病院出産と生・死

出産のための病院が設立されたのは、イギリスでは18世紀のことであり、その目的は、貧しい妊産婦のための慈善及び助産学の教育の提供であった。産科病院は、経験の点で分が悪かった男助産婦たちが、実地の経験を得るための場として重要な役割を果たした。一方、一般的には病院施設は出産の場ではなかった。19世紀末になっても、家での出産が90％以上を占め、病院出産は少数派だった。産褥熱の流行が繰り返し起こり、病院出産は危険だったのだ。産褥熱が伝染するものであること、病院で学んでいる医学生が手を消毒すると、産褥熱の流行の発生を防ぐことができることは1861年までに発見されていたのであるが、産院での産褥熱による産婦の死亡は、19世紀を通して増加していた。出産環境の改善に関して19世紀は、停滞の時代だった。

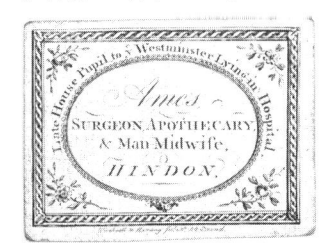

外科医・薬種商・男助産婦を兼ねる人物の名刺
男助産婦にとって実際に出産の場に臨席した経験があるということは重要なセールスポイントになったので、ウエストミンスター産科病院にて学んだことを明記してある。
Wellcome Library, London

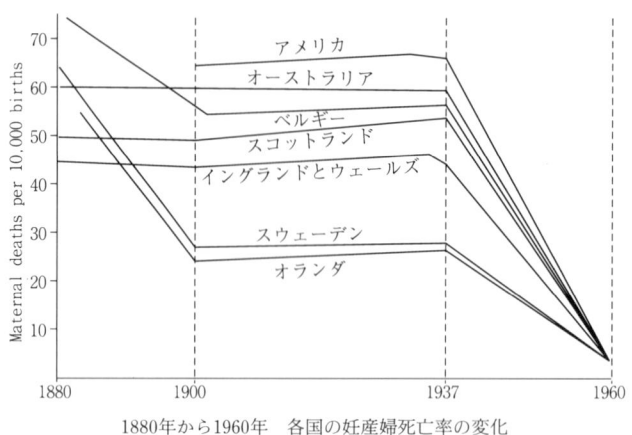

1880年から1960年　各国の妊産婦死亡率の変化
Irvine S. L. Loudon (1993), p. 1059.

　19世紀末から20世紀初めに，状況に依存せずに鉗子と麻酔を常用する外科手術的分娩が，アメリカを筆頭に顕著になり，イギリスでも同様の波が見られると共に，1902年には助産婦法が改正され，助産婦の教育と資格が整備されて，出産環境の改善が期待された。しかし，この間，産婦死亡率は高い水準を保った。劇的で着実な減少がみられるのは，サルファ剤が導入された後の1937年以降のことだった。そして，1948年のNHSの導入によって，産科ケアがいきわたるようになり，助産婦・GP・産科医の協力が可能になった。

　1900年の諸国の産婦死亡率の傾向を比較すると，消毒剤の導入以降産婦死亡率が低くなっていたオランダ（一貫して助産婦による家での出産が多かった）などと，イギリス（オランダの約2倍）やアメリカ（オランダの約3倍）には大きな差異があったが，システムの違いにかかわらず，欧米諸国のいずれにおいても，1937年を境に劇的に減少して，1960年には同じ低い水準を達成するということになった（London, 1993）。

(4) 苦痛・満足

出産時の生命の安全の確保に次いで，関心を集めるのは，満足度，妊産婦の主観による幸福感である。産婦と新生児死亡率の低下及び産婦と新生児の健康増進の直接の原因は，帝王切開をはじめとする高度な技術を駆使した病院出産であり，出産時の満足を産婦に与えるためには，あらゆる技術

を使い，苦痛を感じさせない状況を作るべしとかなり広く信じられていたこともあったが，これに対しては一部の女性たちから猛烈な反対の声があがった。麻酔，鉗子，剃毛，仰臥，浣腸，会陰切開，帝王切開，陣痛促進剤などが導入され，そしてルーティーン化して，技術の対象としかならないような，主体性を剝奪された扱いを受ける妊産婦は，確かに魅力的な姿ではない。母子の生命・健康を確保するために，このような技術が必要となることもある。しかし，人工的な技術で身体の過程を制御することが，当人とその周辺の人々にどの程度の実際の恩恵と幸福感を与えるかということは，条件や状況によって異なってくるであろう。

　医学的ケアの成果を，死亡率の低下で計り，比較することができることもある。しかし，先進国での妊娠出産に関していえば，特に1960年以降については，その数字の語るところは少なくなっている。それにかわって，妊産婦及びその家族が，その体験にどんな意味を見いだすことができるのか，どのような体験を質（クオリティ）が高い出産ということができるのか，という主観的体験としての出産が意味をもつようになり，求められるケアについても，どのようなかたちで，どの程度の幸福感・満足感を提供することができるかということが問われている。いま，さかんに検討されているのは，特別な要請に応える産科学の高度な技術と，正常出産に重点をおき，妊産婦の日々の生活の安心と心理的なサポートを提供する助産学，その双方が，どのような協力関係をつくって，幸福感・満足感に貢献することができるかということである。各国の歴史的背景や医療のシステム，現在の状況によって，最善の策は異なり，ひとつの場で成功しているモデルの模倣が別の場でも成功するわけではないが，イギリスの妊娠出産時のケアは，十分に興味深く，考慮・検討の素材を提供してくれるのではないかと思われる。

（鈴木　実佳）

参 考 文 献

「2　イギリスにおける出産の歴史」の部分については，以下の書物を参考にした。特に18世紀の男助産婦の大流行に焦点を絞ったWilsonを除きいずれも，女性や出産だけでなく，健康・疾病・子ども・医療・医学史などを学ぶ際の基本文献となる

ものである。

Silvia De Renzi, 'Women and Medicine', in Peter Elmer, ed. *The Healing Arts: Health, Disease and Society in Europe 1500-1800* (Manchester: the Open University, 2004): 196-227.

　　(特に pp.215-25 では，18世紀以前の出産と男助産婦の登場が概説されている。また，別冊の資料集では，一次資料を読むことができる。)

Carol R. Ember and Melvin Ember, ed., *Encyclopedia of Medical Anthropology: Health and Illness in the World's Cultures* vol. 1 Topics (New York: Kluwer Academic/Plenum Publishers, 2004).

　　(第1巻がトピック別，第2巻が地域別の百科事典形式。この中では特に，第1巻の Caroline Sargent, 'Birth', pp. 224-30 のなかで，ヨーロッパ及び合衆国の出産の位置づけが行われている。)

Paula S. Fass, editor in Chief, *Encyclopedia of Children and Childhood in History and Society*, 3 vols (New York: Macmillan, 2004).

　　(地域的な拡がりと学際的関心を意識して編集されたテーマ別論文・解説集の形をとっており，使いやすい。'Conception and Birth'「妊娠と出産」及び 'Obstetrics and Midwifery'「産科学と助産学」の項を特に参考にした。)

Irvine S. L. Loudon, 'Childbirth' in W. F. Bynum and Roy Porter, ed., *Companion Encyclopedia of the History of Medicine* vol. 2 (London and New York: Routledge, 1993): 1050-1071.

Irvine Loudon, 'Childbirth' in Irvine Loudon, ed., *Western Medicine: An Illustrated History* (Oxford: Oxford University Press, 1997): 206-20.

　　(伝統的出産から，20世紀の出産までの全体像を描くにあたり，本稿は，Loudon のこの2点の論文に全面的に拠っている。特に，1937年を待たないと妊産婦死亡率は多くの国々で下がらず，1937年を過ぎると急速に減少すること，その後1960年までの間に，主として病院出産が行われる国でも，助産婦による自宅出産を中心とする国でも，同水準を達成することの指摘は興味深い。)

Adrian Wilson, *The Making of Man-midwifery: Childbirth in England, 1660-1770* (London: UCL Press, 1995).

　　(18世紀の男助産婦の大流行が，男助産婦が鉗子を持っていたからであるという理由づけですむほど単純なものではないことを示し，助産婦及び男助産婦が受けた教育・実習と教えた内容やそれぞれの主張を検証するとともに，流行の背後に見られる社会的文化的要因を探っている。伝統的出産の描写や，助産婦にはどんな特質が必要とされていたか，男助産婦を教育するにあたって何が重要だったかなど，出産ケアをめぐる細部の知識を得るためにも必要な1冊。)

6

身体論とケア
―― 病むことに促される身体的営為 ――

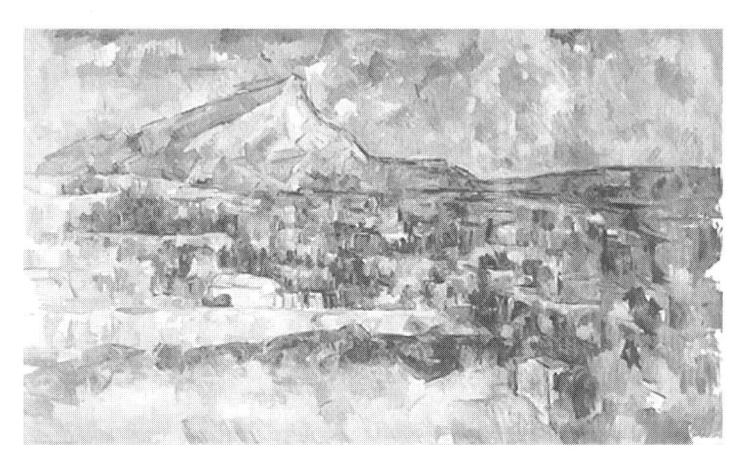

ポール・セザンヌ「サン・ヴィクトワール山」
1902年頃, メトロポリタン美術館, ニューヨーク

「ちょうど私の身体の諸部分が相寄って一つの系をなしているように，他者の身体と私の身体もただ一つの全体をなし，ただ一つの現象の表裏となる」。この言葉は，フランスの哲学者であるモーリス・メルロ＝ポンティが，彼の主著『知覚の現象学』において記述したものである。彼は一貫して，生きた〈身体〉，つまり「私が〈私の身体〉と呼ぶ現実の身体，私が話したり行為したりする際にいつも黙って立ち会っている見張番のようなこの身体」を，他者の身体とともに蘇らせようとした。本稿では，「苦しむ他者に手を差しのべる」という営みに注目し，新人看護師の語った経験を例に挙げながら，これをメルロ＝ポンティの身体論的な視点から記述していく。この記述をすすめていく中で，身体の諸部分の働きともいえる「見ること」と「行うこと」との亀裂は塞がり，身体（物）と心の二分法は斥けられ，自己と他者という二項対立の手前における〈身体〉の営みが新たな意味を帯びてくる。身体論的な視点から「他者の苦しみに手を差しのべる」という営みを見てみると，手を差しのべるという能動的な行為は，その能動性自体が他者の苦しみに促されるという受動性を孕んでいることに気づく。知覚は行為（運動性）とともに成り立ち，私の存在は他者の存在とともに確かめられる。この自覚が，「ケア」をそれとして成り立たせているのである。

1　はじめに

　苦痛に苦しみ喘いでいたり，倒れ込んでいる者に出会うと，わたしたちはそのこと自体に強く引き寄せられる。例えば，お腹の辺りに手をもっていき，体を丸めて眉間に皺を寄せている人に遭遇すると，わたしたちの体は，思わずその人のもとへと近寄り，その前屈みになっている姿勢へと手を差しのべようとする。あるいは，実際にそれができなくとも，そのような衝動に駆られてしまうだろう。手を差しのべようとしたときわたしたちの身体は，その前屈みの姿勢に覆いかぶさるように体を丸め，背をさすりながら「どうしましたか？」と言葉を投げかけている。「どうしたのか」と問うてはいるが，わたしたちは既に，その人が苦痛に耐え忍んでいることを分かってしまっている。その苦しみが具体的にどのような感覚であるのか，どのような理由で生じたのかは，はっきり説明できないが，とにかくそれに遭遇した刹那に分かってしまうのである。

　本章では，このように苦しみを分かってしまう，という経験自体が，どのように成り立っているのか，分かるということと思わず手を差しのべようとする営みとがいかに関係しつつ働き出しているのかを問うことを通して，「身体」と「ケア」との関係を考察してゆきたい。

　また，本章で論じようとしている「身体論的」な視点から見た「ケア」は，より具体的な文脈の中においてこそ見いだされる営みである。そのためここでは，ある新人看護師（Bさん）が語ってくれた具体的な経験を手がかりにしながら論をすすめてゆきたい[1]。またここで述べる「ケア」は，新人看護師の経験であることから，ある意味で医療現場において専門家が実践している援助という側面をもっているとも言えるが，他方で，新人という言葉によって修飾される経験の語り手は，看護師であっても専門家と断定できない，むしろ専門家に「なりつつある」状態の人といえる。

　1）　新人看護師の経験については，科学研究費補助金（2001～2002年）の助成を受けて進めた研究において探求した。この研究では，2名（Aさん，Bさん）の看護学生，新人看護師の聞き取りおよびフィールドワークを行っているが，本稿では新人看護師Bさんの経験を取り上げる。

その意味において，新人の語りは決して医療者のそれに限定できない様相を呈していると言えるだろう。そのような状態にある者の経験から浮かび上がる「ケア」は，日常的なわたしたちの営みにも繋がり得ると思われる。

2　「見ること」と「行うこと」との間

ここではまず，「苦しむ他者に手を差しのべること」の成り立ちを，ある一つの切り口から説明してみる。この営みは，苦しむ他者の存在を知覚すること，つまりそのような状態にある者を「見る」ことからはじまり，次いで，それを苦しみ喘いでいる状態と認識し，さらにその状態へは何らかの援助が必要だと判断して，その他者へと手を差しのべるという「行動」*[2]が生じる。このような一連のプロセスを経て，行動に至る。

この説明においては，知覚，認識，判断，行動という営みの一つひとつが区分されており，これらを司る身体の各部分が構造的にも機能的にも分化し，ある構造が特異な機能をもつという思考法が前提とされている。つまり，苦しむ他者を「見ること」は，眼の感光器である網膜上に外界の物体の像を結ぶことにはじまり，そこで受容された刺激が視神経によって大脳皮質（後頭葉）の視覚野へ伝達されることによって知覚されることを意味する。手を差しのべるという「行動」は，頭頂葉において知覚されたことが，倒れている状態であると「認識」され，次いでその状態に対して，何らかの援助が必要であると「判断」される。さらに，この判断に基づいて，前頭葉の運動野から運動神経を介して指令が下され，手が動くことによって生じる*[3]。これを説明(1)としておこう。

2）鷲田は，『行為の基底にあるもの』（鷲田清一，思想，652，1978年，pp.87-105）において，「「行為」という概念と「行動」という概念は，外延を異にする」とし，「私たちの生のそのつどの具体的なありかたを「行為」としてとらえ，「行動」は，「行為」に一定の「理論的」操作を施した上で，成立する概念」（p.87）と規定している。本稿においても，この概念規定に従い，「行動」と「行為」とを使い分ける。

3）真嶋英信『改訂第18版　生理学』文光堂，1986年，pp.175-81。「大脳皮質の各場所はそれぞれの機能をもっている。このことを機能の局在といい，その部にその機能の中枢があり，その機能の統合を行っているという。もちろん，繊維構造からもわかるように皮質その部位が独立にある機能をいとなんでいるのではなく，その部分が主となっているに過ぎない」（p.175）。

2 「見ること」と「行うこと」との間　　　　　　　　　　　　　　　　105

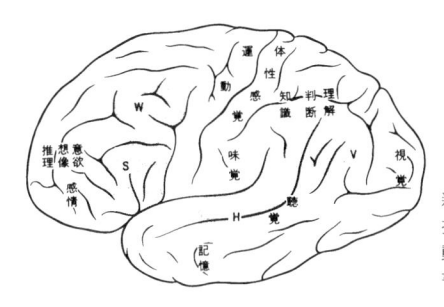

新皮質の機能局在(左大脳半球外側面)　損傷によって感覚性失語症（H），運動性失語症（S），読字不能症（V），書字不能症（W）の起こる部位。

　確かに，わたしたちの身体に起こっていることを解剖学的ないし生理学的に説明すると，このように刺激と反応が繰り返されるメカニズムとして示すことができるだろう。しかし，ここで説明される身体の動きは，極めて物的な存在として見いだされ，まるでコンピュータを内蔵した機械のようである。この一連のプロセスにおいては，「見ること」（知覚）と「行うこと」（行動）との間に埋めようのない亀裂が見てとれる。
　さらに，ここでの身体の動きの説明には，「認識」や「判断」という過程が挟み込まれているが，この営みは，上述のような物質的な反応としてではなくて，ある種の心的事象として，あるいは身体の内側で生じていることとしても説明され，多くの議論が重ねられてきた。これを説明(2)としたい。例えば廣松[4]は，この議論に「心身問題」という名を与え，この問題の根底にはわたしたちが日常発生的に形成している思念である日常的意識が潜在していると指摘する。わたしたちは，「対象的知覚の場合は，外界から身体に作用が及ぼされ，その「からだ」が「こころ」に影響することを俟って知覚が現成するのに対して，意志的作用の場合には，「こころ」が「からだ」に影響を及ぼし，この身体が外界に作用することによって行為が成立するものとして思念される」と素朴に思ってしまっているという。このような考えには，「肉体的過程は所与の外的刺戟に応じて一義的必然的な仕方で進捗するはずだ」という前提があり，その際，「外的刺戟と現識される知覚との間に一義必然的な照応性が存立しないという事実

　4）　廣松渉『心身問題』青土社，1994年，pp.288-90。この著書において廣松は，われわれが呪縛されがちな日常的既成観念を払拭することの必要性を説き，その中で「肉体的過程は所与の外的刺戟に応じて一義的必然的な仕方で進捗する」という前提を覆すことを試みた。

を説明するために，肉体的過程とは別の精神的過程なるものが想定されている」と論じる。確かに，肉体的過程は外部からの刺激を受けとめると，ある決められた反応系をたどってそれを伝達しているように思われる。他方で，人が横たわっているのを眼にした際に，わたしたちはつねにそれを倒れていると知覚するとは限らない。この事実が，肉体的過程とは別の反応系（出来事）である「精神的過程」の存在を要請したのであり，この「こころ」の想定が心身問題を生じさせているというのである。

知覚と行動の隔たりは，差しのべられた手の先にある「他者」との間にも埋めがたい溝をつくることになる。まず，説明 (1) のもとでは，倒れている事実を知覚してからそれへと手を差しのべる行動までのプロセスに，倒れている者の苦しみを理解する装置は介在していない。ここで説明されているのは，物としての身体反応のメカニズムなのである。この他者理解の不在が要請した説明 (2) のもとでは，身体から心が分離され，心の内の出来事を身体運動を用いて表出するというプロセスを必要とする。それゆえわたしたちは，外側に表現された他者の振る舞いから内側で起こっている心の変化を読みとらねばならない。これを説明 (3) としておこう。この前提においては，他者の苦しみの理解はとてつもなく難しいこととしてわたしたちの眼前に立ちはだかり，新たな難題である「他我認識」という問題を抱え込むことになる。しかしながら，果たしてわたしたちは，このような間接的な方法によって他者の苦しみを理解しているであろうか。

ここまで見てきた説明 (1) から (3) の問題点を整理してみると，いずれにおいてもわたしたちは，苦しむ他者に手を差しのべる行動の説明の前で呻吟させられていた。ここに見られる困難の背後には，物と心，外と内，自己と他者等々という二分法的な図式が横たわっており，この図式が苦しむ他者に手を差しのべることを幾つもの出来事に分断していたのである。こうした出来事の分断が，「ケア」の成り立ちをそれとして理解することの妨げとなっているのではないだろうか。

そもそも二分法的な図式の根底には，見る主体と見られる客体の分離が想定され，見る者は見られるものへ影響を及ぼさぬよう距離をもち，このような配置から見いだされたものを客観的な事実とした。そして，それらの事実の体系化が，自然科学的な知識として蓄積されてきた。しかしながら見てきたように，自然科学的な思考法を前提として人間の営みを考えよ

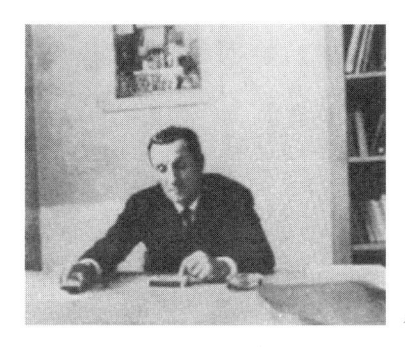

2 「見ること」と「行うこと」との間　　　　　　　　　　　　　　107

メルロ＝ポンティ

うとすると，幾つもの問題が浮かび上がってくる。既存の枠組みの中から見いだされたこのような問題に取り組むという方法もあるが，メルロ＝ポンティも言うように，身体を追求する際には，その出発点，はじまりに問題の源がある*5)。本稿では，「身体」という切り口から「ケア」という営みの成り立ちを問い直すことをめざしているため，その問題が浮上してくる手前から，つまりその問題の前提である出発点から問いなおすことが必要であると考える。

　この際，「事象そのものへたち帰」り，「世界を見ることを学び直すこと」という，メルロ＝ポンティの言葉*6)が導きの糸となる。メルロ＝ポンティは，自然科学的客観性の上に知識を積み上げるのではなくて，その知が成り立つ基盤自体を問い直すために，「まずは私の視界から，つまり世界経験から出発して私はそれを知るのであって，この世界経験がなければ，科学の使う諸記号もすっかり意味を喪くしてしまうであろう」と指摘する*7)。つまり，われわれが知識を得る中で自明視してきた身体についての思考法そのものを問い直し，経験が生まれるまさにその内部から，身体の営みをそれが生じているとおりに記述的に開示するとの必要性を説くのである。こうした〈身体〉の捉え直しの中からこそ，「ケア」がいかに営まれているのかが見えてくるのではないだろうか。

　5）　M. メルロ＝ポンティ『知覚の現象学1』みすず書房，1964年，p.197。なお，「はじめに」で述べた「身体論的な視点」とは，このメルロ＝ポンティの論じた身体論を指す。
　6）　同書 p.4, p.24。
　7）　同書 p.3。

3 看護経験の語り

「ケア」の成り立ちをそれが生まれいずる状態から問い直すこと。ここでは，看護師Bさんの語ってくれた具体的な経験を紐解きながら，この「苦しむ他者に手を差しのべること」の成り立ち方の検討に進んでいく。

(1) 「倒れること」に促される〈身体〉

本稿で登場してもらうBさんは，20歳代女性の新人看護師であり，大学を卒業してから総合病院の循環器疾患および腎臓疾患の専門病棟で働きはじめた。就職をして7か月を経た頃，Bさんは友人と一緒に食事をした帰りに，道端で倒れている女の子とそれを数人の人が取り巻いている状況に遭遇した。彼女は，その時のことを次のように語っている[8]。

> 「Bさん：……友人と2人でご飯食べて帰ろうとしたときに，外に（女の子が）倒れてて，なんか倒れてる〜とか思って，や，でも，私ちょっと何もできないし〜とか思って。見なかった〜とかって自転車とか押したりして，いや，でも友人周りで囲ったりしてるし，まあ病院行くでしょ，病院行けばすぐみてもらえるし，さっさようなら〜とか言って，看護師さんなんか知りませ〜んとか言って，いませんよそんな人とか言いながら，思いながらこうさようなら〜って通り過ぎようとしたんですよ。でもなんとなくイヤーな予感というか気になって，ちょっと自転車もっててって言って自転車もたせて，みゃ，脈だけとか思って，そろそろそろ〜と近寄って行って，ちょっと脈だけ見せてもらえますか，とか言って。パッと女の子の手触って……。」（9回目，p.17）

ここに語られている通り，Bさんの眼には「倒れている」という事実が

---

8) Bさんへは，大学4年生から就職した年の3月までの約2年間，インタビューと参与観察を行った。本稿においては，インタビュー内容を抜粋する際，末尾にインタビュー回数と記録の頁数を記す。

まず飛び込んできている。このとき「倒れている」という言葉の直後には，なぜ倒れているのか，どのように倒れているのか等々といった，その事実を分析する言葉は語られていない。そうではなく，「私ちょっと何もできないし」「友人周りで囲ったりしてるし，……さようなら〜って通り過ぎようとした」という，そのときの自分自身の行為を表す言葉が続く。さらに，これらの言葉の前には「でも」が置かれ，倒れているという事実を知りながらも，その場に留まらずに通り過ぎようとする自らの行為の理由づけが強調されている。逆に言うと，この「でも」は，倒れていることへと向かおうとするその衝動を振り切るための仕掛けのようにも読みとれ，いくつもの理由を与えなければ通り過ぎることができなかったことを物語っている。

　倒れていたことへと向かおうとする衝動は，「さようなら〜っ」と言いながら，女の子の前を通り過ぎようとした刹那にBさんが感じとった経験において，より鮮明に表現されている。その場を立ち去ろうとしたBさんだったが，結局，女の子の前を通り過ぎるまさにその瞬時に，「なんとなくいや〜な予感」を覚え，その感覚に促されるように女の子のもとへと引き戻されてしまう。つまり倒れているという事実は，「通り過ぎようとした」刹那，Bさんの視界から倒れている女の子が消えそうになったとき，より強烈にBさんを引きつけ，それへと向かわせたのである。

　これまで述べてきたBさんの経験は，苦しむ他者に手を差しのべるという営み，つまりその時の身体の振る舞いが，物としての体の構造と機能に還元できないこと，ないし知覚と行為とを分離させたまま説明することの困難を示しているのではないだろうか。つまりこの営みは，それが経験されている次元から捉え直してみると，決して外界の刺激を網膜上に写し取り，それを脳で知覚し……という一連の因果の連鎖反応の結果として行動に至るというメカニズムとしては成立していない。そうではなく，倒れているという事実がそれとして意味を伴ってBさんに現われたとき，既に，その「倒れていること」自体のうちに，それへと向かっていこうとする運動性[9]が伴われている。伴うというよりもむしろ，他者に引き寄せられ

　9）　何かに向かっていこうとするこの志向性は，運動の感覚なのではなく，運動と感覚の相互制約的な共働ないしは絡み合いという意味をもつ（鷲田前掲書，p.94）。

るその衝動ともいえる運動性とともに倒れているという事実が見えてくるのであり，その感覚がなければ倒れているという知覚自体も実現され得ない。直接的に，その行為そのもののなかに，倒れているということが反映されているのである*10)。言い換えると，他者が倒れているという事実に触発されて，その事実と一体になって，相手に手を差しのべるという行為が働き出しているのであり，倒れているという事実と対になって，その行為がそれとして意味を成していると言える。こうした営みにおいては，説明(1)に見られた「見ること」と「行うこと」との間の隔たりは存在していない。

　さらにここで指摘できることは，Bさんと倒れている女の子との間で起こっていることが，「倒れること」を見る主体とそれを見られる客体という分離を基盤として成り立っていないということである。仮にBさんが，たんに倒れている女の子を見た，つまり網膜上に像を結んだそれを知覚したというのであれば，理由づけをしてその場を立ち去ることもできたであろうし，知覚と同時にそれに引き寄せられるような運動性が押し出されるような経験をすることもなかったであろう。しかしBさんは，倒れているという事実に強烈に引き寄せられるのであり，それに促されるように女の子のもとへと引き返すのである。このときのBさんにとって倒れているという知覚は，それを対象化する以前に，そのもとへと引き寄せられる運動性とともにあるのであり，その経験なくしては成り立たないのである。ここにおいて，見るBさんと見られる女の子という主客の分化は未だ生じておらず，それゆえ，他者の行動を観察して心の内を見て取ろうとする説明(3)によってでは，「ケア」の生成を把握し損ねてしまうと言えるだろう。

(2) 表情としての「痛そうな顔」

　Bさんは，就職した年のお正月（9か月を経た頃）に，一人の患者Sさんのプライマリーナース*11)となった。Sさんは，70歳代の男性患者であり，Bさんの病棟に入院してきたときには既に，腎臓がんのターミナル期にあった。Sさんへの援助は，主にがん性疼痛を緩和することであった。それ

---
　　10)　メルロ＝ポンティ前掲書，pp.191-92。
　　11)　プライマリーナースとは，ある一人の患者の援助について責任をもって担当する看護師のことをいう。

を医療の現場では「ペインコントロール」と言い，Ｂさんの病院では，5段階のペインスケールを用いて，そのつどの痛みの評価を行っていた。このスケールでは，「5」が最も強い痛みを自覚しているときを表すが，Ｓさんは痛みの無い状態である「ゼロ」を目標に痛みのコントロールを行っていた。しかしそのような目標を設定すると，彼のもとを訪れるたびに看護師は，「痛みはどうですか？　5段階でいくとどれくらいですか？」と聞いてしまう。これにうんざりしたＳさんは，「いつも同じことを聞くんじゃない！」「変わらないよ！」と怒りをぶつける。

　Ｓさんの怒りの背後には，同じことを繰り返し聞かれたことだけではなくて，病名が告知されてないことも関与していたのではないか，とＢさんは考えていた。看護師が薬を持ってＳさんのもとを訪れるだけでも，「もうなんなんだ俺ばっかり」「俺にばっかりかまって」とＳさんは怒り出すのである。この様子を垣間見てＢさんは，自分がかまわれるということからそれだけ病状が悪いと思っているのではないか，自分は「がん」ではないかと疑っているから，看護師の行動を過剰に受けとめてしまっているのではないか，と考えていた。そのためであろう，Ｂさんはその頃のＳさんに「どう接していいのか，すごい戸惑ったりしていた」と語っていた。

　このような状態にあったため，ＳさんはＢさんの病棟に入院してきてからの4日間ほど，痛み止めの薬を拒み続けた。「痛み止めの薬を飲みますか？」と聞いても，「いや，いらない」と即答されてしまうのである。しかしＢさんは，たとえそれを断られたとしても「痛いのは痛いだろう」と思い，「いらない」という表現のうちにＳさんの痛みを見てとる。「いらない」は，必要な状態があってはじめて成り立ちうる言葉なのだから。そのため，「ほっとくわけにもいかないし」「どうしようかなあ」とますます気にかかってしまうのである。

　そんなある日，Ｂさんは次のような出来事に遭遇した。

「Ｂさん：……なんか薬だと，薬飲みます？　って言うと起きるんですよ。だから起き上がったときに……，それでいつか起き上がるときになんか痛そうな顔をして，イデェって顔をしたそのときに，痛み止めのお水飲みます？　って言って，なんか先輩看護師からあっちのコンチン（鎮痛剤）は効くまでに2，3時間はかかるって聞いて，モヒ

水は20分くらいだって聞いてたんで，お水の方を飲めば，痛み止めのお水ならすぐ効いてくるから，さっき飲んだ粒の薬は2時間ぐらいしないと効いてこないみたいだし，飲みましょうかって感じで言ったんですよ。そうしたら「ああ，飲む」って言って。じゃあ用意してきますって……。」(11回目，p.5)

ここでは，「どうしようかな」と打つ手のない状態に戸惑いながらSさんと関わるなかで，Bさんの脳裏には，（鎮痛剤以外の）薬を飲むときSさんは起き上がっていた，ということが想起されている。だからといってBさんは，「痛み止めのお水」を飲んでもらうために，起き上がったときを狙って計画的にそれを勧めたのではない。「いつか」と言っているように，起き上がったときにSさんは「痛そうな顔」をした，その状況に遭遇したのである。

まずは，Sさんの「痛そうな顔」とBさんのかけた「痛み止めのお水飲みます？」という言葉との関係を取り上げてみよう。Bさんは，Sさんが「イデェって顔をしたそのとき」と語った直後に，「痛み止めのお水飲みます？ って言って」という自分の言葉を続けていることから，Sさんの痛そうな顔を見てとったとき，その痛みの程度がペインスケールの何段階に相当する痛みなのかを問うてはいない。ここでのSさんの痛みは5段階の数値なのではなくて，「イデェって顔」そのものなのであり，その顔自体に痛みが現実化されているという事実それ自体に喚起されて，「痛み止めのお水飲みます？」という言葉を発しているのである。

また，このSさんの顔とBさんの言葉かけの関係は，Sさんの痛みが彼の「内側」で経験されており，それを表出する手段として「イデェって顔」という表情筋の運動を為したのではないことを，そしてその運動を見たBさんがSさんの内側で起こっている心的事実を類推したのではないことを物語っている。ここではSさんの「内」と「外」という図式は全く問題にされておらず，Sさんの表情が痛みそのものを表現しているのであり，Bさんはその表情そのものに促されて言葉を発してしまっているのである[12]。あるいはむしろ，Bさん自身が発した「痛み止めのお水飲みま

---

12) B. ヴァルデンフェルス『講義・身体の現象学——身体という自己』知泉書館，

緩和ケア (Palliative Care)

ホスピス・緩和ケアとセットにして言われることも多いが，それぞれ由来を異にしている。ホスピスは，ヨーロッパで中世以来のキリスト教の伝統のなかで作られてきた施設に由来するのに対して，緩和ケアは，現代医療の発達のなかで，もはや治療（キュア）の方法がなくなった患者に対しても，痛みを緩和することは重要だという考えから生まれたケアのあり方を指す。緩和ケア（あるいは，一部では緩和医療という言い方も使う）は，病気を治療して健康にするという伝統的な医療観からははみ出すものであり，医学研究の主流からはずれたところもあり，古い世代の医師には十分理解されていなかったりするのが，現状のようである。

(浜渦辰二)

す？」という言葉の響きのうちで，Sさんの痛みは了解されていたのである[13]。つまり，痛みと痛みへの言葉かけは二つの出来事なのではなくて，一つの出来事の二つの現れなのであり，そうであれば，説明 (2) の「内」と「外」の二分法は意味を成さないことになろう。

他方で，Sさんの顔とBさんの言葉が対になって，痛みという事実が生みだされているのであれば，はじめに語られた「薬飲みます？ って言うと起きるんですよ」というBさんのSさんに関する知識は，Sさんを起こして薬を飲ませようとすることの動機づけとして想起されているのではないことも分かる。Sさんは起き上がったそのとき「痛そうな顔」をしたのであり，その表情とともに，この事実や先輩看護師から伝え聞いた「モヒ水[14]は20分くらい」という薬の効果の話が押し出されてきたのである。つまり，この出来事とともに，関連する別の事実がある意味をもってそれとして想起されたと言える。言い換えると，Sさんについて知っていること，痛そうな顔，それに対する対応は，二つの構成分として現象しているわけではない。何かが別のことの原因になったり，結果になったりしてい

2004年，pp.238-47。「表現のうちで意味が現実化される」というメルロ゠ポンティの言葉を手引きとしながら，内部領域と外部領域の二次的な結合の困難を詳細に記述している。

13)「私が対象の状態を知るのは私の身体の状態を介してであり，また逆に私の身体の状態を知るのは対象の状態を介してなのであって」(M. メルロ゠ポンティ『知覚の現象学 2』みすず書房，1974年，p.213)。

14) がん性疼痛の緩和のために使用される麻薬性鎮痛剤。薬品名は塩酸モルヒネ水であるが，Bさんの病棟では習慣的に，「モヒ水」と呼んだり「痛み止めの薬」と呼んでいる。

るのではなくて，これらはいずれも一つの出来事の別の現れなのであり，一つの出来事によってはじめてそれぞれの現象がある意味をもって了解されるのであり*15)，その中で，「ああ，飲む」というＳさんの言葉が出来したと言える。ここで再度，説明 (1) が棄却されたことになる。

　この出来事を経験したときＢさんは，「ああ，こういうふうに聞けば飲むんだなって分かった」と言うが，しかし，飲んだからといっても「痛みの評価ができない」と戸惑う。確かに自分たちは，薬を飲んでくれないことに困惑していたのだが，飲めたからといって諸手を挙げて喜んでしまうわけにはいかない。Ｂさんは，たとえ飲んだとしてもＳさんの痛みが無くなったわけではないことを分かっており，さらにＳさんは，日を追うごとに食事がとれなくなり体力もなくなりつつあった。だからＢさんは，「飲み終わって良くなりましたっていっても動かせば痛いものは痛いだろうし，う〜んどうなんだろう」と言葉を詰まらせるのである。そして，そのような状態であるにもかかわらず，未だＳさんには，病状についての説明がなされていなかった。

　Ｓさんは腎臓に腫瘍があり，それを治療するために他の病棟からＢさんの病棟へ移ってきた。その際，Ｓさんへは「腎臓にがんみたいな腫瘍みたいなものがあるから，検査と治療を進めます」という「微妙な」説明のみがなされていた。ところが，治療をして回復していくというのではなく，Ｓさんの病状は進行していくばかりであったため，Ｂさんたち看護師は，そろそろ病状をしっかり説明してこれからの生活の仕方——例えば，入院している妻と同じ病院へ移ることや自宅へ戻ること等々——を考えていって欲しいと思っていた。しかし，家族が病名の告知を拒んでいたため，病名や詳しい病状は伝えられていなかった。Ｓさんにとっては，いくら説明をされてなくても，次第に自分の体が弱っていくことは実感しているため，「腫瘍みたいなもの」を悪性ではないかと疑い始め，周囲の者に当たるようになる。それを見てＢさんは，「その人がフラストレーション抱えて苦しんでいるのを見るのがやっぱり辛いし……」と心のうちを語ってくれた。

---

15) 前掲書5) p.204。

(3) 笑いを生みだす雰囲気

家族がSさんへの告知を断り続けている間にも，Sさんは歩くことができなくなったり，食事だけではなくて水分すら喉を通らなくなっていった。少しだけでも，と食べられそうなものを勧めても，口にした途端にそれを吐いてしまう。吐き気が続き，しまいに薬さえも飲むことが難しくなってしまった。

このような状況にありながら，Sさんは2回だけBさんに笑顔を見せてくれたという。1回目は，酸素流量の調節を失敗したときであった。

> 「Bさん：私すごいドジで，Sさんの酸素を，こう鼻にナザール（酸素を鼻までもってくる管）してるときで，……流量をオフにしようと思ったら酸素流量計をオープンに回しちゃって，ボォーッて(笑い)。すごい水が全部吹き出してきちゃって，勢い余って(笑い)。Sさんの鼻の中に水がボォーッて，びっしょりに顔濡れて，「何すんだ～！」って(笑い)。
> 　私　：怒られた(笑い)。
> Bさん：長女さんそのときいたんですけど，長女さんも笑ってて，「あぁ～ごめんなさい」とか言って焦ったんですけど，「何すんだ～」とか言いつつ（Sさんも）笑ってて，「Sさんが笑った」って感じだったんですよ。
> 　私　：あっ，病棟に来て笑ったことなかった？
> Bさん：全然，笑うどころか，
> 　私　：怒ってた？(笑い)
> Bさん：気難しい顔してるっていうか……。「おぉ笑ってる」って感じで……。」(11回目, p.16-17)

Sさんは，Bさんの病棟に移ってからずっと，「気難しい顔」をし続けていた。時折，看護師が病室へ足を運ぶことを拒むような言葉をぶつけてもきた。このようなSさんの振る舞いは，看護師たちに彼のもとへ近寄ることに抵抗を感じさせたことだろう。実際に言葉にしなくても，Sさんの表情がそれを物語っているのであり，誰もがSさんに関わることに躊躇いを覚えていた。しかしこの出来事において，そのSさんの醸し出す障壁は

ほころびを見せる。

　ここでBさんは，Sさんの笑いからではなくて，「何すんだ〜！」という怒りのメッセージにも読みとれる彼の声から語りはじめた。そして，付き添っていた長女さんの「笑い」を先に挟み込んでから，Sさんの「笑い」の語りへと至る。語られた順序から考えると，このときまずBさんが経験したことは，Sさんの怒りの表現であったのかもしれない。それまでずっと，気難しい顔しか見たことのなかったBさんにとって，Sさんから発せられる言葉は，思わずインタビュアーの私も「怒られた」と言ってしまうような「怒り」を内包していた。しかしこれを語りながら，あるいは聞きながら，Bさんも私もともに笑っていることから，Sさんの怒りの表現のうちにその怒りの糸を弛ませる何かが宿されていた，そのことを感じとっていたのかもしれない。「Sさんが笑った」と語る前に「長女さんも笑って」と言っていることからも，Sさんの笑いは語られなくとも先取りされていたことが分かる。

　また，あえて長女さんが笑ったことが先に語られたということは，ここで起こっていたことが，たんに「Bさんの失敗をSさんが笑った」というだけではない，1つの出来事が別の出来事を生じさせた，というのではないことを言い表そうとしていたのではないだろうか。Bさんにとって，ここでの長女さんの笑いは，Sさんの笑いを導いているようにも響いてきたのかもしれない。しかし同時に，Sさんの怒りの表現とともに，ある種の雰囲気が長女さんの笑いの誘い水となってもいたのである。そうでなければ，怒るSさんを前にして，笑うことはできなかったと思われる。さらに，それを語るBさんの言葉にも笑いが伴われていることから，ここではどちらが先に笑ったというのではなく，あるいは何らかの原因の結果として笑いが生じたというのではなく，その素地としてのBさんのSさんへの関わりが，次第にSさんの怒りを別のものへと更新させていたと言えよう。その変わりつつある雰囲気の中でBさんが失敗をしたのであり，その「雰囲気との事前の交わり」[*16)]が三者を交えての笑いを生みだしたと言えるのではないだろうか。そのためここでは，誰が笑いはじめたのかが，とても

---

　16) メルロ＝ポンティ前掲書，p.172。ここに記述した「雰囲気」は，「地」として「図」を浮かび上がらせる。つまり，主題となる経験をそれとして成り立たせる素地である。

3　看護経験の語り　　　117

曖昧な表現のまま語られているのである。

　このときの出来事を振り返り，Ｂさんは，自分自身の失敗が「奥さんぽかったのかなって思った」という。Ｂさんの妻は精神を患っており，一緒に暮らすのはＳさんに負担を掛けることになる，と長女さんから聞いていた。この「負担」がいったいどのようなことなのかは分からなかったが，Ｂさんの失敗を，ずっと気難しい顔をしていたＳさんと付き添っていた長女の両者の笑いから，二人がともに分け持つ経験と考え，自分の行動を妻の「Ｓさんに負担を強いるような振る舞い」と重ねてみたのではないだろうか。「……だから笑ったのかなとか，ちょっと思ったりとかして」。

(4)　互いに馴染む

　Ｓさんが笑ってくれたもう一つのエピソードは，ずっと横になってぐったりしていたＳさんが起き上がったとき，そのついでに何かをしようと勧めたときに起こった。

> 「Ｂさん：……何か飲みましょうかと……，カロリーあるもの飲めなくても水分は飲んだほうがいいだろうからと思って，何か（冷蔵庫から）取り出そうとしたのかな，だからしゃがんでたのかもしれないですけど。そうしたらなんかＳさんが私のおでこを小突いて「このかわい子ちゃんがぁ」って感じで言ってニコッと笑ったんですよ。……エッ！　とか思って，……Ｓさんがぁ〜と思って，それで（水を飲むことを）ＯＫしたのもびっくりだし，こんな小突いて笑ったのもびっくりだし。ハッ！　と思って。……お正月の間は４日間連続勤務だったんですよ。……確か４，５日間ぐらいはＳさんを担当してて，いろいろだったんで，びっくりして，あっ馴染んでくれたのかなぁって，とにかく自分でもこういうふうに接してゆけばいいのかなぁって見通し立った頃なんですけど……。」(11回目，p.17-18)

　ここで語られている通り，ＢさんはＳさんが病棟に来てからずっと，彼を担当し続けてきた。その間に起こったさまざまな出来事をともに経験し，次第に苦しみが強くなっていくＳさんの傍らに，彼への関わり方に戸惑いつつもずっと居続けてきた。Ｓさんに病状の説明をするよう医師の背を押

したり，家族にも今後の生活の仕方を考えてもらえるように言葉をかけた。看護師の関わりを拒み続けるＳさんへの接し方に苦慮したり，痛み止めの薬を断らずにすむような関わり方も見いだしてきた。思うようにいかないこともあった。こうした状況の中で，この出来事が起こったのである。

　ＳさんがＢさんのおでこを小突いて笑みを見せてくれたときに，Ｂさんが「エッ！」「びっくりして」と驚きの言葉を幾度も発しているとおり，ここでのＳさんの振る舞いは，Ｂさんには全く予期せぬことだった。しかし，予期せぬといっても，その直後に「馴染んでくれたのかな」と「ハッ！　と思って」と語っていることから，この驚きには，ＳさんがＢさんに馴染んでくれていたことへの〈気づき〉が内包されている。一方，その直後に「自分でもこういうふうに接してゆけばいいのかなあって見通しが立った頃」と語っていることから，Ｂさんの接し方の見通しがＳさんの振る舞いを触発したのかもしれない。

　またＢさんは，Ｓさんが馴染んでくれたことの気づきを語りつつも，次第に自分を強調した語りへと偏っていく。

> 「Ｂさん：……徐々に徐々にこうやって接し方もこっちも馴れてきて，Ｓさんも馴れてきてって。でもやっぱり告知してない難しさってあるから，すぐにはやっぱりスタッフとうまくいかないところがあってたぶん，(告知) されてるされてないは関係ないかもしれないけど，されてないってことってかなり関係つくるのは難しいと思うんですけど，それでようやく自分でも告知されてないなりに，自分でも（告知）しないけどどうかかわっていくか見えてきた頃に，別の病棟行っちゃって。」(11回目，p.18)

　ここでＢさんは，「自分でも告知されてないなりに」「自分でも……どう関わっていくか見えてきた頃」と幾度も「自分でも」を繰り返し，自分の側がどうであったかを確かめるような言葉を繋げている。ここでＢさんは「自分」を強調してはいるが，同時に，この「でも」が挟まれることによって，関わりが見えてきたという変化は自分の側にだけ起こったのではないことが暗示されている。そうであれば，ここで自分の対として語られているのはＳさんであることから，このＳさんの変化が，あらかじめ前提さ

れていたと言える。つまり，見通しも，見えてきた関わり方も，一見Bさんにおいてそれらが可能になったように語られるが，その見えてきたこと自体を，Sさんの変化が成り立たせているのであり，同時にSさんの馴染むことも，BさんのSさんとの関わり方の発見とともに獲得されたのである。

　さらに断っておきたいことは，ここでBさんは，決して見通しが立った，見えてきた，というように関係の成立を断言する言葉で締めくくってはいない。「こういうふうに接してゆけばいいのかな」「たぶん」「けれど」という躊躇いの言葉を幾度も挟み込み，言い淀みつつ，互いが馴染んできたことを語る。そのことを想起しながら，「徐々に徐々に」と語っていることから，その変化は，はっきり自覚できることではなかったと思われる。また，このSさんの振る舞いと笑みに遭遇するまでは，それが徐々に進行してきたことを自覚していなかった。互いが一歩ずつ一歩ずつ歩み寄るなかで馴染んできたことは，この驚きの経験によって，改めて自覚され，それと同時にこれまでの経過が確かめられたのである。

　互いに「馴染むこと」。この経験は，馴染みつつある中ではそれ自体を主題化したり，自覚することが困難な経験なのであろう。徐々に関係が変化していくその様は，そのただ中にいるときには分からないことなのである。これが自覚されるのは，馴染んだことに気づいたある瞬間，あるいはそれを引き裂かれたときではないだろうか。先にBさんの語った「でも」について記述したが，この「でも」は，馴染んだにもかかわらず他の病棟に移っていってしまうことへの抵抗をも孕んでいると言えるであろう。

4　病むことに促される身体的営為としてのケア

再び，3の(1)「「倒れること」に促される〈身体〉」において検討したBさんの経験に立ち帰って考えてみたい。Bさんは，倒れている女の子の前を通り過ぎてしまえずに，その事実に促されるようにその場に踏み留まり，女の子のもとへ歩み寄った。この出来事を一通り語り終えるとBさんは，「そういえば，私あのまま通り過ごそうと思ったのに引き返したなあとか思って，すごいなんか〜って何も意識せずに，やっぱりちょっと脈だけで

もって思って，それみてちゃんと打ってくれれば安心するし……」と自らの行為を振り返って語っている。「何も意識せずに」と言っていることから，Bさんにとって引き返したという行為は，明確な理由づけをしながら行われたことなのではなくて，そうせざるを得ないことだったと思われる。むしろ，「看護師さんなんか知りませんよ」という呟きを挟み込んでいることから，倒れている人を前にしたとき，看護師である自分にはその状態に何らかの対応が求められているであろうと思いながらも，それを否定して通り過ぎようとしたのであり，にもかかわらず，「いやな予感」に引き戻されるように女の子の手に自分の手を添えて脈をとっていたのである。あえて，思わず脈をとったその理由を言葉にすれば，「自分が安心するため」であると。

これまで記述してきた経験は，ここでBさんが「意識せずに」と語っているとおり，それを意識したり自覚する手前で既にそうしてしまっている，という特徴をもった営みであったと言える。倒れている女の子との遭遇の場面においても，倒れているということの知覚には，既にそこへと向かっていこうとする行為的な運動性が宿されていた。あるいは，倒れているという知覚自体を，その運動性が押し出していたとも言える。「ある知覚があって，それにつづいてある運動が起こるといったものではなく，知覚と運動とは一つの体系を形成し，それが一つの全体として変容していくものだ」*17)と言ったのはメルロ＝ポンティである。ここではまさに，知覚と行為は一つの体系として歩み寄る身体の運動として実現されているのであるが，それとしてこの運動性が自覚されていたわけではない。また，Sさんの痛そうな顔との遭遇は，痛みの程度や状態を，スケールを用いて数値化したり立ち止まって考えるというプロセスを経ることなく，その表情そのものと対になって「痛み止めのお水飲みます？」という言葉が発せられている。つまり痛みを分かるということは，思わず発した自分自身の言葉によって，それを分かってしまうという直接的な経験であった。さらに，その場に居合わせる者の中から生み出された「笑い」は，それとして自覚せぬうちに，それが生まれ出てくる素地としての雰囲気との事前の交わりをもっていた。そして，こうした自覚する手前の経験は，無自覚なままに

---

17) メルロ＝ポンティ『知覚の現象学1』pp.191-92。

されているわけではなくて，ある瞬間，「ハッとした」経験とともに見いだされる。

　このように，他者に手を差しのべる，あるいは他者と関わろうとする行為がいかに営まれているかを詳細に紐解いていくと，そこでは，意識される手前で，自らも自覚する手前で既につねに，感覚の交叉，知覚と行為の交叉，自他の交叉が生じていることに気づく。このような感覚的経験が，意識される手前で営まれているからこそ，他者の苦しみを分かってしまうという経験も成り立つのである。それは，他者の内側を知ろうとするあまりに，多くの情報を網羅的に集めてそれを詳細に分析するという方法によってではなくて，他者との遭遇において，既に成り立ってしまっている事柄なのである。

　また，苦しむ他者に遭遇した途端にそれを分かってしまうことは，手を差しのべるという運動性とともに成り立っていた。対象化された物としての身体なのではなくて，他者に直に関わっていく私の身体，そこで経験する身体，感じとる身体，躊躇う身体，他とともにある身体……等々の生きた〈身体〉は，この身体的な次元における経験に促されて，私たちは他者と出会ったときに既に，何かを感じとり，何らかの構えをとっている。こうした〈身体〉の営みこそが，苦しむ他者に手を差しのべる「ケア」をそれとして成り立たせている足場ということができるだろう。

　　　　　　　　　　　　　　　　　　　　　　　　　（西村　ユミ）

参 考 文 献

市川浩『精神としての身体』勁草書房，1975
　　（人間的現実を，精神と身体という2つの原理の交わりと分離によってとらえるのではなく，日常を生きいるかままの具体的身体の基底から理解することをめざす仕事である。講談社学術文庫1019としても刊行されている。）
加國尚志『自然の現象学——メルロ＝ポンティと自然の哲学』晃洋書房，2002
　　（「自然」という概念を手がかりにすすめられた，メルロ＝ポンティの研究書である。対象的な自然ではなく，根源的な「生きた自然」が問題化される側面を探求している。）

木田元『メルロ＝ポンティの思想』岩波書店，1984
　　（メルロ＝ポンティの伝記的事実を含め，彼の著作の分析と解釈がほぼ年代順に行われている研究書である。メルロ＝ポンティの年譜および文献表も整理されている。）
M. メルロ＝ポンティ『行動の構造』滝浦静雄・木田元訳，みすず書房，1964
　　（メルロ＝ポンティの処女作であり，『知覚の現象学』とともに彼の学位論文を構成する。同時代の生理学や心理学において，人間の知覚や行動が，いかに意識と物質という二分法的な枠組みによって捕らえられてきたのかを批判的に論じる。）
―――『知覚の現象学1』竹内芳郎・小木貞孝訳，みすず書房，1967
―――『知覚の現象学2』竹内芳郎・木田元・宮本忠雄訳，みすず書房，1974
　　（『行動の構造』とならぶメルロ＝ポンティの主著であり，身体性の現象学とも呼ばれる仕事である。彼によれば現象学とは，「世界を見ることを学び直し」「世界とのあの素朴な接触を取り戻そう」とする運動である。本書においては，この世界との素朴な接触を知覚的世界の現象学的記述によって推し進める。）
―――『眼と精神』滝浦静雄・木田元訳，みすず書房，1966
　　（メルロ＝ポンティの論文集。「人間の科学と現象学」「幼児の対人関係」「哲学をたたえて」「眼と精神」が収録されている。）
長滝祥司『知覚とことば――現象学とエコロジカル・リアリズムへの誘い』ナカニシヤ出版，1999
　　（自然科学の方法論やそれによって構築された科学的世界像を，現象学的方法によってとらえなおし，それらの起源である始源的な知覚世界とそこに発生している生のロゴスの記述を試みたものである。）
西村ユミ『語りかける身体――看護ケアの現象学』ゆみる出版，2001
　　（遷延性植物状態患者とかかわる看護師の経験には，はっきり自覚されていないが確かなかかわりの手ごたえが宿されている。この関係を，メルロ＝ポンティの身体論的な視点を手がかりにしつつ，看護師の経験の内側から記述的に解きほぐす。）
菅原和孝『身体の人類学――カラハリ狩猟採集民グウィの日常行動』河出書房新社，1993
　　（アフリカ南部においてグウィという狩猟採集民とともに暮らしつつ，彼らの日常的な生活の中に人間の本質的な姿を見てとろうとする。）
B. ヴァルデンフェルス「講義・身体の現象学－身体という自己」山口一郎・鷲田清一監訳，知泉書館，2004
　　（「身体性の現象学」をテーマとした，現象学界の第一人者による講義をまとめたもの。「身体とは何か？」という問いを足場とし，他の諸現象の構成に絶えず

かかわる根本現象としての身体をさまざまな角度から論じる。)
鷲田清一『「聴く」ことの力――臨床哲学試論』TBSブリタニカ，1999
　(哲学を他者との関係という場に置きなおして，そこで起こる個別的な対象や出来事を濃やかに描き出す。この記述の中には，ある種の「ケア」を透かし見ることができる。)
─────『メルロ＝ポンティ――可逆性』講談社，1997
　(「現代思想の冒険者たち」の第18巻として発刊されたもの。著者ならではの切り口，文体で，メルロ＝ポンティの思索の歴史が語りだされている。その文体からは，メルロ＝ポンティと著者の思考のスタイルそのものが伝わってくる。)

7

対人関係とケア

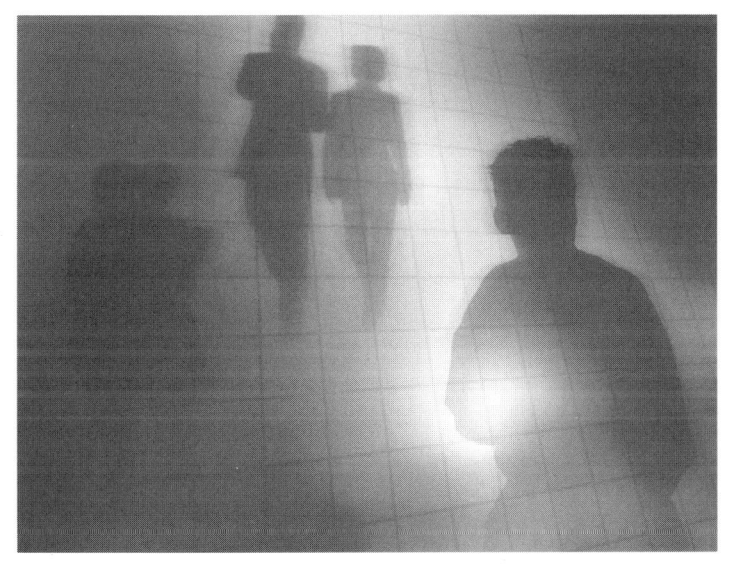

The word is not a necessary condition for life.

人間は，なぜ他者と関わりながら生きるのだろうか。その答えが，「私とは，他者とは，そして人間とは何か」といった哲学的・実存的な問いに対する答えと連動することは確かであろう。しかし，そのような視点をどの程度意識しているかにかかわらず，ほとんどの人間にとって，他者との関わりなくして生きていくことは非常に難しいようである。すなわち，身近な対人関係のあり方が，個人の心理的健康はもちろん，身体的健康（罹患率・死亡率）とも少なからず関連することが，近年，多くの実証的・科学的研究を通じて明らかにされている。そして，個人の健康を維持・促進するような機能を有するそれらの対人関係は，「ソーシャル・サポート」と総称されている。

　ソーシャル・サポートは「健康に対してプラスに働く対人関係」として帰納的に定義されることが多く，そこに「サポートそのものはこうあるべき」という当為的なニュアンスは含まれないことが多いので，その意味でサポートは，（当為的なニュアンスを含みつつ議論されることが多い）ケアとは，必ずしも同じものではないであろう。しかし，サポートとケアはともに，それらが個人のウェル・ビーイングと連動する，と想定されている点をはじめ，少なからずの共通項もあると思われる。そして，ケアにまつわるさまざまな基本的問題——「ケアとはそもそも何なのか」「ケアが人々に何をもたらすのか」「ケアのあり方を決めるのは個人なのか，社会なのか」「ケアというコンセンサスが得られやすい／得られにくいのはどのような状況なのか」「コンセンサスが得られない状況にどのように対峙すればよいのか」——は，ソーシャル・サポートについても共通する問題である。そこで本章では，これらの問題についてソーシャル・サポートの観点から議論する。それは同時に，ケアについて，また違った観点からの理解を促すことにも繋がると思われる。

1　はじめに

　本書の各章における議論からも窺えると思うが，「ケア」という概念は非常に広範かつ多義的であり，それを一義的に定めることはもちろん，その概要を把握することすらも，非常に難しい。しかしながら，その意味するところにあえて何らかの共通項を見いだすならば，例えば「特定個人が，特定時点で，彼／彼女と関係を有している他者から得ている，有形／無形の諸種の援助」[1]と言えるかもしれない。

　ただし，これは実は，「ケア」の定義ではない。これは，心身の健康に好ましい影響を及ぼしうる対人関係——専門用語としては「ソーシャル・サポート」と総称される——の代表的定義のひとつである。個人を取り巻く身近な対人関係が，その人の心身の健康と関連することについては古くから指摘されてきたが，1970年代以降，心理学，社会学，疫学，医学，看護学など多くの学問領域で，その関連を実証的に検討する試みが，盛んに行われるようになってきた。本章では，それら「ソーシャル・サポート研究」と総称される研究領域の知見を概観し，それを通じて「どのような対人関係が，個人の心身の健康に対してプラスに働くのか」，そして「人々のウェル・ビーイングのためには，どのような働きかけ（すなわちケア）が必要なのか」について考えてみたい。よって，本章は「ケアとは何か」という本質論を直接的に展開するわけではないが，本章における「サポート」という言葉を「ケア」に置き換えれば，それはそのままケアに関する議論にもなりうるのではないかと考えている[2]。

　1）　南隆男・稲葉昭英・浦光博「「ソーシャル・サポート」研究の活性化にむけて——若干の資料」哲学，85，1988年，pp.151-84．

　2）　なお，本書の性質上，個々の知見に関する詳細なデータ等は割愛するが，そちらに興味がある方は，本章末に紹介する参考文献を参照されたい。

2 対人関係は心身の健康を維持・促進する

(1) ソーシャル・サポートとは

「ケア」を定義することが難しいように,「ソーシャル・サポート」もまた,その意味するところを具体的に定義することは難しい。なぜなら,まず「サポートをした／された」という認識自体,当事者の主観的判断によるところが大きいということがある。また,本人の認識がどうであれ,それが結果的に好影響をもたらすならば,その対人関係はサポートと言えなくもないであろうし,逆に悪影響をもたらすようであれば,それをサポートと称するのは不適切かも知れない。そこで初期のソーシャル・サポート研究では,まずは「どのような対人関係要因が,個人の心身の健康と関連するのか」を明らかにすることが盛んに行われた。そして,その捉え方には大まかには2つの視点があった。1つは「構造的測度」と称される,ソーシャル・ネットワークの特徴からサポートを捉える観点であり,例えば家族・友人・近隣者・同僚などの人数などによって把握されるものである。もう1つは「機能的測度」と称される,対人的相互作用（コミュニケーション）の頻度や有効度などからサポートを捉える観点であり,これは具体的には,周囲の人びとがいざというときにサポートを提供してくれそうか（知覚されたサポート利用可能性）,もしくは実際に提供してくれたか（実行されたサポート）によって捉えられる。また,そこで行われる対人的相互作用をさらに,道具的サポート（個人が直面している問題そのものを,直接的／間接的に解決するための機能を持つサポート：必要な物品や労力,有益なアドバイスの提供など）と,情緒的サポート（個人の不快感を軽減したり,自尊心の維持・回復を促すようなサポート：ストレス発散のための飲食や買い物などにつきあったり,愚痴や悩みを聞いて励ますなど）に区別することもある。

このように,サポートにもいろいろな捉え方があるが,そのいずれの指標も,さまざまな心身の健康・適応状態と関連することが,これまで多くの研究で明らかにされてきた。例えばコミュニティの住人を対象としたある縦断研究[*3)]では,ある時点での配偶者の有無やネットワークの大きさ

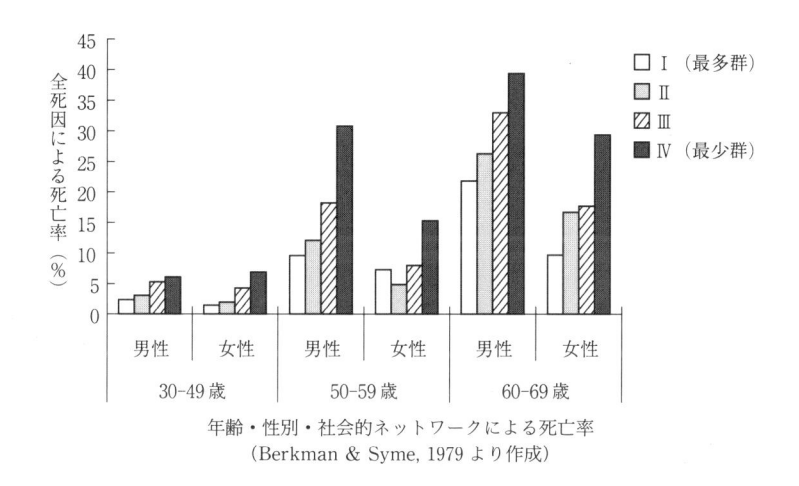

年齢・性別・社会的ネットワークによる死亡率
(Berkman & Syme, 1979 より作成)

などといった構造的サポートが，将来の死亡率を予測しうることが示されている。すなわち，「対人関係が少ない人は，対人関係が多い人よりも死亡率が高い」ということであり，なかでも結婚状態（配偶者の有無）は，直接的な死因（病気）の種類を問わず，死亡率のもっとも有力な予測因であるようだ。また，罹患率についても同様に，サポートが充実していない人ほど，病気になりやすかったり，病状が悪化しやすいという傾向が，やはり多くの研究で見いだされている。もちろん，この傾向が身体的健康のみならず，心理的健康にも共通することは言うまでもないであろう。

(2) なぜサポートは健康を促すのか

それでは，なぜサポートは健康状態と関連するのだろうか。この疑問についても明瞭な回答を提示することは難しいが，もっとも有力な説明として考えられているのが，「サポートがさまざまな形で，ストレスの悪影響を緩和しうるからではないか」というものである。

まず第一に，対人関係は，個人が健康的な生活環境を構築・維持するためのゲートキーパー（門番）としての機能を果たしうる。例えば，どのような食べ物が健康に良いのか，よけいなトラブルに巻き込まれないために

---

3) Berkman, L. F. & Syme, S. L. 1979, "Social networks, host resistance, and mortality: A nine-year follow-up study of Alameda County residents." in: *American Journal of Epidemiology*, 109, 186-204.

は誰と仲良くした方がいいのか、といった情報の多くは、他者から得られるものである。そして、それらの情報を利用することによって、人はある程度、ストレッサー（ストレスの原因となる出来事）を回避して、より健康的な生活環境を実現することが可能になる。

　第二に、サポートはストレッサーの評価においても好ましい作用を及ぼしうる。すなわち、ストレッサーに直面しても、周囲の人々が道具的・情緒的にサポートしてくれることが見込めれば、ストレッサーのネガティブなインパクトは多少は緩和されるであろうし、逆に周囲の人からのサポートが全く得られそうになければ、たとえ些細なストレッサーであっても、それを重荷に感じることもあるだろう。

　そして第三に、サポートはストレスと疾病の関連を弱めうる。多少ストレスをため込んでも、周囲の人びとがそのことを気遣ってくれたり、ストレスを発散する機会を設けてくれれば、ストレスの悪影響はそれほど尾を引くことはないであろう。逆に、周囲からの理解やサポートがないままにストレスを抱え続けることは、情緒的疲弊感を経て、やがてさまざまな心身の不調に繋がることにもなりかねない。

　加えて、ストレスの有無や程度にかかわらず、対人関係の存在そのものや、何気ない日常的なコミュニケーションもまた、個人の気分や孤独感、自尊感情などを少なからず左右するであろうし、それが心理的健康と密接に関連することは想像に難くない。また、それらが免疫系・内分泌系機能と連動して、やがて身体的健康とも関連しうることも指摘されている。サポートと健康の関連は、おそらくこのようなさまざまなメカニズムの複合的な結果として生じるのであろう。

(3) サポートと健康の関連についての2つの論点

しかし、全般的には「サポートに恵まれている（対人関係が充実している）ほど健康である」という傾向があるにしても、それは無条件に「いつでも、どこでも、対人関係はプラスに機能する」ということを意味しているわけではない。サポートが本当に健康を維持・促進しているのかを判断するためには、さらに考えるべき点が、少なくとも2つある。

　まず1つは、「対人関係のあり方が個人の健康状態を規定する」という因果関係の妥当性についてである。対人関係と健康が関連するとしても、

それは「対人関係が原因，健康状態が結果」という因果関係のみならず，「健康状態によって対人関係が左右される」という因果を示唆しているのかもしれない。さらに，それらの関連自体が，第三変数による疑似相関である可能性もある。すなわち，物事をポジティブに考えやすい人は自身の対人関係についても健康状態についても好ましく評価し，逆にネガティブに考えやすいひとは対人関係も健康状態も否定的に評価するので，その結果として，（たとえ実際には関連がなくても）対人関係と健康のあいだに表面的には関連が生じる，という可能性である。

　もう1つは，対人関係の存在や他者との関わりは，常に好ましいものとは限らない，ということについてである。サポートは万能薬ではない。場合によってはサポートが無力であったり，かえって逆効果になることもあるだろう。そもそも，人生の喜びの多くは対人関係を通じて得られるが，人生における悲しみや怒りの多くもまた，対人関係の中から生じている。そして，サポートによる好影響以上に，対人関係の悪影響が強いならば，必ずしも「対人関係は健康にとって好ましいものである」とは言えないのではないだろうか。

　そこで次に，これら2つの問題に関して，もう少し詳しい議論を行い，それを通じて，現代社会におけるサポート，そしてケアのあり方について，さらに考えてみよう。

3　サポートは本当に健康を維持・促進しているのか？

(1)　サポートと健康の因果の解釈は難しい

「サポートが充実しているほど健康的である」ことを示している知見は多いが，それは必ずしも「対人関係によって健康が左右される」という意味とは限らず，「健康状態によって対人関係が左右される」可能性を示しているのかもしれない，ということについては先に述べた。ところで，サポートと健康は，常にそのような正比例の関連を示すとは限らない。逆に「サポートが多いほど健康状態が良くない」という結果を見いだしている知見も，実は少なからずある。これは直感的には不可解な結果であるが，考えてみれば，そのようなパターンも，実は十分にあり得ることなのであ

る。例えば,「サポートが原因で不適応状態になる(サポートを提供されることによって自身の無力感を認識し,それによって抑うつ症状が生じる)」ということもあるだろう。また,「不適応が原因でサポートが生じた(心身の調子が悪かったからこそ,それを見かねた周囲の人がサポートを提供した)」という可能性もあるだろう。これらはいずれも結果的には,サポートと健康のあいだに負の関連(「サポートが多いほど不健康」というパターン)を生じさせるものである。そして,注意しなければならないのは,これら2つの説明もまた,因果の方向性としてはまったく逆であるということだ。このことからも,サポートと健康の因果関係についてはさまざまな可能性があり,その解釈は慎重に行うべきであることが窺えよう。

(2) サポートは結局その人の性格に依るのか？

ところで,サポートの評価(特に機能的測度によるサポート)は,サポートの受け手によって行われることが多い。したがって,どのような行動がサポートと見なされるかは,受け手の主観によるところが大きく,その結果として,サポート評価に受け手の性格,価値観,態度,認知スタイルなど(以下まとめてパーソナリティと称する)が少なからず介在することは否めない。

実際に,サポートがさまざまなパーソナリティと関連することもまた,数多くの研究で指摘されている。例えば外向性が高いほど,サポート受容・提供の評価も高くなる傾向にある。神経質傾向の人は逆に,サポートを受けることが少ないと評価しがちである。これらの関連は,「パーソナリティが対人関係のありかたに実際に影響している」ことを示しているのかも知れないし,「実際の対人関係のあり方にかかわらず,ある種のパーソナリティは,対人関係をサポーティブに評価する(しない)傾向と連動する」ということなのかも知れない。さらに,先に述べたように,サポートと健康の関連のあり方もまた,パーソナリティによって少なからず左右されうるであろう。

このように考えると,「実際にどのような対人関係を構築し,どのようなコミュニケーションが行われるかよりも,結局は,受け手側のものの見方次第なのではないだろうか」という気もしないでもない。しかしそれでは,極端に言えば,サポートは個人の性格や認知傾向によるものであり,

グリーフケア

親，兄弟姉妹，配偶者，子どもなど，「親密な関係」にある人との死別は，残された者に深い心の苦しみをもたらす。この喪失に伴う心の苦しみがグリーフ（悲嘆：grief）であり，時間経過のなかで遺族の感情の状態が変化していくこと，あるいは，その過程が悲嘆のプロセス（grief process）なのである。遺族は，この過程全般を通じて，悲嘆と向き合い対処しなければならないが，このグリーフワーク（grief work）を支えていくことが，まさにグリーフケア（grief care）なのである。日本でも，グリーフケアが重要であるとの認識が医療現場を中心に定着し始めており，がんなどの「病死」や「事故死」による死別に加え，「自死」による喪失の悲嘆へとケアの対象となる範囲も拡大している。また，同様の悲嘆を経験する人々のセルフヘルプグループも組織されている。
（南山浩二）

周囲がどのように関わるか，という議論には意味がない，ということにもなりかねない。そして実際には，必ずしもそうとばかりは言えない側面もある。なぜなら，まず第一に，サポートは対人関係のなかから生じるものであり，対人関係なしにはサポートもまたあり得ないからである。どんなパーソナリティの人であろうと，例えば絶海の無人島にいる場合など，他者との関わりが全くない状況でサポートを得ることは，常識的には不可能である。第二に，サポートはパーソナリティなどの個人内要因のみならず，社会環境的要因にも少なからず左右される。社会経済的地位などはその代表的なものであり，基本的に社会経済的地位が高い人は，低い人に比して多くのサポートを授受する傾向にある。また，面白いところでは，多様な課題に柔軟に対応することが求められるような都市在住者にとっては，広く浅いネットワークの方が好ましいが，安定した社会的アイデンティティを維持することが重要である農村在住者にとっては，狭く深いネットワークの方がより適応的である，といった見解もある。そして第三に，他者評価によるサポートも，個人の心身の健康と関連することが挙げられる。すなわち，サポートと健康の関連は，それらが主観的に評価される場合のみならず，それらを客観的に評価した場合においても同様に見いだされるのである。これらの知見は，要するに，サポートそのものの評価や，その健

康に対する影響力を，パーソナリティがある程度左右することは確かであるが，決してパーソナリティによってすべてが決まるわけではなく，外的要因もまた重要であることを示唆している。

このことは，より広義の「ケア」についても共通するであろう。すなわち，何をケアと見なすか，そしてそのケアがどのような効果をもつのかは，ケアを受ける人の特性・属性に依るところも大きいだろう。しかし，ケアのあり方やその効果を左右するのは，決してそれだけではなく，その人を取り巻く社会文化的状況も重要である。その意味で，ケアに携わる人間は，ケアの対象の内面ばかりに注目したり，ケアの効果をその人の内面ばかりに理由づけするのではなく，その人を取り巻く環境についてもある程度は考慮し，そして場合によっては介入することが求められるかも知れない。例えば，いくら臨床心理士がこころのケアに手を尽くしても，その後再適応していくべき社会（家族・職場・地域・世間）のあり方が不健全なものであれば，そこには自ずと限界が生じるのである。

(3) サポートに対する社会文化的要因の重要性

サポート（ケア）のあり方に対する，社会文化的要因の重要性は，「現代社会ではサポートがどのように見なされ，扱われているか」という直接的な部分に留まらない。一見，サポートやケアとはまるで無関係のように思える社会規範や風潮が，実はサポートやケアのあり方に影響していることもある。そのことを示す例として，ここでサポートの性差についても若干触れておきたい。

これまでの研究から，サポートのあり方や効果には性差も存在することが，少なからず明らかにされている。例えば，全般的に男性は女性に比して，サポートの授受が少ない傾向にある。また，男性は女性に比して，サポートと身体的健康（罹患率・死亡率）との関連が明確に示されやすい。

そして，これらの傾向に，伝統的性役割観——「男性は悩みや弱みを容易に見せてはならない」「男性は他者に頼らず，自力で問題を乗り越えるべきである」などといった考え方——が影響している可能性は否めない。過剰な成果主義によるストレスを少なからず抱えている現代人にとって，ストレッサーそのものや，そこから生じるストレスをいかに軽減するかは重要な課題である。しかし，このような性役割観が規範化されている環境

では，男性は周囲からのサポートを求めることもままならず，結果的にその悪影響が身体的症状として顕現化するまで，ストレスを溜め込んでしまうこともあるだろう。また，伝統的性役割観は女性にとっても問題である。なぜなら，伝統的性役割観に沿えばサポート的な行動は女性的と見なされやすいので，結果的に女性には過剰なサポート提供負担が強いられることになりかねないからである。一般的には男性よりも女性の方が多くのサポートを得ているにもかかわらず，それが配偶者関係では逆転する（妻が夫から得るサポートよりも，夫が妻から得るサポートの方が多い）という傾向や，老親の介護・子どもの世話ともに男性よりも女性の方が主要な担い手となっているといった現状の背景に，そのような要因が存在する可能性は想像に難くない。

　このような性役割観をはじめ，個人が，そして社会が有しているさまざまな先入観や固定観念が，より効果的で健全なサポート授受の阻害要因となっている可能性もあるだろう。「助け合うことが大切」であることは言うまでもないが，にもかかわらずそれができない状況にあるのであれば，「助け合うことが可能かつ自然」な環境を実現するためには，どうすればよいのかを検討することもまた重要であろう。近年の日本社会は，「自己啓発」「自己責任」といった言葉が幅を利かせ，よくも悪くも個人偏重的な風潮が強くなっているように思われる。しかし今一度，社会制度的なセーフティネットのみならず，身近な対人関係が有するセーフティネットとしての機能について，そしてそれがセーフティネットたり得るための条件についても，再考する必要があるかも知れない。

4　サポートの限界と問題

(1) サポートには限界がある

残念ながら，サポートは常に有効というわけではない。個人が極めて重大なストレッサーに直面した場合——例えば重大な事故や犯罪に巻き込まれた場合，配偶者や恋人など大切な人を喪失してしまった場合など——には，周囲が多少のサポートを提供したところで，どうしてもその効果にある種の限界があることは否めない。また，自然災害などのようにコミュニティ

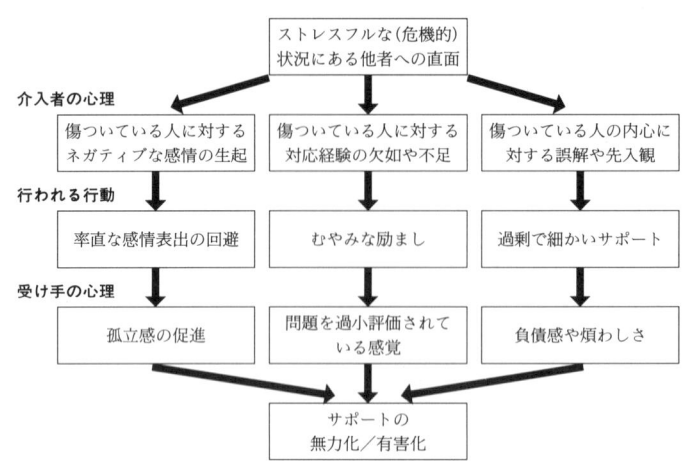

```
                    ストレスフルな(危機的)
                    状況にある他者への直面
介入者の心理    ↙         ↓         ↘
        傷ついている人に対する  傷ついている人に対する  傷ついている人の内心に
        ネガティブな感情の生起  対応経験の欠如や不足   対する誤解や先入観
行われる行動    ↓           ↓           ↓
        率直な感情表出の回避   むやみな励まし      過剰で細かいサポート
受け手の心理    ↓           ↓           ↓
        孤立感の促進       問題を過小評価されて   負債感や煩わしさ
                       いる感覚
                    ↘    ↓    ↙
                      サポートの
                      無力化／有害化
```

サポート意図に反して介入が不適切となるプロセス
(Wortman & Lehman, 1985 より)

そのものが危機に直面した場合には，そんなときこそサポートが必要であるにもかかわらず，サポート・ネットワークそのものが崩壊しているので，サポートを授受することが一層困難になる，という皮肉な現象が生じることもある。

　心理学におけるストレス理論では，ストレスとは「個人が有するさまざまな資源（物質的・金銭的なものから，心理的・社会的なものまで含む）に負荷をかけたり，それらを超過して，個人の健康を脅かすようなものと評価されるような，個人と環境の関係である」と考えられている。したがって，ストレッサーのインパクトがあまりにも強かったり，対処のための資源が不十分な状況では，どうしてもサポートの効力にも，ある種の限界が生じることになるのである。

　もちろん，たとえサポートが無力な状況でも，あまり効果がないからサポートしなくてもよい，というわけではない。しかし実際には，問題が重大・深刻であればあるほど，サポートを提供すべき立場にある人々が，サポートの提供を躊躇するようになることもある。そして，この「ストレスの深刻さゆえにサポートが抑制される」という事態の背景には，そのような状況そのものに関する知識不足や不適切な解釈があることも少なくないであろう。例えば，ガン患者が直面する恐怖や不安は，患者自身にとっての対処や現実把握の障害となるので，そこで周囲からのサポートは非常

に重要である。しかし，サポート源となるべき周囲の人々にとっても，病気はネガティブな気分や感情をもたらすものであり，かつそれでも患者を元気づけなければならないという信念もそこに併存するので，結果的に「ネガティブな気分であるにもかかわらず，ポジティブに振る舞わなければならない」という葛藤状態が生じることとなり，その結果，周囲の人々は，患者との関わりそのものを回避したり，不適切な言動を行うなどの非サポーティブな行動をとることもある[*4]。さらに，患者はそれらの行動を「自身に対する拒絶」と解釈して，他者からのサポートや注意を促すために，自身の困難を強調したり，逆に全然平気であるかのように振る舞ったりするが，それは結果的に，周囲の人々が，どのように振る舞えばいいのかを一層分からなくすることにもなりかねない。そのような悪循環を断ち切ることは難しいが，そのためにも，深刻なストレスに直面している当事者およびその周辺の人々の心理について，さらなる知識の蓄積が必要であろうし，それらの知見に基づいた，専門家による介入や啓蒙活動もまた，非常に重要であろう。

(2) サポートにおける文脈の重要性

ところで，「どのようなサポートが，より効果的か」という議論では，一般的に，道具的サポートよりも情緒的サポートの方が，より重要であると見なされやすい傾向にある。ただし実際には，場合によって有効なサポートは異なるであろう。例えば，生活には余裕があるが孤独感に悩んでいる人にとっては，道具的サポートよりも情緒的サポートの方が有効であろうし，物質的・経済的に恵まれない状況のなかで重労働をこなさなければならない人に対しては，慰めやねぎらいの言葉よりも，手伝いなど労力を提供するような道具的サポートが有効であろう。また，医療・看護・福祉の現場において，日常生活に支障を来すような身体的問題が生じたときには，その困難を解消・低減するための道具的サポートが必要であろうし，回復の見込みがないホスピスの患者に対しては，安らかに死を迎えるための情緒的サポートの方が重要であろう。このように，サポートの有効性は，サ

---

4) Wortman, C. B. & Lehman, D. R. 1985, "Reactions to victims of life crises: Support attempts that fail." In: I. G. Sarason & B. R. Sarason (Eds.), *Social support: Theory, research and applications*. Martinus Nijhoff Publishers. pp. 463-89.

ポートを受ける側がどのような問題を抱えているのかという状況的必要性によるところが大きく，これはサポートの「マッチング」に関する問題と言われている。

　加えて，「誰が」サポートを提供するのかも重要な問題である。まず，ネットワーク全般におけるサポートと，特定個人からのサポートには，そのあり方や効果に違いがあるだろう。たとえ家族などの身近な人々がサポーティブであっても，学校・職場・近隣などの人々との友好的な関わりがなければ，自分が社会から認められ，受け入れられているという感覚は得にくいであろう。その一方で，ネットワークが全般的にサポーティブであっても，大切な配偶者や恋人を亡くしたときの喪失感は，他者によって容易に代替できるものではないだろう。また，サポートの授受を行う当事者間の関係性も重要である。例えば，親友からの手厚いサポートは有り難いが，たいして親しくもない人からの過剰なサポートには，かえって違和感を感じるだろう。また，上司―部下のようなタテ関係では，部下による過度のサポートがかえって上司の不快感を招くこともあるだろうし，部下の評価懸念（自分の能力や資質が試されているのではないかという懸念）が高い場合には，上司からのサポートが部下の不安をかえって高めるようなこともあるだろう。もちろん，ヒューマン・ケアの現場においても，医師や看護師には，情緒的サポートもさることながら，まずは治療のための道具的サポートが期待されるであろうし，一方で家族や友人には情緒的サポートを期待するのが自然であろう。要するに，サポートはただ提供すればよいというものではなく，必要なサポートを，適切な人が提供することが重要なのである。

(3) サポートの返報性

　そして，これらサポートの文脈（「誰が」「どんな」サポートをすることが適切／不適切なのか）にまつわる問題の背景には，サポートの「返報性（互恵性ともいう）」規範がある。われわれの対人関係の多くは，基本的に返報的（ギブ・アンド・テイク的）な性質を有している。そして，もしそのバランスが崩れてしまい，サポートの受容よりも提供の方が過度に多くなれば，人はその対人関係に負担を感じるであろうし，逆に提供よりも受容の方が過度に多くなれば，人はその対人関係に負債感（申し訳なさ）を

4 サポートの限界と問題

感じるであろう。そして，この返報性規範が，特に高齢者や障害者などの対人関係で問題となるであろうことは，想像に難くない。それらの対人関係では，どうしてもサポート授受がアンバランスになりやすい。専門家からのサポートはその対価（金銭等）が支払われるのでまだよいが，身近な対人関係ではそのようなこともままならず，高齢者や障害者はサポートを受けることによる負債感や自尊心の低下に苦しむことに，一方サポートをする側は負担感に苦しむことになりかねない。

これも容易には解決できない問題ではあるが，解決策の一つとして，サポートをより広い意味でとらえる視点をもつことが考えられよう。例えば，孫—祖父母関係が，その相互にとって世代継承性を感じさせるものであるように，具体的な道具的サポートや情緒的サポートがなくても，そこにその人がいること，それ自体がサポートである，という観点もあるだろう。また，リタイヤした高齢初期の人びとがボランティアに充実感や生きがいを感じるように，サポートを提供すること自体がサポートを提供されていることと表裏一体である，という解釈もあるだろう。そして，その実現のためには，近視眼的パースペクティブによる実利志向や刹那主義を脱却するような価値観の構築（復活？）が，社会全体としても必要ではないだろうか。

(4) サポートはときに「余計なお世話」になる

対人関係の是非を考える上で，難しい問題がもうひとつある。それは，行動の意図と結果の食い違いである。そもそも，サポートの送り手と受け手の授受認識には，食い違いが生じることも珍しくない。そして，好意に基づくサポート（のつもりの）行動が，サポートとして認識されないのみならず，かえってネガティブに解釈されることもある。元気づけるための冗談に相手が腹を立てたり，気遣いのつもりで行った根回しが事態をかえって混乱させたり，「好意に基づく行動がネガティブな結果をもたらす」ことは，日常生活でも少なくない。

サポートは過少でも良くないが，過剰でも，それはそれで問題なのである。不要なサポートを提供されることは，サポートを受ける側にとっては，自身のストレス対処能力を過小評価されたという解釈をすることも可能である。そのような解釈を経て，怒りや抑うつなどのネガティブ情動を喚起したり，自尊心の低下につながることもある。また，親が子どもを甘やか

す場合のように、短期的にはサポートのように見えるが、長期的にはかえってサポートにならないようなこともあるだろう。

　これは結局のところ、人々がそれぞれ何をよかれと思うか、そしてそのギャップに由来する問題である。そして、物事の是非の判断には個人差や状況差が少なからずあり、かつ、ほとんどの場合、一義的には判断できないものであろう。しかし、自身の価値観や幸福に対して、最終的に責任をとるのは自分である。だとすれば、何を求めるべきかの判断主体が自分である以上、サポートが不足していれば求め、過剰であれば断るようなアクションを起こすこともまた、各自の責任なのであろう。しかし実際には、サポートを必要としているのに得られなかったり、不要なサポートを受けて煩わしく感じることも少なくない。そこで状況を改善するためには、ある程度の「社会的スキル」（対人関係を円滑かつ効果的に営むための技能）が必要である。必要なサポートを効果的に求める技能、必要とされているサポートを効果的に提供する技能、そして場合によっては不要なサポートを波風を立てないように断る技能、などがなければ、たとえそこにサポーティブな思いがあっても、それは有効なサポートになり得ないであろう。

　そして、この「意図と行動の食い違い」という問題は、もちろん「ケア」に関する全般的議論にも適用されうるであろう。「ケアという言葉には、介護、世話、看護、養護、介助といった『援助行動』を表す意味と、注意、用心、留意、心づかいといった『心のあり方』を表す意味がある」[5]という指摘からも窺えるように、ケアという概念には、心理的側面（ケアする心）と行動的側面（ケア行動）がある。そして、ケア行動はしているけどそこにケアする心が欠けていたり（例えば「病気を診て患者を診ない」医療）、ケアする心はあるけれど、そこで行われるケア行動が不適切であったり（例えば過保護な子育て）、ケアにまつわる問題の少なからずは、この「意図と行動の食い違い」に由来しているのではないだろうか。そして、それらの問題を乗り越えるためには、「ケア・マインド」と「ケア行動に関する技能」の両面を高めていくことが重要であり、そのいずれが欠けても、ケアは独善的なものになってしまう危険があるのである。

（橋本　剛）

　5）　渡辺俊之『ケアの心理学』KKベストセラーズ、2001年。

参 考 文 献

浦　光博『支えあう人と人――ソーシャル・サポートの社会心理学』サイエンス社，1992

　　（日本で初めて，心理学的ソーシャル・サポート研究を紹介した名著。「ソーシャル・サポートの教科書」的な書物として，日本におけるソーシャル・サポート研究の活性化に果たした役割は大きく，その内容は現在でも十分に通用するものである。）

西川正之（編）『援助とサポートの社会心理学』北大路書房，2000

松井豊・浦光博（編）『人を支える心の科学』誠信書房，1998

　　（上記2冊は，「援助行動」と「ソーシャル・サポート」という2つの研究領域における，近年の心理学的知見を紹介している書物である。心理学においては「人助け」がどのように研究されているのか，その基本的方向性を知る上で有用であろう。）

橋本　剛『ストレスと対人関係』ナカニシヤ出版，2005

　　（ソーシャル・サポートという対人関係の肯定的側面のみならず，対人ストレスというその否定的側面まで含めた上で，対人関係と心身の健康の関わりを包括的に議論している。）

8

物語とケア

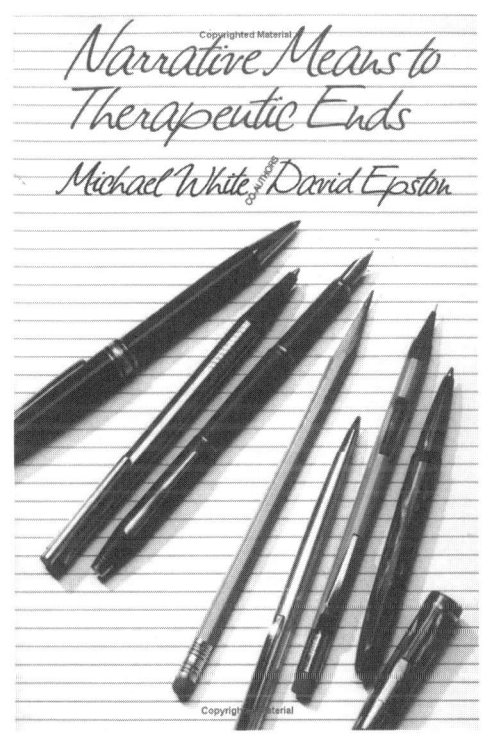

Michael White, David Epston
Narrative Means to Therapeutic Ends.,
W. W. Norton & Company の表紙

現在，精神障害の臨床現場において，当事者の「語り」「物語」に耳を傾けようとする試みが行われている。その背景として，キュアからケアへというテーゼのもと，人生や生活，意味世界も含めた患者理解の必要性が高まっていること，精神医療・福祉領域にも「インフォームドコンセント」「自己決定」概念が徐々にではあるが定着しつつあること，「語り」や「物語」が，当事者や家族にとって，重要な実践的意味を持ちうることが認識されるようになったことなどが指摘しうる。ナラティヴセラピーも，そうした「語り」「物語」に着目する実践の一つであるが，このアプローチでは，自己は「物語」であり，「自己物語」は「生」に意味と方向性を与えるものとしてとらえられている。H. グーリシャンと H. アンダーソンらの「治療的会話」，T. アンデルセンの「リフレクティング・チーム」，M. ホワイトと D. エプストンによる「物語の書きかえ療法」などがその代表的な実践例としてとりあげることができるが，クライエントの苦痛にみちたドミナントストーリー（支配的な物語）をより生きやすい物語へと改訂していくことを目指す点において共通している。ナラティヴセラピーは，専門的知識や技術，臨床経験に基づきクライエントを診断し介入する従前の臨床実践のあり方を相対化するとともに，クライエントの経験や「問題」を意味づけ方向づけてしまう権力作用を有するジェンダーや階級，人種，性的嗜好性などといった「文化的文脈」にも着目する。このように，ナラティヴセラピーは，個人や家族の生を水路づけてきた知や実践のあり方を問うという大きな課題に挑戦するものであって，単なる新たな「臨床実践」という位置にとどまるものではないが，「病者」「障害者」を苦悩に満ちた人生物語から解き放つ可能性を呈示したものであったのであり，よりよいケアを考えていくうえで示唆に富むものであることには間違いない。また，社会において周縁的位置におかれた人々が「語る主体」へと移行することは，彼ら／彼女たちの経験を強力に意味づけてきた「語られ方」を相対化していく試みであるともいえるのである。自己を更新し，時には，社会に揺さぶりをかける。「語り」「物語」にはこのような「ちから」があるのである。

1　精神障害者の「病い」の語り

「精神病院へ連れてこられた時，何がなんだかわからなかった。エキセントリックを感じ，また，まわりを見ても不気味な感じで自分の心の中で畏怖感を感じた。最初の入院はショックでした。その夜は，泣くだけ泣きました。哀しい，苦しい，淋しい心の中で感情だけが躍動する。日々がたつにつれて，無為な日々，なにもない現実，虚脱した心，荒廃していく心，やり切れないと思いながら，なにもみつめない心の目，明日さえ煩わしい。生きることを忘れた人間でした。……入院して4か月頃から自分自身を客観的に見つめられるようになりました。ボロボロの心がぞうきんになれるぐらいでしたが，日々が流れることによってショックから立ち上がれるようになりました。自分の心で変革が生じまわりの人々と話すという段階から自分を変えようと決心しました。ペシミストでは生きられないとわかった時点でオプティミストになり，看護師さんたちと話し，自然な笑顔が可能になりました。話すことによって少しずつ自信と自分をとりもどしていったのです。」[*1]

　この語りは，「統合失調症」等と診断された精神障害者が自らの経験を語りつづった人生の物語が収録された手記からの抜粋である。それまでの人生や生活と断絶した経験，自己の存在の根源的な不安定化あるいは混乱をもたらした経験としての「前兆」「発病」。自己を価値づけていたアイデンティティが剥奪され，「否定的価値を伴う位置」に置かれてしまう経験としての「精神科受診」「入院」。社会のなかで支配的な「自立」観やライフコースパターン，家族扶養に関わる諸規範，「精神病（者）」に付与される社会的意味などを問い，「病い」の経験を捉え直していく過程。この手記には，「回復の物語」や「葛藤する現在」を結末とする物語，「絶望の物語」など，障害者が語ったさまざまな人生物語が収められている。

1）　全家連ほか編，1995年，pp.17-18。

今日，このような障害者や病者の「語り」「物語」に注目しようとする動きが，ケアの臨床実践において活発化している。当事者の「語り」「物語」に傾聴し，彼ら／彼女らの感情と経験を理解することが，臨床実践においていかなる意味をもっているのだろうか。そこで，本章では，「語り」「物語」に焦点をあてたアプローチから，主にナラティヴセラピーをとりあげ議論していくこととしたい。

ところで，近年，「臨床社会学（Clinical Sociology）」を標榜するいくつかの著書が相次いで出版された。臨床社会学とは，医療・福祉・教育など「臨床」と呼ばれる現象を対象とする社会学の一領域であり，「臨床」現場における関心や方法に着目しつつ，「臨床」実践に貢献できるよう社会学理論を洗練することをひとつの目的とするものである[2]。「語り」「物語」と「ケア」というテーマは，「対象としての臨床」（＝医療・福祉・家族）と「方法としての臨床」（＝ナラティヴ）双方が重なりあうテーマであり，臨床社会学の主要な研究テーマの一つと位置づけられている。よってそれらの議論をふまえることで，以下の議論をより豊かなものにしていくことができるだろう。

2　なぜ「語り」／「物語」なのか

まず，今日，「語り」「物語」が注目されている背景について整理しておくことにしよう。いわゆる「言語論的転回」「物語論的転回」とよばれる「言語」や「物語」に着目する現代思想全般における動向自体も一つの背景として挙げることができるが，ここでは精神障害に焦点をあてながら整理してみよう[3]。

まず，第一に，精神障害者への社会的対応のあり方が，医学モデルから福祉（生活）モデルへと移行したことが挙げられる。キュアからケアへと

　2）　近年の臨床社会学の動向については，大村英昭・野口裕二編『臨床社会学のすすめ』有斐閣，2000年などを参照のこと。
　3）　日本における精神障害者をめぐる医療や福祉の近年の動向やその意味については，拙稿「精神保健福祉システムの変容と精神障害者家族研究」静岡大学人文学部『人文論集』50号の1，1999年，pp.1-19，などを参照のこと。

いうテーゼのもと，医療の焦点が疾病から生活・人生へと拡張していくなかで，臨床現場において，人生や生活，その意味世界も含めた患者理解の必要性が高まっているからである。

このことにも関連するが，他領域に比べ大きなタイムラグがあったとは言え，精神医療・福祉領域にも，「インフォームドコンセント」「自己決定」概念が徐々にではあるが定着しつつあることが挙げられる。専門職が，専門的知識や専門的技能を背景に当事者の生活や人生に一方向的に介入し援助していくのではなく，当事者の語りを聴き，当事者のニーズを把握し，当事者の意向を尊重することが重要であるとの認識が広がりを見せているのである。

また，本論でも後述することとなるが，「語り」や「物語」が，当事者や家族，そして，セルフヘルプグループの生成や発展にとっても，重要な意味を持ちうることが，実践や研究において明らかになっていることが挙げられる。とりわけ，精神障害者のコミュニティケア継続や家族支援にとってセルフヘルプグループが有効であるとの見方は，多くの専門家によって共有されている。

そして，いま１つ加えておくならば，社会学における障害学（disability studies）の登場が挙げられる[4]。障害学は，医学・医療，社会福祉学と社会福祉的援助，リハビリテーション学とそれに基づく援助実践など，障害（者）に対する支配的な知や実践の体系における障害（者）へのまなざしを相対化し，障害者の視点から「障害」や「障害者であること意味」を捉え直す動きであり，まさに，障害者の意味世界を研究の基点にすえたものなのである。

3　ナラティヴ（narrative）と自己物語（self-narrative）

では，本論に入ろう。まず，「物語」と「ケア」に関する研究における基本的な視点についてふれておきたい。１つは「ナラティヴ（「語り」／「物

4）　日本における障害学の先行研究として，石川准・長瀬修編著『障害学への招待』明石書店，1998年．などがある。

○ = 出来事

時間　　　　　　　　　　物語としての自己

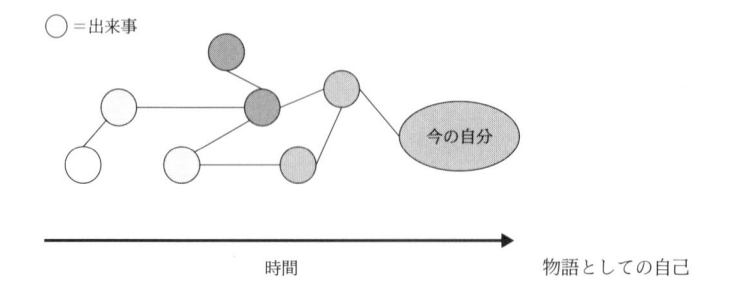

語」)」であり，いま1つは，「自己物語（物語としての自己）」であり，この2つが諸研究の基底をなすモチーフとなっているということができる。

(1) **ナラティヴ（narrative）**

病者や障害者の語りや物語に着目する研究では，ナラティヴ（narrative）という言葉を用いることが多いが，日本では，日本語訳せずにナラ・・ティヴとカタカナで標記するのが通例である。なぜなら，narrativeという言葉の意味には，行為としての「語り」，語りにより生みだされる「物語」という2つの意味が含まれているからである[5]。

「言葉」は「現実」を構成する力をもつ。そうした力をもつ「言葉」が連結したものが，まさに「物語」であり，ゆえに「物語」には現実を構成する強い力があるのである。「物語」は「語り」という行為を通じてうみ出され，「語り」は「物語」をもとに展開されるという特徴があるのである[6]。ナラティヴ（narrative）という言葉は，このような，行為としての「語り」と語られたものとしての「物語」の相互規定的関係を包括してさし示した言葉なのである。

(2) **物語としての自己**

自己も物語の1つ，すなわち自己物語として捉えられるというのが自己物語論の主張である。物語としての自己とは何か。ガーゲンは次のように説

---

5) ナラティヴアプローチにおける「語り」「物語」の位置づけやその前提となる理論である社会構成主義については，小森康永・野口裕二・野村直樹編『ナラティヴ・セラピーの世界』日本評論社，1999年，などに詳しい。

6) 野口，2005年。

明する*7)。「自分とは何者か」を説明しようとする時，今の自分を結末とした「自己物語」の形式をとる。「自己物語」は「個人が自分にとって有意味な事象の関係を時間軸にそって説明すること」なのである。人生におけるさまざまな出来事と出来事の間に一貫した関連性（プロット）が与えられるとともに，自己物語は，現在の「生」に意味と方向性を与えるものである。自己物語は固定的・不変的なものではない。新たな出来事の経験や，語りなおしを通じて，自己物語は書きかえられていくのである。以上が自己物語論の骨子である。

4　ナラティヴセラピー

今日，臨床実践においても，物語が着目されているが，その主要な動向を形成しているのがナラティヴセラピーである。ナラティヴセラピーは，上述したナラティヴや自己物語といった視点を基盤におく実践なのである。家族療法の領域では，おおむね1950年代以降，システム論的な家族療法が主流であった。この療法は，病気の原因を社会システムとしての「家族」に求めていくものであり，治療者が専門的知識と経験に基づき家族を診断し，家族への介入を行うものである。それに対し，1980年代後半以降に登場したナラティヴセラピーは，社会構成主義の立場から，「問題」をめぐる「言葉」「語り」「物語」に着目する。セラピストは，原因を探し，家族に介入するのではない。クライエントとともに「物語」を書き替える作業に共同で参加するのである。

　ナラティヴセラピーの実践として3つの代表的な立場がある。その1つが，アメリカの臨床家 H. グーリシャンと H. アンダーソンらの「治療的会話」である。「治療的会話」とは，「「問題」についての対話を通じて，理解や発見を共同で探索していく努力」なのであり，セラピストとクライエントは，新しい意味，新しい現実，新しい物語の共同開発者となるのである。この立場によれば，治療における変化とは対話によって「それまで語られることのなかった」ストーリーが創造されることなのである。こう

---

7)　マクナミー&ガーゲン，2001年。

した治療的会話において重要なのはセラピストの「無知の姿勢」である。「無知の姿勢」とは，セラピストの「旺盛で純粋な好奇心がその振る舞いから伝わってくるような態度ないしスタンス」を意味する。セラピストはクライエントによってたえず「教えてもらう」位置にあるのであり，この「教えてもらう」という姿勢こそ新しい意味の創造にとって重要なのである[*8]。

　次に挙げることができるのは，ノルウェーの臨床家T. アンデルセンのリフレクティング・チームである。このアプローチでは，臨床場面における会話の公開性によってクライエントと臨床家の関係をより平等的なものへと接近させていくことがめざされる。クライエントに聞かれることのなかった「ワンウェイ・ミラー（マジックミラー）の向こう側」の治療チームの会話もクライエントが聞くところとなる。〈治療チーム＝観察者〉〈クライエント＝被観察者〉という固定的な位置関係を放棄し，ワンウェイ・ミラーを境に展開される対話を通じて新たな物語の創造が鼓舞されるのである[*9]。

　そして，いま1つが，オーストラリアの臨床家M. ホワイトとニュージーランドの臨床家D. エプストンによる「物語の書きかえ療法」である。このアプローチについては次章において詳述することとしよう。なぜなら，「ナラティヴセラピー」という近年の大きなムーブメントの礎ともいえる議論をはやくから展開したのが彼ら，とりわけM. ホワイトであったからである[*10]。

5　物語の書きかえ療法

ホワイトとエプストンの「物語の書きかえ療法」は，① クライエントの

　8）　アンダーソン＆グーリシャン，2001年，pp.67-72。

　9）　アンデルセン，2001, pp.89-118。なおここで言う「リフレクティング」とは「相手の言葉を聞きいれ，それについて考えをめぐらし，それをまた相手に返す」作業を意味している（アンデルセン，2001年，p.115）。

　10）　今日のナラティヴセラピーにおけるホワイトらの研究・実践の位置については，小森康永「訳者あとがき（新版）」ホワイト＆エプストン『物語としての家族』（三刷）金剛出版，2002年，pp.271-86，などが参考になる。

5　物語の書きかえ療法

苦痛は，ドミナントストーリー（支配的な物語）によってもたらされているが，②ドミナントストーリーの外側には，すくい残された「生きられた経験」があって，③「ユニークな結果」（外部に残された「生きられた経験」）に焦点をあて共有していくことで，新しい（苦痛をもたらさない）物語へと書きかえることが可能である，とするものである。「問題」の原因を探すのではない。「ユニークな結果」（「問題」の存続に協力せずに済んだ経験）を掘り起こし，それを共有しながら，より生きやすい物語へと書きかえていくのである。人生の「改訂版」をつくること，これが「物語の書きかえ療法」がめざしているものなのである。

　さて，彼らは，「ストーリー」を〈自分の経験を枠づける意味のまとまり〉と定義する。ストーリーは，われわれの経験を形作るものとして次のような重要な役割を担っている。第一に，「ある経験が他のもろもろの自分の経験とどういう関係にあり，それがいかなる意味を持っているかは自分のストーリーが決定する」ということ。そして，「自らの経験の中から，どういう側面を切り取って表現していくかは，これらのストーリーが決定する」。次に，「経験をどう表現するかも，これらのストーリーが決定する」。そして，四番目が，「これらのストーリーが，生き方や人間関係に大きな影響を与え方向付ける」ということである。こうしたストーリーによって生きられた経験は解釈され，われわれは自分のストーリー（あるいは他者のストーリー）に出演者として登場し，ストーリーを通して人生を生きるのである。人生は経験をストーリー化することとそのストーリーを演じることによってその人固有の人生として定着するのである[11]。

　さて，支配的な物語をより生きやすい物語へと書きかえていくためには，まず，ストーリーを改訂することの可能性について論じておかなければならない。彼らは，文学におけるテクストという比喩を用い，〈読者〉と〈小説〉との関係について論ずる。いかなる作品においてもある種の不確実性を含んでいる。例えば，展開における非整合性や明らかな矛盾の存在，登場人物が実在する人のように明確な輪郭を持ちえていないなどといったあいまいさである。読者は，いわばこうしたテクストの〈穴〉を自身の経験と想像力で埋めていかなければならないのである。〈現実の人〉と〈そ

11）エプストン＆ホワイト，2001年，pp.141-45。

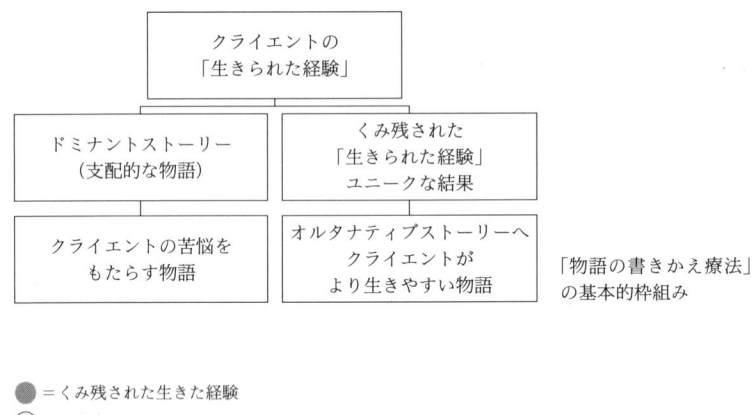

「物語の書きかえ療法」の基本的枠組み

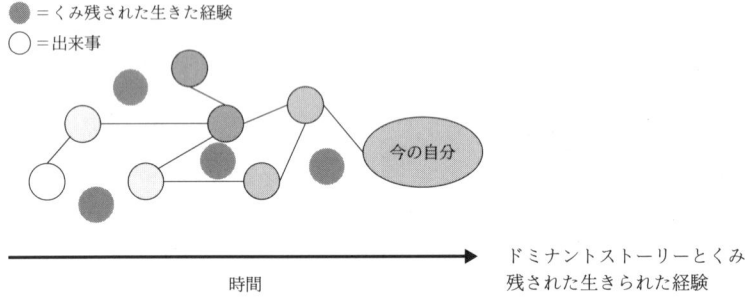

● ＝くみ残された生きた経験
○ ＝出来事

時間

ドミナントストーリーとくみ残された生きられた経験

の人が生きようとしているストーリー〉との関係においても同様である。人生というテクストは不確実性に満ちている。ゆえに，テクストを演じていく際，われわれは自らの経験と想像力によって補塡していくことが求められるのである[12]。ストーリーが常に不確定な要素を含みうること，このことが多様な意味の創出，すなわち物語の書きかえの可能性を導くのである。このアイデア，すなわち「テクストアナロジー」が彼らの議論の基盤となっているのである。

6　スニーキー・プー（ずるがしこいプー）

では具体的な実践例に基づき，「物語の書きかえ療法」のプロセスを概観

---

12) エプストン&ホワイト，2001年，pp.145-48。

6　スニーキー・プー（ずるがしこいプー）　　153

しておこう*13)。ここでとりあげるのは、いわゆる「スニーキー・プー（ずるがしこいプー）」とよばれる有名な事例である。この事例には、「遺糞症」と診断された6歳の少年ニックと父親・母親が登場する。ホワイトのもとを訪れる前、すでに複数のセラピストが「治療」を行っていたがすべて失敗に終わっており、「ニックの糞が至るところにおかれてしまう」という「問題」にニックも両親も翻弄され続けていたのであった。次に示す4つのステップを踏みながら「物語の書きかえ」が達成される。

(1) ステップ1　「問題」の外在化

「原因探し」は保留される。なぜなら「原因」を特定しようとしたセラピーはすべて失敗に終わっていたからである。彼らがまずとりかかったことは、原因を探すことではなく、「問題」（ニックの糞が至るところにおかれてしまうこと）をスニーキー・プー（ずるがしこいプー）と命名することであった。このことによって、「問題」をクライエントから引き離し客観化するのである。「問題」は、人や人間関係の外部に置かれ、クライエントから分離した存在となる。換言すれば「問題」が名付けられることで、「問題」は人生や生活から分離され可視化されるのである。この作業は「問題」の外在化とよばれている。

(2) ステップ2　「問題」の影響の明確化

「問題」の外在化によって、「問題」が人生や人間関係に与えた影響がどのようなものであったのかを明確化することが可能となる。なぜなら、「問題」に苦悩する人びとは、まさに「問題」のさなかにあり難渋しているのであって、あらためて「問題」と自らの人生を切り分けながらその関係を問う視点や心理的余裕が奪われている場合が少なくないからである。人生や人間関係を支配してきたドミナントストーリーから自由な位置に自らをおくことによって、それまで、顕在化することのなかった人生の新たな側面の発見が可能となる。この事例では、スニーキー・プー（ずるがしこいプー）がニックや両親に与えてきた影響が明らかにされる。「プーのせいで」ニックは友人もいないし学校の勉強もままならない、「プーのせいで」

---

13)　ホワイト&エプストン、2002年。

母親は自分に親としての能力があるのか悩んだ,「プーのせいで」父親は同僚や友人から距離をおくようになった,「プーのせいで」夫婦の関係が疎遠になった,というようにである。

(3) ステップ3 「ユニークな結果」の発見

「問題」がクライエントに与えた影響が明確化されるなかで,ドミナントストーリーに収まりきらない人生の出来事への気づきが与えられる。必ずしも「プーのせいで」「プーのおかげで」ということばかりではなく,「プーの思い通り」にならなかった出来事もあったことに気づくことになる。彼らはこの出来事を「ユニークな結果」と呼ぶ。エプストンらが指摘しているように「経験したことを意味あることとして言葉に置き換えようとしても,それはすでに存在する物語によって「あらかじめ方向付けられている」。つまりそこでは,ある出来事は意義あるものとみなされ,また他の出来事は無意味なものとして記録されずに終わる」ことになる*14)。「物語」は,人生や経験に意味を与えうるものであるが,同時に,人生や経験の解釈に一定の方向性を与えるものでもある。人生や人間関係を貧しいものにしているドミナントストーリーからすれば,取るに足らない無意味なものとして記述され発見されることのなかった出来事である「ユニークな結果」を拾い上げていくのである。例えば,「プーのせいで」夫婦関係が完全に破綻してしまったわけではないことや,ニックもいつも「プーの思い通り」になっていたわけではなかったことなどが明らかにされる。

(4) ステップ4 物語の書きかえへ

「ユニークな結果」は,セラピストも知るところとなることで,ドミナントストーリーによってふたたび無意味なこととして押しやられてしまうことのない確かな社会的現実となる。「ユニークな結果」を基点に人生の新たな意味が模索され,従前の古いストーリーは揺さぶられ,その見直しが進められる。クライエントは,この新しい方向性に沿って人生を生きることが推奨されるのである。これらの作業を通じて,ドミナントストーリー(支配的な物語)を生きやすい物語へと書きかえていくのである。彼らは,

---

14) エプストン&ホワイト,2001年,p.167。

> **セルフヘルプグループ (self-help group)**
> セルフヘルプグループ（自助グループ）は，おおむね，共通の「問題」を介して組織され，対等かつ対面的な相互関係を基盤とするグループとして定義される。障害者・患者やその家族のグループ，遺族会，そして，同性愛など社会的支持が未だ得られにくいような一定のライフスタイルを共通項とし組織されるグループなどさまざまであるが，アルコール依存症者のAA（Alcoholics Anonymous 無名のアルコール依存症者たち）はよく知られている。あくまでも，自発的参加を前提とし参加者の主体性が尊重される点，参加者による経験の共有や支え合いを通じた自己変革，より当事者のニーズに根ざしたサービスの開発や提供，社会運動への展開可能性などが，その特徴としてあげることができる。今日，福祉や医療など広い領域でその重要性が指摘されるようになっている。
> （南山浩二）

どのように物語が改訂されたのかについて，手紙で文章化することや認定書を発行する「物語的手段」「文書的手段」を用い，時には，関係する人びとにも手紙や認定書が送付され，オルタナティブストーリー（もう一つの物語）の共有化がはかられる。これは，「ユニークな結果」の場合と同様，他者との共有化によって，「物語の改訂版」がより確かなものとして定着していくことをめざしているのである。

7　ナラティヴセラピーの含意

ナラティヴセラピーは，単に新たな「臨床実践のあり方」を呈示したということにとどまらないものである。それは従前の臨床実践の前提そのものを変更しようとする挑戦とも言えるものであった。端的に言えば，セラピストが専門的知識や技術，臨床経験に基づき診断し介入するのではない。むしろ，このような臨床実践のあり方をことごとく否定することによって，クライエントの苦しみが解消されうるとしていのである。

　アンダーソンとグーリシャンのいう「無知の姿勢」はセラピストがクライエントによってたえず「教えてもらう」ことの重要性を説いた。そして，アンデルセンは〈治療チーム＝観察者〉対〈クライエント＝被観察者〉と

いう固定的な位置関係を放棄した。ホワイトとエプストンは,「原因」の特定を保留し,ドミナントストーリーに回収されえないユニークな結果に焦点をあてたのであった。すなわち,この三つの立場に共通していたのは,既存の知識や理論に基づき現象や行動を解釈する「模範的態度」[15]をそなえた〈知者〉の立場をセラピストが放棄することであった。

　このことは,セラピストが「専門性」を失ってしまうということを示していない。〈知者〉の立場に立たないこと自体がすぐれて「専門的」だと主張しているのである。従来,セラピストは,「専門家」であるためには一定の「問題」を必要とし,「問題」を定義し治療するための言葉（＝専門用語）や技術によって,クライエントの経験を捉えてきたのであった。セラピストがこのような〈知者〉の立場に立つことは,セラピストが前提とする物語（＝既存の知識や理論）にあてはめ,あるいは,あてはまる範囲で,クライエントの経験を理解することに他ならない。クライエントは,自らの人生物語の著者であり,自分自身の人生についてよく知るいわば「専門家」なのである。彼ら／彼女たちの〈生きられた経験〉の語りを聴き,対話することが,新たな意味の生成と自己物語の改訂を可能とするのである。

　また,ナラティヴセラピーの視点は,ジェンダーや階級,人種,性的嗜好性などといった「文化的文脈」にも拡張される[16]。なぜならこうしたカテゴリーは,クライエントの経験や「問題」を意味づけ方向づける権力作用を有しているからである。このように,ナラティヴセラピーは社会のあり方に対する問いにも結びついているのであり,ナラティヴセラピーの論者の関心は,対クライエントといったミクロな臨床場面を越えて,広く社会的,政治的イッシューにも向かっている。また,既に述べたように〈知者〉の立場は,規格化する力――個人や家族のあり方を一定の方向へと導く力――を有していたのであり,ナラティヴセラピーは,個人や家族を一定のパターンへと方向付けてきた知や実践のあり方を問うというより大きな課題に挑戦しているのである。

---

15) アンダーソン＆グーリシャン,2001年,p.73。
16) モーガン,2003年,p.202。

8 「語り」/「物語」のちから——自己から社会へ

クラインマンが指摘しているように,「病い」にはさまざまな意味があり,「病いの経験」は,さまざまな意味が重層的に重なり合うものとして捉える必要がある[17]。病者や障害者の経験への理解をより深化させることにおいて,「病いの経験」の物語を聴くことへの期待は高まっているのである。人生はテクスト(本文・原著)であり,それは多様な解釈に開かれている。例えば「絶望の物語」は「回復の物語」へと書きかえることができるかもしれない。語りを聴き物語を理解すること,物語の改訂の条件を理解することは,「病者」「障害者」を苦悩に満ちた人生物語から解き放つ可能性を探ることでもあり,よりよいケアを考えていくうえで重要であるということができるのである。「語り」「物語」には,よく言われるカタルシス効果を超えたもの,つまり,自己を書きかえていく可能性があるのである。ゆえに,ナラティヴセラピーは,よりよいケアを考えていくうえで示唆に富むものであることは間違いないだろう。

ナラティヴセラピーと関心と方法をともにし[18],「あいまいな喪失」に苦悩する人々についての研究とセラピストとしての援助実践を続けているポーリン・ボスはセラピストが採用すべき姿勢について次のように簡潔に述べている[19]。

「人々が語ることができる共感的な雰囲気をつくりだし,その物語をそのまま聴き取り理解することが重要である。なぜなら,人々の苦悩

---

17) クラインマン,1996年。
18) ポーリンボスの「あいないな喪失」研究とナラティヴセラピーとの関連については,小森康永「あいまいな喪失とナラティヴ・セラピー」,小森康永・野村直樹編『現代のエスプリ433ナラティヴ・プラクティス』至文堂,2003年,南山浩二「訳者あとがき」ボス『「さよなら」のない別れ 別れのない「さよなら」——あいまいな喪失』学文社,2005年,pp.173-81。などで検討されている。ボスの議論はやや本質主義的な要素を排除しきれていない印象があるが,彼女の「文脈的アプローチ」とナラティヴセラピーが共有する部分は極めて大きい。
19) ボス,2005年。

を理解するのに非常に重要なヒントがそこにあるからである。」

　人びとが語る物語をじっくりと聴く。人びとの物語をセラピストが保有する一定のモデルにあてはめ理解するのではない。「そのまま」聴き取り理解するのである。この姿勢を辛抱強く維持し，物語の書きかえへと向かえるよう，クライエントをエンパワーしていくこと。彼女は，今，このことがセラピストに求められているのだと主張しているのである。

　さて，最後に少しだけ議論を広げておこう。「語る」／「物語」のちからは，自己物語の改訂から社会における支配的なまなざしの変革へと向かうこともありうる。本章のはじめに言及した手記の「まえがき」は，次のような文章で始められている。

　　「私たち仲間の一人ひとりが精神病を抱えてきた日々を，思い切って筆をとって本にしました。偏見の強い精神病という病気になったこと自体，不幸なことですが，日本というこの国でこの精神病になったことが一番の不幸だと言われています。自分で告白することのできない精神病という病気になり，何をどうしていいのかわからないまま病院に入り，いろいろな副作用のある薬をのみ，そして精神病という病気と，それにともなうさまざまな生活上の障害を抱えて，患者の人たちはこの日本で生きていかざるを得ないのです。この本にはそんな日々を送ってきた人々の思いが飾りなく書かれています。」[20]

　確かに病院や当事者組織が発行する文集や機関誌をはじめ市販本まで，精神障害者による人生の語りが全く存在しなかったわけではない。しかしながら，これだけ多くの精神障害者の語りが一同に集められ，広く出版されたことはそれまでにはなかったといってよい。この手記の出版はセルフヘルプグループというサポートコミュニティを背景に，それまであまり他者に語られることのなかった障害者の「私秘的」で「個人的」なストーリーが紡ぎ出され，より広汎に公的な世界へと流れ出したことを象徴する出来事であったと言えるのである[21]。

---

20) 全家連ほか編，1995年。

この手記が出版されたのは次のような時代であった。従来の施設収容中心型から社会福祉・社会復帰路線へと，精神障害者施策が修正あるいは拡大されはじめた。そして，当事者組織の活動が全国的に展開したという社会状況を背景に，精神障害者にとって地域で暮らすことが，困難が伴うものであったとしても，障害者が選びうる具体的な選択肢として浮上しはじめた，まさにこのような時代であったといってよいだろう。この手記に自らの人生の物語をよせた障害者は，「ナラティヴ・コミュニティ」[22]としてのセルフグループに参加することによって，孤立から解放され，そして自らの人生を語り，自己を捉え返すことに向かった人びとである。そして，「顔」「実名」を公表し，「精神障害」や「精神障害者」への理解を求め社会に訴えはじめた人々なのである。つまり，精神障害や精神障害者に対する社会の支配的な見方であるドミナントストーリー[23]に対抗し，そして，それを転換させようとする試みであったと言うことができるのである。

　フェミニズムにおけるコンシャスネスレイジンググループ（意識覚醒グループ）による試みなど，「語る」ことの力は社会変革へと結びついた。女性たちは，語りあうことを通じて，自分たちの経験は，決して，とるに足らない些細で「個人的」なことなのではなく，むしろ「社会的」「政治的」なものであることを発見したのであり，彼女たちの視点は，家父長社会への批判へと焦点化されていったのであった。社会において周縁的位置におかれ自らの経験を語り得なかった人びとが，自らの経験を表現する「言葉」を獲得し，アイデンティティを捉え返す「語る主体」へと移行すること。このことは，彼ら／彼女たちの経験を強力に意味づけてきた「語られ方」を相対化し，新たな社会的意味を創造し呈示していく試みに他ならないのである。「語り」「物語」の「ちから」は，自己から社会へとに向

---

21) プラマー，1998年。
22) 野口，2005年。
23) 精神障害（者）に対する社会の支配的な物語について考える際，大村の「老い」をめぐる物語に関する議論が参考になる。近代化は，長寿社会を実現し，一方で「老い」に固定的かつ否定的な価値を付与し排除する社会構造をうみだしたのであり，ここに近代社会がはらむ「老い」をめぐるパラドックスがある。ゆえに，大村は，「死ねない時代」になった現代では，近代人を呪縛し続けてきた「煽る文化」を冷却する「鎮めの文化」が必要となっていると指摘する（大村，2000年）。本論中で若干ふれたような精神障害（者）についての支配的な物語と，大村のいう「煽る文化」は重なる部分が大きい。

かう。「語る」ことは社会に揺さ振りをかけることにもなりうるのである。

(南山　浩二)

参 考 文 献

マクナミー＆ガーゲン編『ナラティヴセラピー——社会構成主義の実践』(六刷) 金剛出版, 2001
　　(ナラティヴセラピーの論文集の訳書。下記, アンデルセン, アンダーソン＆グーリシャン, エプストン＆ホワイト, それぞれの論文も収められており, ナラティヴセラピーの全容を把握するには最適の本である。)
アンデルセン「「リフレクティング手法」をふりかえって」, マクナミー＆ガーゲン編『ナラティヴセラピー——社会構成主義の実践』pp.89-118。
アンダーソン＆グーリシャン「クライエントこそ専門家である——セラピーにおける無知のアプローチ」, マクナミー＆ガーゲン編『ナラティヴセラピー——社会構成主義の実践』pp.59-88。
エプストン＆ホワイト「書きかえ療法——人生というストーリーの再著述」, マクナミー＆ガーゲン編『ナラティヴセラピー——社会構成主義の実践』pp.139-67。

ボス『「さよなら」のない別れ　別れのない「さよなら」——あいまいな喪失』学文社, 2005
　　(心理的に存在しているが身体的には不在である。身体的に存在しているが心理的には存在していない。このような失われたのか失われていないのかが不明確な喪失は人々に過大なストレスを与える。本書は, あいまいな喪失について具体的な事例に基づき論じている。)
クラインマン『病いの語り——慢性の病いをめぐる臨床人類学』誠信書房, 1996
　　(「病いの語り」ブームの立役者のひとりであるクラインマンの著書。「病いの語り」研究において, 決してはずすことのできない必読書となっている。いわゆる偏見・スティグマなど, 一定の病気に関わる社会文化的意味についても論じている。)
モーガン『ナラティヴセラピーってなに？』金剛出版, 2003
　　(ナラティヴセラピーの基本的な考え方や実際のすすめ方について書かれた入門書。実践例に基づき平易な言葉で書かれているのでとても読みやすい。手始めに読む本としてはお薦めである。)
野口裕二『ナラティヴの臨床社会学』勁草書房, 2005

（社会学の立場から社会構成主義やナラティヴセラピーについて論じた本である。著者は，ナラティヴセラピーを社会学研究の題材としていち早く紹介した人である。心理学化など現代社会の諸相についても議論を展開している。）

大村英昭「死ねない時代の臨床社会学」，大村英昭・野口裕二編『臨床社会学のすすめ』有斐閣，2000
　　　（「老い」や「死」をめぐる物語が喪失した時代において「鎮めの文化」が必要であるという著者の主張はうなずける。宗教社会学などの立場から「老い」「死」という経験をよりマクロな社会や文化の変動との関連においてダイナミックに捉えている。）

プラマー『セクシャルストーリーの時代』新曜社，1998
　　　（ストーリーの社会学。今まで語られることのなかった経験が語られ，その物語が広く社会に流れ出していく過程や語りや物語の社会的な意味について論じている。具体的には，同性愛者やレイプ被害者などのセクシャルマイノリティーに焦点があてられている。）

ホワイト＆エプストン『物語としての家族』（三刷）金剛出版，2002
　　　（物語の書きかえ療法について書かれた本。本章で紹介した「スニーキー・プー」の事例についても詳細に記述されている。フーコーなどの議論をひきながら本アプローチの理論的立場についての検討も行われている。）

全国精神障害者団体連合会準備会・全国精神障害者家族会連合会編『こころの病い――100人の体験』中央法規出版，1995
　　　（当事者にとって「精神病」という経験がもつ意味について知りたい人にはお薦めしたい。これだけ多くの語りが集められた本は他にはない。言葉ひとつひとつを噛みしめながらじっくりと読むことで，当事者の経験の重さがひしひしと伝わってくる本である。）

⑨
正義の倫理とケアの倫理

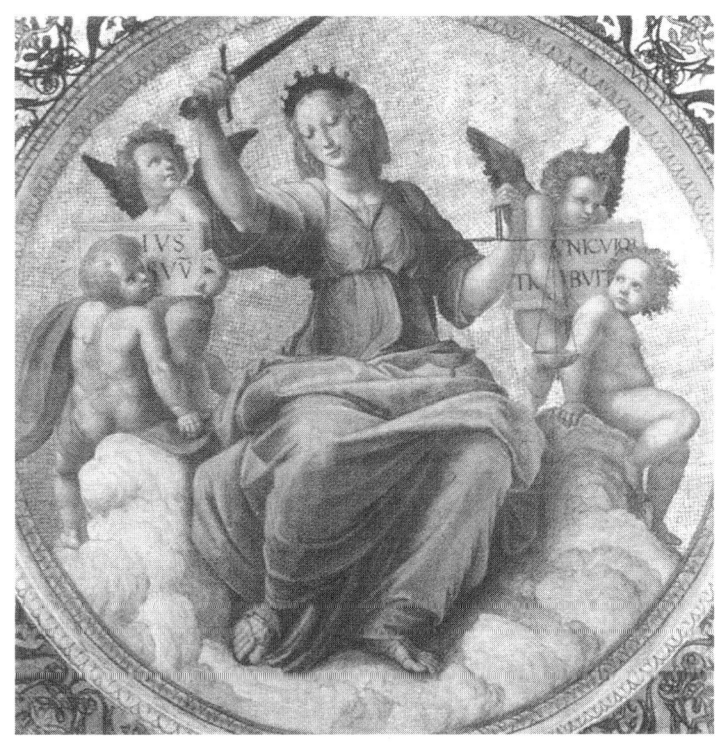

ラファエロ「正義」
1508年, ヴァティカーノ宮, 署名の間, ローマ

わたしたちの世界は多様な人から構成されている。同じ人間は存在せず，みな個性的な一回限りの人生を真剣に生きようとしている。このように多様性に満ちあふれた世界で人々を公正（公平）に扱うためには，関連する要素だけを考慮し，それ以外の要素を考慮に入れないことが必要だ。こうしたタイプの倫理が正義の倫理である。それに対して，人と人との具体的な関係を引き受け，人が置かれた具体的な状況や前後関係の中で他者の必要性に応答する責任を真剣に考えることも必要だ。これがケアの倫理である。

　複雑化した現代社会では人びとを公正に扱う正義の倫理が社会制度をつくる上で欠くことができない。今日，それは「権利」という形で制度化されている。しかし，権利という制度だけでは，現代社会が抱える問題に対処はできない。人間の痛みや苦しみはすべてが個性的で具体的だからだ。今日，ケアが社会の至るところで問題になってきている理由は，そのような痛みや苦しみに対応するためである。

　それでは正義の倫理（権利の倫理）とケアの倫理はいったいどんな関係にあるのだろうか。本章では，一見すると次元を異にするこの二つの倫理の対立と相互補完性を，概念的なレベルと現実の社会レベルの両方で考えていくことにしたい。

1　はじめに

　学校での試験を思い浮かべてみよう。教師が突然「今日の試験は，身長の高い者にボーナス点を与える」と言ったとしよう。多くの人は，この教師のやり方を不公平だと考えるだろう。なぜならば，試験にあたって考慮されるべきは，その科目の能力だけでなくてはならないからだ。この教師は能力以外に，身長を加味しようとしている点で不公平と言える。他方，クラスで集合写真を撮るとき，教師が「試験の成績がよかった者が前に並べ」と言えば，これも不公平だと思える。写真を撮る場合に考慮されなくてはならないのは，身長だからだ。背の高い者が後ろに並び，背の低い者が前に並ぶのが集合写真で全員が写る上で必要だからだ。

　学校での別の場面を思い浮かべてみよう。クラスで成績が悪いことを理由に思い悩んでいる子どもがいたとしよう。その子どもの成長を真剣に考える教師は，子どもと面接をして，いろいろな話しを聞くことだろう。勉強のことだけでなく，友人とのこと，家族とのこと，将来の夢などなど，その子どもが置かれた具体的な状況や子どもの気持ち（感情）に注意深く耳を傾け，その子どもが，その子らしく成長できるように，いろいろな支援をするはずだ。子どもに対するこのような接し方は，テストや集合写真の事例とは異なる。ここでは，悩みを抱えた子どもの具体的なあり方すべてが可能な限り考慮されるからだ。

　人間のある要素だけを見て取り扱うことと，人間の具体的な状況を考慮して取り扱うこと，わたしたちは他者と接するときに，こうした2つの異なる方法を使っている。この2つの方法はどんな倫理に基礎をおいているのだろうか。この章では一見すると全くレヴェルを異にする2つの倫理，すなわち，正義の倫理とケアの倫理について，それらがいったいどんな関係にあるのか考えていくことしたい。

2 正義の倫理

(1) 正義という考え方

わたしたちの世界は多くの人たちから構成されている。一人一人はみな違い，同じ人間は二人としていない。このような違い（差異）にあふれた世界で人びとを公正（公平）に扱うためには，関連する要素だけを考慮し，それ以外の要素を考慮に入れないことが必要だ。上の例で言えば，試験では能力という要素の違いが，集合写真では身長という要素の違いが考慮され，それに応じてクラスのメンバーを扱うのが公平なのだ。正義という規範の形式的な定義は「等しき者は等しく扱え」である。すなわち，試験成績において等しい者は，身長にかかわらず等しい扱いを受け，写真撮影においては身長が同じ者は，成績にかかわらず同じ扱いを受けるべきなのだ。差異に満ちあふれた人びとを公平に扱うとは，このように，問題となっていることに関連する要素だけを取り出して，それ以外の要素は無視をすることである。

　正義の女神を絵画や彫刻で見たことがある人は多いだろう。正義の女神は左手に天秤，右手に剣をもっている。天秤は対立する主張や要求を計るためのもので，剣は対立する主張や要求を裁定するためのものである。さらに特徴的なことは，正義の女神は目隠しをしている。歴史上古くは目隠しをしていない女神が普通であったが，16世紀以降に描かれた歴史的に新しい女神は，すべて目隠しをしている*[1]。正義という考え方を理解するためには，この目隠しが重要だ。

　正義の女神は対立する主張や要求を裁定するわけだが，その裁定は公平でなくてはならない。この公平さを象徴しているのが目隠しである。つまり，裁定にあたっては，その裁定に関連する情報だけを聴き取り，関連しない情報には眼を閉ざすということを女神の目隠しは象徴している。例えば裁判を考えてみよう。裁判においては，対立する主張が闘わされ，最終

---

1) 村上裕「目隠しされた正義の女神」，森征一・岩谷十郎編『法と正義のイコノロジー』（慶應大学出版会，1997年）所収。

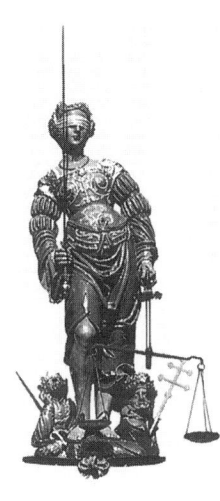

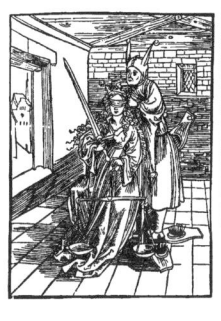

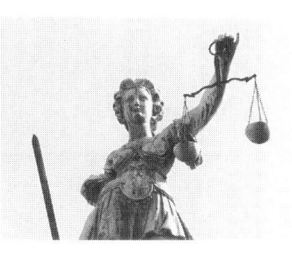

2 正義の倫理

正義の女神
左：Otfried Höffe, *Politische Gerechtigkeit* 表紙より
中央：伝アルブレヒト・デューラー，1494年，ブラント『阿呆船』第71章「喧嘩をしては訴訟を起こすこと」挿絵より
右：ドイツ連邦共和国外務省——ドイツの実情：法制度より

的に裁判官によって裁定される。裁判官は裁定にあたって，裁定に必要な情報だけで判断する。被告人の髪の色や形，身長や体重は判断に関係のないものとして考慮されないし，考慮に入れられるべきではない。こうした判断こそが，裁定者の恣意を排除した公平な判断であり，わたしたちはこの判断方法を正しいと考えている。正義 (justice) が公平，公正，処罰，裁判官といった意味をもっている理由はここにある。

(2) 正義と権利

ヨーロッパ社会において，古くから正義の女神が描かれてきたことは，正義という価値が社会において極めて重要な位置にあったことを意味している。そして，哲学や思想の分野でも正義は古くから議論の対象であった。ヨーロッパ社会における正義の一つの形をつくりあげたのはアリストテレスである。アリストテレスは正義を人間が身につけるべき「正しく行為する性向」としつつ，同時に共同体（社会）の根底に置かれるべき基準とした[2]。そして後者は，国家と市民の間の関係を律する分配的正義，市民と市民との関係を律する整正的正義として定式化された。このアリストテレスの正義は，ヨーロッパ社会の正義概念のベースにあるものとして現代

---

2) アリストテレス『ニコマコス倫理学』高田三郎訳，岩波文庫，1973年，『政治学』山本光雄訳，岩波文庫，1961年。

まで息づいている。

　現代社会での正義，すなわち「等しき者は等しく扱え」という規範は，社会全員の権利保障という規範となり，制度的にも保障されている。すべての人間は，各人がもっている差異に関係なく，すべて権利をもった主体として扱われるべきであるという考えは，正義の要請に応えるものであり，現代社会の秩序の要になっている。万人に対する権利保障において必要とされる態度について，ドイツの社会学者ウェーバーは興味深い指摘をしている。各人の権利を守ることとは，恣意的で差別的な取り扱いを排除することであり，そのためには個人の処遇においては個人的な裁量を入れないことが必要である。つまり情を入れずに機械的に人々を取り扱うことが要請される。大学でレポートを提出する時の窓口の対応を考えてみよう。締め切り時間に遅れた学生のレポートは，理由が何であれ，機械的に受け付けられない。個別的な事情を聞くことが人間的な対応と思えるが，そうした対応をすれば逆に不平等になる。窓口で事情を話した人はレポートが受領され，窓口で話をできなかった人や窓口に到着する前に提出を諦めた人は受領されないというのは，明らかに不平等だからだ。ウェーバーは平等な権利保障にあたっては官僚制的な冷たい対応が求められると言う[3]。

(3) ロールズの正義論

　さて20世紀以降の社会では，紆余曲折を経ながらも，徐々にすべての人の権利を保障するという考えが定着し制度にもなってきた。しかし，従来の権利保障だけでは対応できない大きな差異が人びとの間にあることも明らかになってきた。そうした差異の典型は経済的な不平等である。個人の責任にしてしまうことができない理由で経済的な困窮状態に陥ることは正しいことだろうか。逆にたまたま親が大金持ちで，何の努力もしないでその遺産を受け継ぐことは正しいことだろうか？　こうした経済的な差異（格差）が正義の焦点となった。

　経済的な格差を深刻な問題として，その是正を正義の要請と捉えたのは，アメリカの哲学者ロールズである。彼の正義についての考え方は，現在ま

---

　3) マックス・ウェーバー「新秩序ドイツの議会と政府」，中村貞二・山田高生・脇圭平・嘉目克彦訳『マックス・ウェーバー　政治論集2』みすず書房，1982年所収。

で大きな影響力をもっている*4)。ロールズは現代社会で求められる正義を次の三点だとしている。基本的な自由（権利）の万人への保障，同じ能力と動機をもつ人には同じ機会が保障されること，そして経済的格差は社会の最も恵まれない人の利益になること，この三点である。ロールズの正義についての考え方は，20世紀以降の福祉国家が進めてきた格差の是正を正義の名によって正当化するものと言える。ロールズはさらにこうした正義は万人が納得できるものだとも言う。その点を証明するために，ロールズは私たちにシミュレーション（思考実験）をすること求める。思考実験の場は「原初状態」と呼ばれている。その場は自分の利益を追求しようとしている個人から構成されており，個々人の利害は対立している。こういう状況に「無知のヴェール」が覆われているとする。「無知のヴェール」とは各個人が自分についての特定情報（自分の性別，身体的な力，富の量など）を知らないという仮定だ。各人は自分についての情報を知らない中で，自分がもしかしたら現実には弱々しく，富をもたない人間かもしれないと推論し，リスクを回避するために，格差是正を含んだ正義に納得するだろう，とロールズは言う。こうしたシミュレーションがうまくいくかどうかは議論の余地があるにしても，ロールズの考え方の中にも，個別的な情報の排除，つまり目隠しをすることが公正さの要であるという正義の要請が生かされている。

　ロールズはさらに心理学者ピアジュを参考に人びとが正義を守る人間にどのように成長していくのかについてのモデルも提示している。それは家族の愛情，団体組織の中での人間関係を経て，人びとは公共世界での正義に従ったルール感覚をマスターするというモデルだ。
ロールズは次のように言っている。

> 「正義の諸原理の要請に応える社会的な取り決めが，どのように私たちの大切な価値と利益を促進し，また，私たちと共に生きている人たちの大切な価値と利益を促進しているのかを理解すれば，私たちは正義の原理を適用し，それに基づいて行為したいという願望を発達させ

---

4) John Rawls, *A Theory of Justice: Revised Edition*, Harvard University Press 1999.

る*5)。」

　現代の正義についての考え方に大きな影響力をもっているロールズの理論は，各個人が正義というルールに従って自らの利益を追求していくことが正しい社会だというもので，これは正義という堅い考えを，フェアプレーというわかりやすい考えと結びつけたものと言えよう。

3　ケアの倫理

(1)　ギリガンの「もう一つの声」

ロールズの正義についての考え方に基づいて，特に正義を守る人間の成長過程をより精緻に展開したのは心理学者コールバーグである。コールバーグは人間の道徳的発達を，他律的道徳→個人的な利害によるルール遵守→対人関係における期待と同調→社会制度上の義務の履行→自分の利害の相対性についての認識と不偏性理解→公正という普遍的な原理の獲得という6段階でモデル化している*6)。このモデル，すなわち，権利を中核とした正義の要請を習得することが人間の道徳的成熟であるというモデルに対して，1980年代に強い異論が提出された。

　異論を提出したのは心理学者ギリガンである。ギリガンはコールバーグがモデル作成にあたって使用した道徳的ディレンマの事例について別の解釈を示す。このディレンマとは次のものだ。ハインツという男性の妻が重い病気にかかっている。妻の病気を救うためには高額の薬を購入するしかない。しかし，ハインツにはその薬を買う金がない。ハインツはこの薬を盗むべきか否か，これが道徳的ディレンマの事例である。ギリガンは，面接調査を通じてこのディレンマへの対応が男性と女性とでは異なることを指摘する。男性は「薬を盗むべき」と主張する。なぜならば財産よりも生命の方が重い価値があり，窃盗という違法行為をしたとしても，法も間違いうる人為的なものであり，この場合，生命を救うという道徳的な要請が

---

　5) ibid. p. 415.
　6) ローレンス・コールバーグ他『道徳性の発達段階——コールバーグ理論をめぐる論争への回答』片瀬一男・高橋征仁訳，新曜社，1992年。

優先するからだ。この回答は生命，財産，法，道徳というものにそれぞれウエイトづけをした上で，「数学的」「論理的」な形でディレンマを解決している。他方，女性のディレンマへの応答は，より曖昧なものだ。女性の被面接者は，「生命は救わなければならないが，盗むのもよくない。なぜならば，薬によって病気から回復しても，ハインツが窃盗で監獄に行けば，彼女は悲しい思いをするから。だからハインツは事情を他の人によく話して薬を購入する別の方法を考えるべきだ」と応える。

　コールバーグのモデルに従えば，男性の回答は道徳的成熟を示しているが，女性の回答はそのモデルで言う第三段階ぐらいの劣ったレヴェルにとどまっていると考えられる。果たしてそうなのだろうか。ギリガンは，従来の道徳的成熟モデルが男性中心に作り上げられており，その中で「劣ったもの」として見過ごされてきた「もう一つの声」が女性の回答の中にはあるという。

(2) ケアの倫理

ギリガンは「もう一つの声」をさまざまな面接調査を通じて慎重に聞き出してくる。「もう一つの声」においては「道徳的問題は競合する権利からではなく，対立する責任から生じてきており，その解決は前後の文脈をよく考えた物語的な思考の様式」[7]が示されている。こうした思考様式の背後には，男性とは違った世界についてのイメージがある。男性の世界は，自立した個人から構成され，ルールの体系で成り立っているのに対して，女性の世界は人間関係から構成され，人と人とのつながりでしっかりと結びつけられているものだとギリガンは考える。そして女性の世界を次のように説明する。

　　「彼女の世界は，人々の間のつながりについて気がつくことがお互いに対する責任の認識と他者に対して応答する必要性を生み出す，そういった人間関係が織りなす世界であり，心理的な真実の世界なのである[8]。」

---

7) Carol Gilligan, *In A Different Voice: Psychological Thory and Women's Development*, Harvard University Press 1982, p. 19, 邦訳『もうひとつの声——男女の道徳観のちがいと女性のアイデンティティ』岩男寿美子監訳，川島書店，1986年，25頁。

女性の世界についての見方には，男性の正義の論理とは異なる「ケアの倫理の中心をなす洞察」が含まれているとギリガンは言う。男性の思考は個々人を権利をもった主体として抽象的に捉え，人間関係における葛藤を権利と権利の間の対立として，道徳的な問題を解決しようとしている。これに対して，女性の思考は人と人との具体的な関係を引き受け，人が置かれた具体的な状況や前後関係の中で，他者の必要性に応答する責任を真剣に考えることで道徳的問題を解決しようとしている。両者の相違をギリガンは次のようにまとめている。

　　「女性との面接で何度も表れてくる道徳的な命令は，ケアへの指令，つまり，この世界にある「現実的で誰もが認める困難」を識別し，それを緩和する責任である。それに比べ，男性にとっては，道徳的命令はむしろ他者の権利を尊重し，それによって生命と自己実現の権利への干渉から守るというもののように見える[*9]。」

　ギリガンは，世界に対する二つの見方と世界に対する二つの対応の仕方，つまり正義の倫理とケアの倫理が，男性と女性との性差の違いに還元できるとか，性差に固定されているものだとは考えていない。両者の違いはテーマの違いだとしている。しかし，ギリガンの主張には，従来の倫理が男性的な正義の倫理に従って構築され，それのみが唯一の正しい道徳的成熟の姿であるとの認識への強い異議申し立てが含まれている。複雑で差異に満ちあふれた世界に対して，目隠しをして関連する情報を極力排除し，権利という抽象的なレヴェルで対立や葛藤を処理しようとする正義の倫理とは異なる別の倫理があるというわけだ。その倫理がケアの倫理であり，具体的な他者のあり方，他者の困難や苦悩を引き受け，他者の必要に応答する倫理なのである。

(3) 正義の倫理とケアの倫理の補完性
ギリガンは正義の倫理とケアの倫理が相互に補って人間の道徳的な成熟が

8）　ibid. p. 30, 邦訳49頁。
9）　ibid. p. 100, 邦訳176頁。

3　ケアの倫理

可能となるとする。その点をやや長くなるが引用しておこう。

「女性がケアに固執するのは自己防衛的であるというよりまず自己批判的であるのに対して，男性は第一に他者に対する義務を不干渉という言葉で消極的に考えている。それゆえに，女性と男性の両方にとっての発達は，これらの異なった見解がお互いに補い合う関係であることを発見して，権利と責任との統合を成立させていると思える。女性にとっては，権利と責任の統合は人と人との関係の心理的な論理を理解することで起こる。この理解はすべての人がケアに対してニーズをもっていると主張することで自己批判的な道徳がもつ自己破壊的な潜在力を和らげる。男性にとっては，ケアをすることにあるより積極的な責任の必要性を経験して得られる認識によって，不干渉という道徳がもつ他者への潜在的な無関心を矯正し，選択の論理から選択の帰結へと注意を向けるようになる。慣習以後に獲得された倫理的な理解の発達において，女性は不平等には本来含まれている暴力を理解するようになり，他方，男性は人間の生の中にある差異に眼を閉ざした正義という考えがもつ限界を理解するようになる[10]。」

わたしたちは人と人との関係の中で生きている。私たちは一方では，すべての人間を，目隠しをしてその人間がどんな人間であるかを見ることなく，一人の人格として尊重しなければならない。これが権利の尊重であり，正義の要請である。他方，わたしたちは，自分をも含めてまわりの人間の具体的な関係の中で，他者の声や他者のまなざしに応答する責任ももっている。その場合には目隠しをしないで，眼を見開き五感を使って応答しようとする。これがケアの倫理だ。したがって，ケアは何か専門的な力量なのではなく，私たちがもつべき関係性の作法ともいえるものである。ケアは他者を道具として扱うことを断固として拒否するが，他者に対する自己犠牲でもない。ケアについての名著を著したメイヤロフは，ケアの本質を「私の一部として他者を感じること」として，「他者の成長を助けることによって私自身の自己実現をするのである」[11]と述べる。このように見て

---

10) ibid. p. 100，邦訳177頁。

くるならば，正義の倫理とケアの倫理は二者択一の関係ではなく，ギリガンの指摘のように，相互に補い合って，わたしたちの世界の倫理的な作法を作り上げている。

4　現代社会における正義とケア

(1) 正義と権利の相互補完性

現代社会のいくつかの具体的な場面で，正義とケアが補完関係になっている。正義の徹底がケアを要請する事例として，犯罪被害者や犯罪加害者のケアを挙げることができる。裁判は現代社会で正義を実現する重要な機能を担っている。裁判によって刑罰が確定したり，具体的な権利と義務の関係が明らかにされたりする。今日，問題となっているのは，裁判によっては必ずしも解決できない人の心の問題だ。犯罪被害者の心の傷は，仮に勝訴しても癒されないことがある。被害者の心の問題に対してはケアが重視されている。また，犯罪加害者の社会復帰のためのケアも，制度改革を含めて重要な政策課題となっている。

他方，ケアの徹底が正義を要請する場合もある。医療や介護の現場では，医学的な治療に回収されない独自の営みとしてケアが位置づけられている。高齢社会の到来，疾病の複雑化，ターミナル医療の充実などがその背景にある。この分野では，ケアは専門的な知識や技能に裏付けられた専門職によって担われている。ケアが専門職によって担われることになれば，患者や被介護者からは，より質の高いケアを求める声が出されるだろう。これはケアの権利と表現できる。また，専門職が担うケアが不適切である場合も起こりうる。ケアの失敗に対して，患者のみならず専門家を守る具体的な権利も必要となるだろう。

ギリガンが理論的に提示した正義とケアの相互補完性は，現代社会のさまざまな領域で見ることができる。同時に注意しなくてはならないのは，正義とケアは時として対立することだ。例えば，こういう事例を考えてみ

---

11) Milton Mayeroff, *On Caring*, Harper Collins Publishers 1971, p. 7, p. 18, 邦訳『ケアの本質——生きることの意味』田村真・向野宣之訳，ゆみる出版，1987年，40, 70頁。

よう。公共交通機関の大事故で家族を失った人が，同じ境遇にある他者との結びつきを求めるために，事故を起こした会社に対して被害者の氏名などの提示を求めた。しかし，会社は個人情報の保護とプライバシーの権利を理由に，この要求を拒絶した。権利の論理からすれば，この会社の対応は当然と言える。しかし，心の傷をケアしたいという善き意図は，権利の論理によって阻まれたことになる。

　正義とケアは一方では相互補完的であり，他方では対立的でもある。対立は，おそらく，いろいろな事例の中で英知を集めることで，具体的に解決していくしかないだろう。それにしても，なぜ，わたしたちが生きている現代社会では正義とケアがともに社会の問題として問われているのだろうか。最後に，この点に簡単にふれておきたい。

(2) ケアの権利と権利のケア

わたしたちが生きている社会は非常に複雑だ。技術的な合理性や経済的な効率性が重視され，人と人との関係も官僚制的で機械的な関係や金銭的な市場関係によって支配されているように思える。これは近代社会という特殊な社会が頂点に達したからだ。近代社会は，人と人との人格的な依存関係（共同体的関係）を解体してできあがった社会である。人間はすべて権利保有者として尊重されるが，人と人との関係は，商品を媒介とした市場関係によってバラバラにされていく。人と人の豊かな人格的関係は，家族や友人関係といった親密圏でかろうじて生息している。しかし，そうした親密圏も市場関係によってズタズタにされる。会社で死ぬほど働かされ，家に帰っても寝るだけという労働者。子どもを学力競争のより良いポジションにつけるために奔走する親たち。持っているブランド商品を介してしかつながりをつくれない若者たち。

　こうした非人間的状況にわたしたちは置かれているからこそ，癒しやケアへの強い要求をもつことになる。しかし，ケアの倫理の提唱たちの意図は，現代社会の病理の部分的な治癒をめざしているわけではないし，いわんや，病理に対して豊かな人格関係の夢想を勧めているわけでもない。ギリガンは「ケアの倫理は，非暴力という前提，すなわち，誰もが傷つけられるべきではないという前提に依拠している」[*12)]と言う。この言葉の中にはケアの倫理がもつ解放への力が秘められている。その力を生かすため

には，ケアの倫理の根底にある非暴力性と具体的な人格の尊重を，社会を構成する原理にまで鍛え上げることが必要だ。もちろん，いままで見てきたようにケアの倫理は大きな社会の原理にはなりにくいのも事実であるし，ノディングズが言うように，そもそもケアの倫理は「普遍化可能性」を拒絶している*13)。

しかし，ケアの倫理の意図とはややずれるかもしれないが，ケアの倫理がもつ解放への力を引き出すためには，ケアをいったんは徹底して権利の論理に組み込むことが必要だと考えられる。つまり，すべての人間に対し「ケアされる権利」と「ケアする権利」を認め，それを社会的な規範にすることだ。誰もが自らの憂いや苦悩をケアされる権利をもっているし，誰もが具体的な他者の憂いや苦悩を引き受ける権利をもっているというのが，その社会的な規範の内容だと言える。このようにケアの権利を定式化することは，患者や被介護者の権利を制度化することにはとどまらない。それは，技術的な合理性や経済的な効率性が貫徹し，人間の疎外状況が極限にまで達している現代社会に対して，人と人との具体的で豊かな関係性を，具体的な現場から回復させていく規範ともなりうるだろう。

ケアの権利を社会的な規範として承認することは，実は権利という規範を鍛え上げることにもつながる。メイヤロフはケアの対象は具体的な個人に限定されないとし，その対象は，芸術作品，哲学的概念，共同体でもありうると述べている*14)。メイヤロフの議論を援用すれば「権利のケア」，つまり権利という概念をケアするということ（概念の成長を支援）も十分に成り立つだろう。やや教科書的だが，権利という規範は，国家から干渉されない権利＝自由権，国家を形成する権利＝参政権，国家に一定の条件や資源を要求する権利＝社会権という順番で歴史的に発展してきた。その到達点は「世界人権宣言」の中に示されている。20世紀後半以降，権利は新しい発展を始めている。女性の権利，子どもの権利，民族的少数者の権利，高齢者の権利，患者の権利，ハンディキャップをもった人の権利，

---

12) Carol Gilligan op. sit p. 174，邦訳305頁。
13) Nel Noddings, *Caring: A Feminine Approach to Ethics and Moral Education*, University of California Press 1984, p. 5，邦訳『ケアリング 倫理と道徳の教育——女性の観点から』立山善康・林泰成・清水重樹・宮崎宏志・新茂之訳，晃洋書房，1997年，8頁。
14) Milton Mayeroff op. sit pp. 8-12，邦訳19-27頁。

4　現代社会における正義とケア　　　　　　　　　　　　　　　177

法とケア
「判決が出ても気持は癒されない」。特に凶悪犯罪の被害者たちは判決が出され，加害者が有罪となっても，このような気持をいだく。裁判を通して社会正義は実現されたとしても，それで全てが解決できないことを被害者たちの気持はよく示していると言える。今日，犯罪被害者へのケアが大きな課題になっている理由はここにある。犯罪被害者のケアという観点に立った施策，例えば被害者の裁判への参加や精神的支援が必要である。同時に加害者の社会復帰のためのケアを制度化していくことも必要だ。法とケアは次元を異にするが，被害者と加害者の「ケアへの権利」を制度化していくことが大きな課題である。　　　　　　　（伊藤恭彦）

　同性愛者の権利等「新しい人権」が次々に提起され，議論が深まっている。
　「新しい人権」は従来の人権と異なる特徴をもっている。従来の人権は，人間なら誰でも享受すべき規範として定式化されてきた。これに対して「新しい人権」は，具体的な属性をもった人の権利，とりわけ，現代社会において抑圧され，悲惨な状況に置かれている具体的な人間の権利として提示されている。人間ならだれでも享受すべき権利という規範は権利の普遍性を保証する上で大きな力をもっている。しかし，普遍的な規範ではカバーできない具体的状況をも権利は視野に入れなくてはならない。目隠しをして，人一般の権利を宣言するだけでなく，眼を大きく見開いて，具体的な悲惨を視野に入れた権利の発達を促すこと，「新しい人権」はこの方向へと発展している。このことは，ケアの倫理が課題としてきた具体的状況に置かれた人への応答責任，文脈に依存した倫理的な判断というものを権利概念が取り入れ始めたとも言えるだろう。ケアを権利として定式化することは，権利という概念が自己実現していくこと（ケアされること）に，実はつながっているのである。
　生産のための生産，経済成長のための経済成長，消費のための消費，現代社会を支えてきて題目はこんなものだったかもしれない。しかし，この題目に従ってできあがった社会の中で，一人一人の個人は疲れ，傷つき，途方に暮れている。正義の倫理とケアの倫理が同時に問われているのは，こうした社会の非人間性を修正し，社会の人間化を進める必要性からだと言ってよいだろう。

5 むすび

　途上国の人間的な開発や女性問題で国際的な議論をリードしている思想家ヌスバウムは，文化の違いを超えて，すべての人間が享受すべき権利を定式化するための議論を深めている。そのためにヌスバウムは，あらゆる文化に共通する人間の善き生き方の基本的な要素（彼女はそれを「人間とって中心におかれる機能的な潜在能力」と呼んでいる）を提示している。それは，①生存すること，②身体の健康，③身体の統一性，④感覚，想像力，思考，⑤感情，⑥実践理性，⑦所属（友情と尊敬），⑧他の種との関係，⑨遊び，⑩自分の環境のコントロールである[15]。権利は人間が以上の10の能力を享受し，それを基礎に自分の生き方の幅を拡大することを支援する規範なのである。人間を抽象的な主体として捉え，そのような主体の利益を守る正義という規範ではなく，身体と感情をもち，愛情やケアといった他者との豊かな交わりを求める人間の条件を守る規範として，ヌスバウムは正義を鍛え上げようとしている。

　ヌスバウムの議論は，正義の倫理とケアの倫理を大きな社会の原理として統合させる1つの方向性を示していると言えるだろう。いま，正義の倫理とケアの倫理の対抗と補完性から学ばなくてはならないのは，一方で，大きく眼を開いて，他者の状況をよく見ること，そしてそこで発せられている声に耳を傾けること，他方で，あらゆる差異にもかかわらず，すべての人間を人間として肯定すること，この2つを私たちの倫理的な作法の中にしっかりと位置づけることだ。

　地球規模で広がる暴力や抑圧から人と人との関係での悩みまで，私たちを取り巻く悲惨さは深刻だ。わたしたちはその具体的な悲惨さに応答しながら，悲惨を作り上げている社会の仕組みにも視野を広げなくてはならない。ケアの倫理と正義の倫理が相まって社会の人間化が進められるだろう。

（伊藤　恭彦）

---

　15) Martha Nussbaum, *Women and Human Development: The Capabilities Approach*, Cambridge University Press 2000, pp. 129-30.

参考文献

アリストテレス『ニコマコス倫理学』高田三郎訳，岩波文庫，1973年
（正義という概念を定式化し，倫理的な思想の中に位置づけた古典的著作。正義のみならず，倫理学の体系を学ぶ上でも必読の文献である。）

John Rawls, A Theory of Justice: Revised Edition Harvard University Press 1999
（現代社会における正義概念に最も影響を与えた著作。訳書は『正義論』〔紀伊國屋書店〕として出版されたが現在は書店で入手できない。大学や大きな公共図書館には所蔵されている。現在，入所可能な『公正としての正義 再説』〔岩波書店〕が，ロールズの思想をコンパクトに伝えている。）

Carol Gilligan, In A Different Voice: Psychological Theory and Women's Development Harvard University Press 1982
（ケアの倫理を正義（権利）の倫理との対抗で描いた著作。ケアの倫理を学ぶ上では必ず読む必要がある。本書も『もうひとつの声──男女の道徳観のちがいと女性のアイデンティティ』川島書店として翻訳版が出版されたが，書店では入手困難。）

川本隆史『現代倫理学の冒険──社会理論のネットワーキングへ』創文社，1995年
（正義やケアはもちろんのこと現代倫理学の主要な潮流が平易に整理されている便利な本。同時にケアを応用倫理学の中に位置づけ，その意義を先駆的に明らかにした好著。）

10
いのちを美しくする芸術

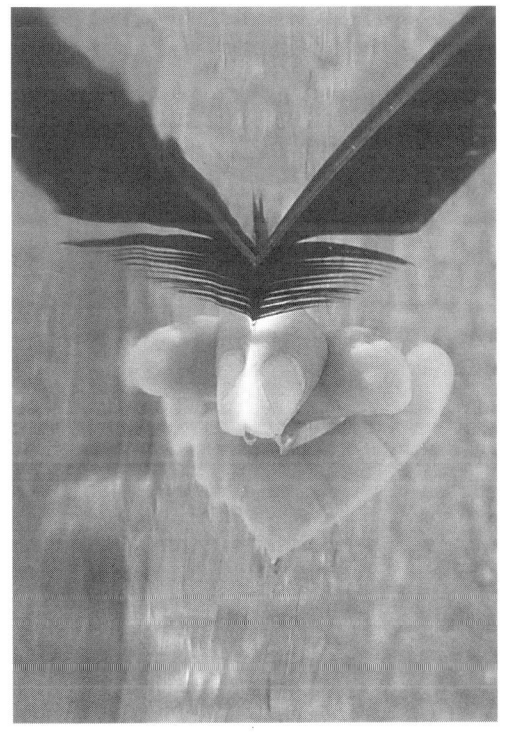

A LOST WELL　なくした井戸（奈木和彦）

人は心を強く打たれるものに出会いながら生きる力を得てゆく。自然はケアの意図をもたずわれわれの心を打つ。そこにはもはや「対象と私」という区別はなく，われわれが感じるのは「いのちの環流」である。それは，主体と対象の区別に先立ち，主体と対象の区別が成立した後も潜在化して両者の区別を生み続けている。

　その「流動的な生成」は自分が何者であるかを知る前からそこにあり，それが「わたし」を生んだのである。「わたし」の内にありながら「わたし」に先立つものに触れることができるとき，人のいのちは美しくされる。

　芸術は，自然と文化の区別以前に働いているさまざまな力を感じ取ろうとする。そして，芸術は捕獲することのできないそれらの力を強化し解き放とうとする。そうすることによって，「わたし」が「わたし」と成る前から感じ取っていた自然への信頼を想い起こす。

　セルフ・ケアは，「わたし」の生成を遡行して「わたし」の源に触れることである。芸術は宗教のように「わたし」の源を立てることはせず，「わたし」が「わたし」を追い越しつつ，「わたし」自身の中に「わたし」を生み続けてきたいのちを探り当てようとする営みである。

1　芸術といのちの美しさ

(1)　いのちを美しくすることとしてのケア
①　ケアは人と自然の間にもなりたつ
ケアは人と人との間に生まれると言われることが多いが，枯れかかっている植物に水を与えることもケアと考えられる。ケアの対象は人だけとは限らない。

逆に，自然が人をケアすることもある。青い空や月の白い光に心を打たれること，海辺に寄せる波の音を聞きながら水平線をぼんやり眺めていること，花の香りに心が緩むこと，犬や猫を優しく抱くこと。われわれは自然に癒され，自然のさまざまな力に触発され，支えられながら生きている。

けれども，空はケアをしようとして青くあるわけではなく，白く輝く月もケアを意図して光を放っているわけでもない。なぜ，あるがままの自然が人に安らぎを与えてくれるのか。そして，人が意志をもって行うケアと，何の意図ももたずわれわれをケアする自然とはどこでつながっているのか。自己や他者への配慮と考えられることが多いケアであるが，配慮という意図をもたない自然との関係においてどのようにケアを問題にすることができるだろうか。

②　ケアはいのちを美しくすること
ケアを苦しみの除去や緩和としてとらえる必要はなく，快楽や悦びの増大と捉えることも可能である。親が子に対して示す配慮の多くは，苦しみの除去であるばかりでなく，将来にわたる子供の快楽や悦びの増大にある。親は「すくすく」「のびのび」育つわが子の姿を見ることに悦びを覚える。とすれば，ケアをいのちの「のびやかさ」「美しさ」から考えることができるのではないか。配慮への意図をもたない自然がわれわれの苦痛を緩和したり悦びを与えてくれるのは，自然のさまざまな力がわれわれのいのちを美しくしてくれるからではないのか。

枯れそうな植物が水を与えることによって元気を取り戻すのを見ることは，われわれにとって悦びである。元気を取り戻した植物のいのちは，われわれのいのちを動かす。枯れそうになっている植物に水を与えたいと思

うのは，水を与えることが植物のいのちを美しくし，美しくなった植物のいのちがわれわれのいのちを美しくするからではないだろうか。ここには，ケアするもの（主体）とされるもの（対象）という区別以前に，いのちの美しさの環流が潜んでいる。

③　生きて在ることを美しいと感じる

生きているというリアルな感覚を失ったある人は，自分の状態について次のように語っている。「以前は音楽を聞いたり絵を見たりするのが大好きだったのに，今はそういうものが美しいということがまるでわからない。音楽を聞いても，色々の音が耳の中へ入り込んでくるだけ。何の内容もないし，何の意味も感じない。……〈ある〉という感じがちっともしない。」

　この言葉は，人間が生きる上で，美しさを感じるということがいかに大切かを教えてくれる。音楽や絵画などは生活のおまけのようなもので，「絵に描いた餅」は何の腹の足しにもならないと言う人がいる。だが，美しい絵を描きたい，美しい絵を見たいという気持ちをもつことなく，人間らしさを保ち，潤いのある生活を送ることができるのだろうか。つまり，美しく生きることはできるだろうか。

　『君たちはどう生きるか』（吉野源三郎著，岩波文庫）には，人間関係を美しさから語っている次のようなくだりがある。「君のお母さんは，君のために何かしても，その報酬を欲しがりはしないね。君のためにつくしているということが，そのままお母さんの喜びだ。君にしても，仲のいい友だちに何かしてあげられれば，それだけで，もう十分うれしいじゃないか。人間が人間同志，お互いに，好意をつくし，それを喜びとしているほど美しいことは，ほかにはありはしない。そして，それが本当に人間らしい人間関係だと，コペル君，君はそう思わないかい？」

　さらに思いつくところを挙げれば，鈴木大拙は『禅と日本文化』（岩波新書）の中で，禅においては道徳衝動よりも芸術衝動の方が原初的であり，芸術の力は端的に人間性に喰い込むと述べている。禅と西洋哲学の格闘に生きた西田幾多郎も，「我々の真の自己は単に考へる自己ではなく，感ずる自己，欲する自己である。かかる全自己を包むものは我々の表現の世界である」と述べている。

　いのちの美しさという問題には，伝統的に西洋で語られてきた真・善・美という区分には収まらない，人間が生きて在ることのより根本的な問題

1　芸術といのちの美しさ

があると思われる。そして芸術も，いわゆる学問・道徳・芸術という三区分には収まらない，人間が生きて在ることのより根本的な問題に触れている。芸術は作品を作り出すことではなく，まず何よりもいのちの美しさを作り出すものだからであろう。そこで，次に芸術といのちの美しさについて見てゆきたい。

(2)　芸術が作り出すいのちの美しさ
①　芸術は美的調和だけを問題にするのではない
一般に芸術は美を創造する行為であると考えられている。この前提に立てば，自然は偶然において美しく，芸術は意図的に美しいものを作り出すことだと言えるかもしれない。

けれども，20世紀前半に現れた現代芸術が人間が潜在的に抱えている不安や緊張を表現しようとしたことはよく知られている。美術におけるシュルレアリスムや表現主義がこれであり，音楽でも不協和音を多用する音楽や無調音楽が現れた。しかし，セザンヌの絵をよく見ると空間が奇妙に歪んでいるし，影を黒を使わず紫で表現しようとしたルノワールは死斑を描いていると批判された。音楽でも，例えばベートーヴェンの交響曲第1番は不協和音から始まっているために物議をかもした。名曲，名作と呼ばれている作品でも，少し目を凝らしてみれば美的調和を破壊している要素が含まれていることに気づく。制作者においては，美的でないものが要請された必然的な論理があったはずであり，むしろそれまでの基準では測ることができないような不確定・不安定なものの可能性を探りあてることにこそ芸術の使命があり，それが新しいいのちを生み，いのちを美しくするとさえいうことができるかもしれない。

音楽とは「音を楽しむこと」といってはばからない人に出会うことがあるが，音楽哲学者アドルノによればシューベルトは「楽しい音楽なんてあるのだろうか」と語ったそうである。芸術をいわゆるきれいなもの，あるいは楽しいものとしてしか捉えないとすれば，苦しみを取り込んだ現代芸術，あるいは広く悲しみにつながる芸術一般の意味を捉え損なうことになってしまうだろう。では，悲しみとその「癒し」から芸術を考えるとどうなるのだろうか。

②　芸術を悲しみと鎮魂から考えてみる

ここでは，芸術を悲しみと鎮魂から考える手がかりとして，フロイトの「喪の仕事」と日本の芸能を例として挙げよう。

まずフロイトであるが，彼は『悲哀とメランコリー』などで，いわゆる心の傷が癒されてゆく心理的機能としての「喪の仕事」（Trauer Arbeit）について述べている。これについては，『対象喪失——悲しむということ』（小此木啓吾著，中公新書，1979年），『「別れ」の深層心理』（森省二，講談社現代新書，1993年）などが参考になろう。フロイトの「喪の仕事」は，一方では臨床的な次元で展開を見せ，例えば『死ぬ瞬間——死とその過程について』（E. キューブラー・ロス著，中公文庫）のような「死の受容」の過程，特に「抑鬱」（depression）の段階と深く結びついている。河合隼雄氏が『日本人の心のゆくえ』（岩波書店）の中で，「それまで抑えられていた感情が単に発散されるのではなく，自分のものとして経験され，自分の心に収まることがなければならない。そのためには，それは自分にも納得のいく形をもつ必要がある。……創造活動をするのに，他からの答えを期待するのはまちがいである。自分で発見しなければならない」と述べているのもこれと関係している。

他方，フロイトの「喪の仕事」は，ハイデガーにおける「死へと関わる存在」をはじめとする実存の哲学的問題とも結びついている。例えば現代哲学においてはデリダが『アポリア　死す——真理の限界で待つ』（人文書院）の中で「文化は本質的に死の文化である。祖先崇拝・喪の儀礼・墓の制度なしには文化はない」と語るのも，フロイトとハイデガーの問題を継承してのことである。

ここでは以上を指摘するにとどめ，次に芸術と悲しみ・鎮魂との関わりを考える上で重要なもう一つの手がかり，すなわち日本における芸能について見てみよう。芸能は「遊び」とも呼ばれてきたが，「遊び」の本質が「喪の仕事」にあったことは，例えば日本について記された最も古い文書である『魏志倭人伝』にもうかがえる。そこでは，邪馬台国の葬式の様子が「喪主は哭泣し，他の人は歌舞・飲酒をなす」と述べてある。また，『古事記』では天若日子の葬儀において「喪屋を作りて……日八日夜八夜を遊びき」と書かれてある。こうしたことから，折口信夫は『日本芸能史六講』（講談社学術文庫）の第三講において「日本の芸能でこの傾向をもってをらないものはないといふほどの，共通の事項を取出してみるといふ

> **心のケア**
>
> 「心のケア」を必要とする人は昔からいたであろうにもかかわらず，この言葉を頻繁に耳にするようになったのは，わりと最近のことのように思われる。はたして，そのギャップは何を意味しているのだろうか？……物質的側面のみならず心理的側面をも重視するようになった，現代社会の成熟を反映している？　それとも，かつてないほど心理的苦痛が顕在化しやすくなっている，現代社会の歪みを？　いずれにせよ，すべてを個人の問題として，臨床心理士や精神科医による対症療法に期待するような風潮には，疑念や違和感も否めない。妙なたとえだが，戦争ストレスに耐えうる兵士を育てて戦争を長引かせるよりも，戦争そのものを終結させるための努力が優先されるべきではないだろうか。
>
> 　　　　　　　　　　　　　　　　　　　　　　　　　（橋本　剛）

ことならば，先，第一に挙げなければならぬのは鎮魂とまう一つ同じに考へられ易い反閇（へんばい）といふことであります」と述べるのである。

　これらのことから，かつて芸術・芸能がケアや癒しに通じることについてかつて新聞のコラムに小文を書いたことがあるが，その冒頭を引用しておきたい。「「へこむ」（凹む）という言い方が流行っている。空気圧（pressure）がなくなってしぼんだ風船のように，気持ちの張りが失われること（de-pression）である。へこんだものは，もう一度膨らまさなければならない。河合隼雄氏は「創ることが癒しになる」という。力を失って「へこむ」のだから，もう一度外（ex-）に向かって表現すること（expression）が必要になるのである。のびやかな表現ができるようになれば，色褪せて見えていた世の中も表情（これも expression という）を取り戻すことができる。本当に癒されるためには表現という能動性が必要なのである。」

　しかし，芸術を鎮魂として捉える考えには，なお２つの大きな問題があるように思われる。１つは，例えば『万葉集』の歌には死を含む別れの悲しみを歌った歌も多いが，同時に自然の美しさなどを歌うものもまた多いという点である。だからこそ，先に述べたように，ケアの問題を苦しみの緩和・除去からだけではなくポジティヴなものと一緒に考える必要がある。そして，もう１つの課題は，例えば葬式において人を癒すものは，嘆きの中に諦めへの道を進むことを促す読経の声であるばかりでなく，乳児の泣

き声や場をわきまえず走り回る幼児たちのあふれんばかりのいのちの力ではないかと思える点である。つまり，心の中で「喪の仕事」が行なわれることは確かであろうが，そこに新しい肯定的なもの，新しいいのちの芽生えがあり，それを見いだすことが人に希望を与え，「喪の仕事」が前に向って進むのではないかと考えられるのである。

これら2つの問題をクリアするためにも，芸術を悲しみや鎮魂として捉えるよりも，むしろ「いのちの美しさ」として捉える方がより適切であるように思われる。さらに芸術といのちの美しさについて一歩進んで考えたいが，その前に芸術とケアの関わりを考える上で注意しておきたい2つの事柄について触れておきたい。

2　芸術について注意しておきたい2つの考え方

(1)　芸術における理解と共感

①　ほんとうに他者を，そして自分を理解することはできるのか

ケアにおいて芸術が注目される大きな理由の1つとして，芸術は言語や意識の領域にとどまらず，全人的・包括的に人間に触れることがあるように見える。先に引用した西田の「全自己を包むものは我々の表現の世界である」という言葉もこのことと関係している。自分の苦しみを理解してほしい，わかってほしいと願うことがケアの核心部分にあり，芸術が与える共感が悲哀を癒すのではないかと考えることはいかにもわかりやすい。例えば，「自分のベッドのすそでUターンするような人には自分の心を開くものかと思っていた」と語った患者がいる。この言葉は，孤独の中で苦しんでいる人が自分の苦しみをわかってくれる人を求めているのに，苦しみを共にしてくれるような人はなかなかいないということを教えてくれる。だからこそエンデの『モモ』（岩波書店）の次のような言葉には心が惹かれる。「モモはいわば相手の中にすっかり入り込んで，そのひとの考えや，そのひとのほんとうの心を理解することができました。」

けれども，「相手の中にすっかり入りこむ」「そのひとのほんとうの心を理解する」とはどういうことなのだろうか。われわれにそんなことが可能だろうか。そもそもわれわれは自分自身に対しても「自分の中にすっかり

入りこむ」「ほんとうの心を理解する」ことができていないのではないか。とすれば、他者に対する理解や共感を問題にする時には、それに先立って自分自身を理解し共感するとはどういうことかについて考えておかなければならないのではないか。

キューブラー・ロスが「死の受容」のプロセスとして示しているように、セルフ・ケアの最も肝腎な場面である「抑鬱」(depression)は安易な他者からの介入を許さず、孤独の中で行われる。この「抑鬱」という状態を、幼虫から成虫へのさなぎの準備的・過渡的時期、あるいは卵の殻を自分で割って出てくるまでの「孵化」(incubation)の時期として捉えるならば、自身の中で自己に向かってなされる熟成の途中に外から殻を割って入るようなことは慎まなければならない。

他者からのケアが最も必要な場面とは実は他者が手出しをしてはいけない孤独の中でのセルフ・ケアであるというジレンマ、このことを理解していないケアは失敗する。また、他者に対してケアを行おうとする人自身がセルフ・ケアのプロセスを経ていない場合も、ケアは失敗する。ところが、十分なセルフ・ケアを行ったことがある人など存在しないだろう。人はいつもセルフ・ケアの途上にいるのである。とすれば、他者に対するケアは常に失敗することになる。こうした袋小路に対し、芸術はどのような見通しを与えてくれるだろうか。

② 新しいいのちを生むことを諦めない芸術

音楽にしろ絵画にしろ芸術作品が制作者と鑑賞者の間に共感や理解を引き起こすように見えるのは確かなことである。孤独な「抑鬱」の状態においても、音楽を聴くことによってセルフ・ケアが進むことは経験的に理解できることである。なぜ芸術は閉じられた「抑鬱」においてさえ効果をもつのか。

芸術行為においては、人は孤独の中にはまりこんでゆかざるを得ない。にもかかわらず、孤独の中で制作された芸術作品は他の人の心を動かす力をもつ。われわれがそこに見いだすのは、人は孤独の中で自己自身に向き合わなければならないこと、そして自己自身に向き合いながら困難な問題に立ち向かいそれを乗り越えようとしてきた人の軌跡である。芸術家は、たとえ孤独や不安の中にあってなおそれぞれのいのちが自分自身の責任において美しくなるように格闘する。

われわれが他者を理解し共感するのは,「みんなが一つになる」ことによって自分と他者との間を飛び越えることではない。そうではなく逆に,他者や自己を十分に理解し共感を得ることが困難であることを痛切に知らされながらも,芸術は「いのちを美しくする」ことの大切さを思い出させてくれる。芸術家が自身のいのちをいかに大切にし美しくしようとしていたかを知ることが,われわれに生きることへの希望を与えてくれるのである。枯れかかった植物のいのちが甦るのを見るときわれわれのいのちも甦るのと同じように,芸術はわれわれのいのちに働きかけ,いのちの美しさ,大切さを思い出させてくれるのである。

(2) 近代における芸術と創造・表現の結びつき
　① 神のかわりに宇宙の中心となった人間,そして近代芸術が始まる
　芸術に関して注意しておきたいもう一つの考え方は「創造」である。この「創造」という考え方は,旧約聖書の「神による世界の創造」に由来している。ここでは,神は創造主,世界は被造物であり,人間も被造物に属し,創造する主体とは考えられていない。
　ところが,ルネサンスに入ると,人間は創造されたものから創造するものへの転換を見せる。被造物であった人間は神のかわりに宇宙の中心に置かれ,自由な意志をもって自らの進むべき道を決定し,自己と世界を造形・変革する主体となる。
　ヒューマニズム＝人間（中心）主義として知られるルネサンス期に起こったこうした出来事は,近代芸術の出発点でもあった。創造主と被造物という関係は,ルネサンス以降の近代芸術において,「作者という主体」による「作品という対象（オブジェ）」の「創造」へと転化されたのである。
　② 近代芸術に偉大さが必要とされたわけ
　そして,芸術にとってもう一つの重要な考え方がここに登場する。万能の神による世界の創造は奇跡と栄光に満ち溢れたものであるが,人間による芸術的創造においても神の霊感に相当するものが必要とされたのである。それは,創造主体としての芸術家の個性的霊感（spirit, Geist）であり,才能やインスピレーションに満ち溢れる「天才」が求められたのである。例えば創意・工夫を意味する「インヴェンション」（invention）という言葉がこのことを端的に示している。「インヴェンション」という言葉は

1500年代から使われ始めバロック時代にもしばしば用いられた。こうして，もともとは技術という意味をもっていた art は，近代芸術の始まりと共に次第に深い精神性が要求されるようになっていったのである。

③　内面的な偉大さを表現し続けなければならない近代芸術

このような近代芸術を，日本・アジアなどに見られるような宇宙観と比較すると，その意味はより明瞭となる。例えば，呼吸に象徴されるように，「気」のような考えにおいては個人の内と外は流動的に一体であると考えられている。ところが，近代的表現（expression）概念は語源から明らかなように内面を外に搾り出すことを含意している。主観の精神や感情など内面的なものが感性的な形象という外面的なものへと表出されるのである。

この時，芸術の課題は，芸術の起源としての作者がいかにしてインスピレーションに満ちた内面的・精神的な表現内容を獲得するかということ，そしてそのような表現内容をいかなる表現形式を用いて作品として形象化するかになる。

近代芸術が前提にしている創造・表現という考え方を，市販の便器を展覧会場に飾ったデュシャンの『泉』（1917）や戦後のアンディ・ウォーホールたちは「引用」という方法によって覆そうとしたことは広く知られているところである。また，「神による世界の創造」という考え方をもたない日本・アジアなどの人びとにとっても，芸術や芸能は創造や表現とは異なった意味をもつ。例えば，あるインドの人は「われわれの音楽は宇宙の歌である」といい，あるネイティヴ・アメリカンは「音楽を通して精霊は語りかけ，音楽を通して人間は精霊と交信する」という。

このような考え方は，表現内容や表現形式がすばらしいことを求める近代芸術とは異なる，どのような可能性を開いてくれるのだろうか。そして，それはいのちを美しくすることとしての芸術とどのように結びつくのだろうか。

3　自然のエクリチュール，そして芸術

(1)　人間に依存しない自然の大切さ
①　自然と対立しない芸術，いのちの美しさを求める芸術へ

art はもともと技術という意味であった。したがって artificial という言葉は人為的・反自然的であることを意味する。では，芸術としての art も自然と対立するものなのだろうか。

　芸術がセルフ・ケアであり，自己の深層に向かうために自己の生成を遡行する営みであったとすれば，それは自然からの意識や文化の自立化の生成過程を遡行することでもあり，それは自然と文化が対立する以前の地点を指し示しているのではないか。

　この問題を個人史の中で考えるならば，次のように言えるだろう。幼児は何でも手で触り，場合によっては舐めたり噛んだりするが，そうした行為によって幼児は対象が何であるかを探り，同時に対象に触れる自分の指や舌が何であるかを知る。触れるという身体の運動が，自己と対象との境界面を確立し，自己と対象の位置を安定化させる。身体を通して自己と世界の安定したイメージを獲得することによって，やがて子供は「わたし」という一人称の言葉を獲得する。そして人は世界と自己との流動的関係から次第に自己意識を強くしてゆき，主観と客観との対立関係の中で生きるようになる。ところが，自己意識や対象意識が確立したといっても，自己は単独で存在するわけではなく，自己と対象との間の流動性が失われるわけでもなく，その境界面は常に新たに生まれている。言葉や意識の枠付け，カテゴライズする働きが，このような潜在的に働いている流動的な生成を見えにくくしているだけなのである。芸術はまさにここを問題にする。

　②　例えば主体以前の世界から差し出される眼差しを捉える写真芸術は，意識の働きにおいて見えにくくなっている自己と対象との流動性や境界面の生成に関心を寄せる。例えば多木浩二は彼の写真論「眼と眼ならざるもの」（『写真論集成』岩波現代文庫）において，写真が写真家の意識下に隠された身体を表すことを次のように述べている。「身体とは意識に随いきってしまうものではなく，むしろ意識の格子の間を埋めている暗闇のようなものであり，表現とは知らず知らずこの闇を自分に対して明らかにすることなのである。いわばこの気づかぬ暗い肉体に半ば浸透され，しかも，半ばはもはや自分自身でないはるかな世界に属している二重の構造がほかならぬこの写真の魅力であり，それは写真の本性なのである。」

　つまり，写真においては，日常生活において潜在化し見えにくくなっている自己と世界の境界の流動的生成が捉えられ，世界を摑みにかかる意識

3 自然のエクリチュール，そして芸術

や身体のひろがりと同時に，世界の方から差し出される「かれ以前のまなざし」が映し出されるのである。

③ 絶え間なく無垢のいのちを生み続ける自然へと遡行する芸術

しかし，この世界から差し出されるまなざしは，人間の世界のように意味に満ちたものではない。いのちと呼ばれるものは意味化以前の地点にある。それは人間の意味化された営為を無みする力をもっている自然に触れることでもある。自然は生老病死などをもって，人間の生が自然に属し危ういものであることを教える。けれどもまたある時は，自然は人間の存在に依存せず美しいものとして現れもする。海辺にそのつど新たな波が打ち寄せるように，自然は絶え間なく無垢ないのちを生み続け，無垢ないのちの始まりを告げている。しかし，新たに生まれてくるものがいかなるものかを人が知ることはない。

われわれがふだん自然と呼んでいるものは，言語化され意識によって捉えられたものであり，われわれを包んでいる生きた自然の残骸に過ぎない。芸術は，意識や文化の中で残骸と化した自然ではなく，自己と世界との流動的生成の源である自然に触れようとする。そして，そこに自然と文化の区別以前に働いているさまざまな力を感じ取ろうとする。芸術とは自然から自立化した文化の一領域なのではない。自然のさまざまな力を捕獲し飼い慣らそうとするものに対し，芸術は捕獲されず振動を続ける力を強化し彼方へと解き放とうとするものである。

自然を破壊から守り保護すべき対象として眺めることに先立って，われわれは世界から差し出される「かれ以前のまなざし」，人間に依存せず絶え間なくいのちを生み続けている自然の力に捕われることを思い出さねばならない。いのちは守るべき対象である以前に，われわれの心を打ち，われわれを捕える美しいものである。

(2) 自然のエクリチュール，そして芸術

① 例えば当てもなく救いを求めて宙に放たれる歌

陳凱歌監督の「黄土地」(「黄色い大地」，1984年) は，文工団の顧青が共産党プロパガンダのために中国各地の民謡を収集する話であるが，そこでは3つの音楽が対照的に配置されている。1つは顧青が帰り着く共産党の聖地延安で繰り広げられる勇壮な「腰鼓舞」，1つは村の結婚式や雨乞い

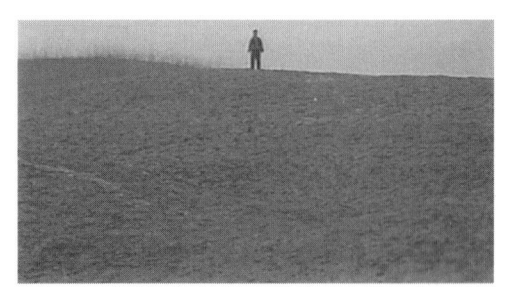

歌う翠巧
(「黄色い大地」より)

の儀式の音楽や踊りであり，そして3つ目が顧青を慕う村の娘翠巧が顧青に別れを告げる悲しい歌である。

　最初のものは道具的・手段的音楽である。ところが，顧青に村の歌を聞かせてくれと頼まれた翠巧の父親は，「悲しくもないのに歌が歌えるか」と答える。つまり，歌は村人の暮らしそのものに根ざしており，それを道具のように使用することは拒否される。

　3つ目の顧青との別れの場面において歌われる翠巧の歌は，自分を連れて行って欲しいという翠巧の願いを顧青が受け入れないために，顧青と翠巧の間で引き裂かれたまま宙吊りになる。当てもなく救いを求めて宙に放たれる翠巧の歌は，われわれの心を強く打つ。この映画を観ていると，歌のいのちは，人間の主観的表現ではなく，表現の限界において生まれるものではないかと思われてくる。ここにはルネサンス期に宇宙の中心に躍り出た人間ではなく，人間のさまざまな思いを無みする圧倒的な力を前に立ち尽くす人間の姿がある。

②　例えば波が描き出すエクリチュール

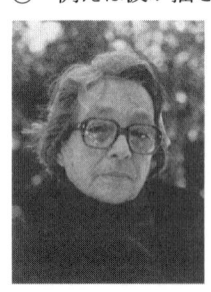

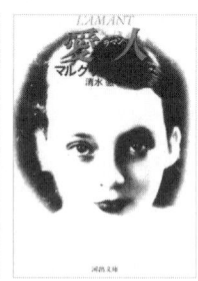

マルグリット・デュラス／左
『愛人』（河出文庫）／右

作家であり映画監督でもあるマルグリット・デュラスは，かつて過ごしたインドシナを題材にした『愛人』を書くにあたって，次のように述べている。

3 自然のエクリチュール，そして芸術

「わたしの人生の物語などというものは存在しない。そんなものは存在しない。物語をつくりあげるための中心などけっしてないのだ。道もないし，路線もない。ひろびろとした場所がいくつか」

「書く（エクリチュール）とはもはや何ものでもないという気もする。ときにはわたしは，こうだと思う。書くということが，すべてをまぜあわせ，区別することなどやめて空なるものへと向うことではなくなったら，そのときには書くとは何ものでもない，と。書くとはそのたびごとに，すべてを混ぜあわせ，区別することなどやめて本質的に形容不可能なただひとつのものへと溶けこませることでないとしたら，そのときには書くとは宣伝以外の何ものでもない，と。でも，大抵のとき，わたしには意見はない，わたしには見えているのだ，あらゆる場が開かれている，もう壁なんぞというものはないようだ。」

あるいはデュラスは次のように書く。

「風はやみ，樹々の下には，雨につづく超自然的な光がきらめいている。鳥があらんかぎりの力で啼く，気のふれた鳥たちが，冷たい大気でくちばしを研ぎ，あたり一面の大気をほとんどけたたましいばかりに鳴りひびかせる。」

「旅立ち。旅立ちというものはいつも同じだった。いつも同じく，海に向ってはじめて旅立つことだった。……人間が地上をまた海上を進むときののろい速度に，あの遅延に，風待ちに，晴れ間，難破，太陽，死への期待というものに，ひとは慣れていた。あの白人の娘が経験した大型客船は，すでに，世界最後の定期船便のひとつだった。実際，彼女の青春のころ，最初の航空路線が設置され，それはしだいに海上のたびを人類から奪ってゆくこととなった。」

さらには，『北の愛人』でデュラスは次のようにも書いている。

「太陽が空を進み，船が海上を進むにつれて，甲板の床板のうえに，船の側壁のうえに，海のうえに，読み解くことのできぬ，しかも心を引き裂くような文字が，いつも変らぬゆっくりとした速度で，描き

出されてゆく，描き出されては壊されてゆくのだ，——さまざまなものの影と，そこここのくっきりとした稜線と，いろいろなものの角や海のうえのかずかずの三角形にぶつかって折れ曲がっては，またもとに戻る光の条，そうしたものからなる文字が。そのかずかずの三角形を支配する幾何学は，海の波が大きくうねるにつれて崩れてゆくのだが，つづいてまた，改めて，移ろいやすい幾何学として存在する，そうやって繰り返し，飽きることなく。」

　自然のエクリチュール，それは読み解くことができない。にもかかわらず，それは人の「心を引き裂くような文字」でもあり得るのだ。海の上をゆっくりと進む船は自然と絡み合い波のエクリチュールを残すが，「航空路線の設置」は波のエクリチュールを奪った。芸術は，自然に書き加えられた人間のエクリチュールをより深く理解し，時には修正し，時には撤回しようとする。芸術は，「区別することなどやめて空なるものへと向う」によってそこに「ひろびろとした場所」が開けてくることを教える。
　芸術はいのちを生み続ける自然への信頼を取り戻そうとする。芸術は，われわれ自身がいかなるものかをいまだ知らないうちに，既に感じ取っていた自然への信頼を思い起こさせるものである。われわれは知らぬ間に美しいいのちの静かな歌を聞いていたのであり，その歌に促されて今まで生きてきたのではないのだろうか。人が，おのれへの信頼を回復できるのも，あるいは人への信頼を回復できるのも，おそらくはそのような地点に触れることによってではないのだろうか。われわれは，ドゥルーズとガタリが『ミル・プラトー』（河出書房新社）で語っているように，「人間においてではなく，自然において音楽的なものを問題にすべき」なのであろう。

　自然は絶え間なく無垢のいのちを生み続ける。
　　そのつど打ち寄せる波に人は耳を傾ける。
　　　人は自然のエクリチュールを言葉ですくい取ろうとするが，
　　　　自然は人の歌を静かに受け入れるばかりである。

（上利　博規）

3　自然のエクリチュール，そして芸術

参 考 文 献

本文中でそのつど文献を指示したが，特に自然と芸術という区別を超えた宇宙論的ないのちの捉え方と芸術については，以下のものが参考になる。

ジル・ドゥルーズ／フェリックス・ガタリ『千のプラトー』宇野邦一他訳，河出書房新社，1980
　（芸術を人間の行為としてではなく，人間・生命・物質などのカテゴリーを超えた宇宙論的な視点から捉えている。）
フェリックス・ガタリ『カオスモーズ』宮林寛他訳，河出書房新社，1992
　（自立化し客観の支配に向う近代的な主体性ではなく，また「自然に帰る」ことによる主体性の喪失でもなく，文化のグリッドを支えつつ背景化している宇宙的なものに触れることを通しての「主体感の生産」について述べる。）
グレゴリー・ベイトソン『精神と自然』佐藤良明訳，1979
　（生物学やアジアでの経験に基づき，多様な生きた世界のありようを捉え，ヨーロッパ的な精神と自然との位階秩序とは異なる，自然における精神を問題にしている。）

11

宗教とケア

『歎異抄』
『歎異抄』の原本は残っていない。最古の写本は蓮如によるものである。ここに掲げたのは、永正本と呼ばれるものである。
http://web.otani.ac.jp/tannisho 参照。

宗教とは何かについては，さまざまな観点から論じられるが，ここでは，人間が人間になった時点に着目して考えてみよう。人間は意識や言語を獲得したが，一方，自らが属していた自然から離反してしまった。もちろんそこに彩り豊かな文化が成立するのであるが，しかし人間の不安や，深い孤独感も同時に生起した。このことが本格的に問題になった時点を，ここではヤスパースの枢軸時代という考えに基づいて考えている。それは紀元前800年〜200年頃のことであるが，世界宗教の基礎もそこで起こっている。

　宗教におけるケアとは，人間が離反した根源的な自然の回復として考えられる。しかし，いったん意識や言語を獲得した人間にとって，もはや自然は超越性を帯びており，だからこそ，世界宗教は，神とか如とかといったさまざまな概念でこの超越的なものを表現しているのである。この神とか如との出会いは，人間にとって容易なことではない。また，いったん出会いが成就しても，それでおしまいというわけにはいかない。人間が人間である限り，それは反復されるべきものとしてたち現れる。

　ともあれ，根源的自然の回復は，有限な生命を生きるわれわれにとって，「いのちそのもの」との出会いとして経験され，また，意識によって色付けされた現実と対比してみると，「現実そのもの」との出会いとして経験される。宗教は「いのちそのもの」と直結することの試みであり，それが人間にとって，深いケアの意義を有するのである。学問的な営為と違った，宗教の「いのちそのもの」への肉薄を，ブッダの「毒矢の比喩」と，キェルケゴールの「懸念」とか「真剣さ」といった概念で考え，さらに，キェルケゴールの「瞬間」の概念で現実そのものとは何かについて考える。

　人間は，自覚的な存在である。このことは当たり前のことであるが，ケアを考える時には，特に注意しなければならない。人間の心が，内面的な深みを持ったものであることを，改めていくつかの側面から述べている。

1　はじめに

　この章では，広井良典『ケア学』[*1)]の外部化，内部化によるケア論を踏まえて，人間が人間となったその時点に着目しつつ，「宗教とケア」を考察したい。その時点とは自然からの根源的乖離であり，道具と言語の使用が始まった時点である。これはまた文化の出発点でもあるが，しかし，同時に人間の不安や絶望，深い孤独感もこの時点から生起している。そのことが自覚的に問題となり，そこからの超越が試みられるのは，一体何時の頃からだろうか。それをヤスパースの枢軸時代（Die Achsenzeit）をヒントに考えてみたい。そこでは，宗教とは，自然への繋がりの根源的回復と捉えられているからである。

　しかしながら，自然との繋がりが常識的に捉えられると根本的な過誤を犯しかねない。なぜなら，一旦自然から乖離した意識にとって，自然は超越的なものとなっており，簡単にことはすまないからである。枢軸時代に起こったさまざまな宗教は，そのことを深く自覚し追求している。世間では，自然環境破壊が問題になると，すぐに自然の回復が主張され，臓器移植が問題となると，自然死に依拠した議論がなされる[*2)]。しかし，そのような議論の対象となった自然は，決して自然そのものではなく，意識の中に取り込まれた自然，思われた自然に過ぎず，むしろその誤解が自覚されないなら，宗教が触れえた自然（それは真如とか神とかといった言語で表現されているが）を無視して，人間的なものを絶対化し，ティリッヒの言葉で言えば，「悪魔的なもの」を現出させることになる。

　宗教的真理は常識的，対象的知識で云々されるべきものではなく，意識を持った人間が，個別的に，実存的に会得する以外にはないものである。それは，釈尊の毒矢の比喩やキェルケゴールの「病床の傍ら」ということにも現れている。そして，上にも言ったように超越的なものとの触れ合い

---

　　1)　広井良典『ケア学　越境するケアへ』医学書院。
　　2)　小松美彦・土井健司編『宗教と生命倫理』ナカニシヤ出版，2005年所収の中島隆博の論文「死者を遇する〈倫理〉——仏教と生命倫理」では，臓器移植をめぐる議論で，自然概念が問題にされる場合，すでに自然概念がイデオロギーとなっていることを批判している。

であるから，そこでは真剣な[*3]，全心身をかけた自覚の深化を伴っている。さらに注意しなければならないことは，自覚の深化によって，自覚はこの超越者に完全な形で合体してしまうものでもない。なぜなら，人間は死なない限り意識的存在であり，合体したと「思う」ことは，もはや合体から離れてしまう事態に他ならないからである。宗教の信徒になったことが，何か社会的ステータスを獲得したことであるかのような考えは宗教の本質を捉えているとはいえない[*4]。宗教に触れるということは，単独の人間が，真剣に自らの意識[*5]を突き破って，根源的な自然の生きた働きに合一することであるが，それは生涯にわたるそうした瞬間の持続以外にはあり得ないものである。そのことにも若干触れておきたい。

2　ケアの発生と宗教の発生

広井良典は，『ケア学』において，「外部化」という概念を用いて，人間が自然界から乖離して行ったプロセスを，三段階にわたって考察している。その概略を述べると次のようになる。まず，親から子への遺伝子情報の伝達だけでは足りなくなり，外界を認知する脳という装置が発達する。そしてそれに伴って意識というものが発生し，それと一体となった「個体間コミュニケーション」が生まれる。それがケアする動物の誕生である。これは，遺伝子を通じた世代間の情報伝達ということが「外部化」したところに人間の意識が生まれたということである。この場合の人間は，きわめて社会性の強い「共同体」が単位であるような人間である。広井は，これに加えて，経済の進歩に伴い，こうした共同体が徐々に解体し，「個人」中心の社会になったという。これが第二の「外部化」であって，家族や共同体から「外部化」して「個人」が誕生したというのである。

　　3）　後で触れるように，真剣さということは，キェルケゴールが初めて哲学的な概念として取り扱ったものである。

　　4）　次の木村無相の詩を出しておくだけでも，分かるだろう。「信者になったら　おしまいだ　信者になれぬ　そのままで　ナンマンダブツ　ナンマンダブツ」（木村無相『念仏詩抄』永田文昌堂，1973年，43頁。

　　5）　筆者はそれを「思惑（思枠）」と呼んでいるが，思惑を思枠と繋いで使うことについては，山下秀智『宗教的実存の展開』創言社，2000年，6頁参照。

また，この「外部」は，直ちに「内部」へと「反転」するとも主張される。たとえば，私の「思考」「心の内側」のつぶやきというものは，元来，個体と個体の間のコミュニケーションが個人の意識の中で行われるようになったものである。しかし，いったんこうしたことが起きると，外部化された意識の方が逆に「内部」になり，人々のいる世界あるいは共同体の方が意識にとっての「外部」となるのである。

　この広井の指摘は，宗教についても考えさせられる。まず，親から子への遺伝子伝達だけですまなくなり，外界認知の脳の発達が生じるということであるが，これはなぜ起こったのだろうか（これを第一の問いとしよう），またこうしたことは何時頃起こったのだろうか（これを第二の問いとしよう）。いくつかの角度から検討が可能であるが，ここでは，ヤスパースの考えを取り上げておきたい。第一の問いについては，未だ謎のままに留まっているが，ヤスパース*[6]は，人間には本質的に必ず付きまとう状況，変えられず，乗り越えられない状況が存在すると言う。それを彼は「限界状況」（Grenzsituationen）と呼び，死と苦悩と闘争と罪責をあげている。当面の議論で言えば，これらはむしろ意識の成立以後，まさしく意識された状況と考えられるが，やはり，死や闘争は，人間をして，無意識的に何らかの安全策を求めさせたのではないだろうか。自然を支配し，そこから離脱するエネルギーの根源には，存在そのものを危機に陥れる状況があったとも考えられる。次に第二の問いであるが，ヤスパースは，独自の歴史区分を提唱したことで知られている。一般的に言って，人間は何十万年前から生存し，数万年前から我々と同じ人間として暮らしてきた。諸々の道具，絵画の遺物も残っており，5，6千年前からは，文字文化を持ったといわれている。ヤスパースは歴史の四段階を考えているが，まず言語の発生，道具の発明，火の使用が行われた時代であり，これをプロメテウス時代と名づけた。これは人間を人間たらしめた基礎の時代であるが，しかしこれが何時頃であったかは分からない。第二は紀元前5000年～3000年の頃である。いわゆる四大文明の時代である。第三は紀元前800年～200年頃であり，ここで人間の精神的基礎が築かれたと彼は主張し，これを枢軸時代と呼ぶ。第四は，中世末期のヨーロッパに基礎が築かれ，

　　6）　ヤスパースの考えについては，『哲学入門』新潮文庫，1983年参照。

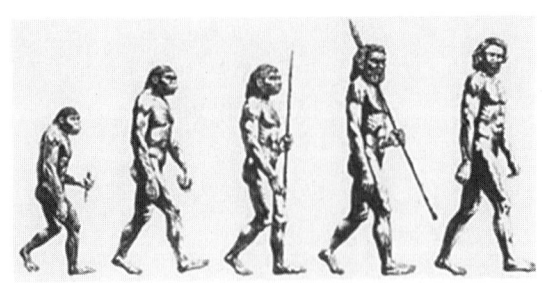

立って歩く人間

17世紀以来発展し続け，近来飛躍的に進歩した科学的＝技術的時代である。
　枢軸時代には，中国に孔子と老子が生まれ，中国哲学のあらゆる方向が出てきている。インドではウパニシャッドが現れ，釈迦が生まれ，六師外道が出現している。イランではツアラツストラ，パレスチナでは様々な預言者，ギリシアではホメロス他様々な哲学者が現れている。それは人間が存在（ヤスパースのいわゆる包括者）と自己の限界を意識した時代であり，矛盾しあうものが議論され，われわれの思惟の基本的範疇が提示され，世界宗教が生まれた時代であり，安らかさと自明性をもっていた神話の時代が終わった時代である。
　このようなヤスパースの考えを下敷きに，先の広井の議論を見てみたい。最初の外部化は，人間が人間となった第一の時代であるが，そこで人間は道具と言語を獲得した。それは直立の歩行ということとおそらく密接に関係しているであろう。4本の足から立ち上がり，2本の手に棒切れを持った瞬間，自然の手の長さと作用とは違った，途轍もない身体を獲得したといえるだろう。その棒の先に尖った石器を付ければ，もはや生得的に持たなかった強烈な殺戮の道具が実現するのである。自ら自然的存在として，自然と一体となって生きていた動物が，自然を対象化し，支配していく営為を開始する。しかし，よく考えてみると，大地にへばりついて生きていくことは実に苦しく，一種の悲哀を感じるが，立ち上がって二本足で歩むというイメージは，限りなく孤独である。もはや，人間は，最も根源的に自らが属している自然から乖離したのであって，そのことによって逆に自然は人間にとって超越的なものとなったのである[7]。

---

7) 直立について，ほぼ同様の問題を，上田閑照はユニークな著書『私とは何か』岩

3　ケアを妨げる宗教誤解

　自然から離脱し，自然に背反することになった人間は，死の自覚，個人性の確立（これは反社会性を帯びる），不安，絶望を持った存在となった。しかしながら人間は，こうした状況において，同時にまた，共同体との，また自然との通路ないし繋がりを回復しようする存在であり，そこにケアの本質がある。

　ところが，根源的なケアである宗教については，多くの誤解も存在する。そうした誤解の上に成立する宗教は，むしろケアを阻害する要因ともなりうるであろう。ベルクソン（1859-1941，フランスの哲学者）は，『道徳と宗教の二源泉』において，自然から離脱した人間が，その結果もつことになった否定性を和らげるために，仮構機能（The myth-making function）を用いて，さまざまな物語（myth）を構想するようになったとしている。たとえば，トーテミズムやさまざまな呪術や死後の世界などである[8]。この構想されたものを彼は「静的宗教」と呼ぶが，そこには，なおも人間の知性による対応しか見られず，真の自然そのものとの触れ合いは実現されない。実現されないということは，真のケアも実現しないということである。それゆえ，その内部からの突破を目指す「動的宗教」が誕生するのである。「動的宗教」は先に述べたヤスパースの枢軸時代に成立した普遍性をもった宗教である。

　こうした「静的宗教」は，宗教についての根本的過誤の側面をよく表現している。つまり，人間の意識，思惑（思枠）の中での自然回復ということは，超越的な生きた自然そのものとの触れ合いとは，全く違ったことな

波新書，2000年参照）において展開している。そこでは，直立が単なる環境を超えた世界を人間に開示し，文化を営む基礎となり，人間存在の優位が成立したと言われている。直立して人間は何をしたかといえば，環境を超えて世界が開示され，自分で構想して自分のための世界設計を行い，環境を加工しつつ，世界を人間の世界として形成していくこととなったのである。

　　8）　澤潟久敬責任編集『ベルクソン』世界の名著64，中央公論社，1979年参照。なお英訳は H. Bergson: *The Two Sources of Morality and Religion*, trans. by R. Ashley Audra and Cloudesley Brereton, University of Notre Dame Press, 1977 参照。

のである。「動的宗教」は，ただ意識を突破することにおいてのみ可能である。ベルクソンはそれを「エラン・ヴィタール」(生の飛躍)とか「エラン・ダムール」(愛による飛躍)という概念で考えているが，その場合，意識によって成立しているあらゆる文化の無力さが自覚されなければならない。ヤスパースは，私を守護するものを問題とし，家庭や故郷，両親や祖先，兄弟や友人，夫や妻などを取り上げ，さらには母国語，信仰，諸思想，芸術作品にも言及して，これらのいずれも究極の守護にはならないと断言している。なぜなら，それらは全て人間の業 (the work of man) だからである。仏教的に言えば「有為なるもの」(人間によって為されたもの)と言えよう。神や真如はこの世界のどこにも存在していない。こうして全ての世界の現存在の不確実性をヤスパースは主張している。このことはまた我々が世間に満足することを禁じ，何か世間を超えた別のものを指示しているとするのである。

例えば，親鸞 (1173-1262，鎌倉初期の僧，浄土真宗の開祖) は『歎異抄』の中で，死の問題について次のように述べている。少し長くなるが引用してみよう。

「また浄土へいそぎまいりたきこころのなくて，いささか所労のこともあれば，死なんずるやらんとこころぼそくおぼゆることも，煩悩の所為なり。久遠劫よりいままで流転せる苦悩の旧里はすてがたく，いまだうまれざる安養の浄土はこいしからずそうろうこと，まことに，よくよく煩悩の興盛にそうろうにこそ。なごりおしくおもえども，娑婆の縁つきて，ちからなくしておわるときに，かの土へはまいるべきなり。」*9)

---

9)「また，浄土に急いで往きたいというこころのないのと裏腹に，ちょっとした病気にでもなれば，いますぐにでも死ぬのではなかろうか，とこころ細く思われてくるのも，煩悩の仕業です。久遠の昔よりいまに至るまで，生死流転の迷いを繰り返してきた苦悩のこの世(旧里)が捨て難く，いまだ生まれない阿弥陀さまの安養の浄土は，切に恋しく思われてこないということ，まことに煩悩とは，いよいよ強く盛んなものだというほかありません。名残惜しく思い尽きないとしても，娑婆の縁つき，力なくして終わるときには，かのお浄土に往けるに違いないのです」金子大栄編『原典校註 真宗聖典』法蔵館，1986年，788-89頁。現代語訳は，高史明『歎異抄のこころ』日本放送出版協会，1993年，171-72頁。

ホスピタリティ

古代社会では異国の旅人に無料で食事や宿を提供してもてなすこと（hospitality, 歓待）が習慣化していた。イエスはこれに対してすべての人に対する博愛的な隣人愛を説き，ヨーロッパ中世では旅人や困窮している人を歓待することが信仰の証とされ，修道院には宿泊用の施設や救護院などが作られた。中世後期になると巡礼がブームとなり宿泊者の数が激増し，次第に経済活動としての宿泊施設（hotel）が一般化する。また，近代医学の発達により慈善施設は専門施設としての病院（hospital）へと作りかえられ，信仰の実践としてのケアも近代看護へと変わった。現代では近代制度の枠を超えた場面でのホスピタリティの有効性が再び注目されている。　　　　　　　　　　　（上利博規）

ここには，「ちからなくしておわる」という言葉が記されている。また「娑婆の縁尽きて」と言われている。「ちからなくしておわる」ということは，英訳で見ると，helplessly となっており[10]，死の場面では，いかなるものも用を為さないと言われている。どんなにお金を積んでも，最高の医療を施しても，親族がどんなに取り囲み祈っても，どんな身分の者でも，死ぬ時には死ぬのである。なぜ死ぬかと言えば，縁（条件）が整うからである。死は「娑婆の縁」が尽きることによって生じる，それだけである。それが，仏教が意識を突き破って発見した自然そのものの道理（縁起の法）なのである。この死を前に思惑（思枠）で対処しても，ますます煩悩に入り込むだけである。同様のことを良寛（1758-1831，江戸後期の歌人，禅僧，曹洞宗）は，地震が起こり，たくさんの人々が死ぬ中で，親友の一人であった俳人の山田杜皐に宛てた手紙で次のように記している。「災難に逢ふ時節には災難に逢ふがよく候。死ぬる時節には死ぬがよく候。是はこれ災難をのがるる妙法にて候[11]」。宗教が死に対する態度というものはこのような態度なのである。そこには全く思惑（思枠）が入らない。起

---

10) *The Tanni Sho*, trans. and annotated by Ryosetsu Fujiwara, Ryukoku University, 1962, p. 35

11) 「災難にあう時には，それに思惑で対処してもどうしようのないのであって，災難と真正面から向き合うことが大切である。たとえば死ぬ条件がととのえば，どうあがいても死ぬのだから，ただ死んでいけばいいのである。これがいかなる災難にも対処しうる仏教の教えなのである」入矢義高『良寛』日本の禅語録，第20巻，講談社，1978年，53頁，なお筆者が仮に現代語訳をつけて置いた。

こっている死の事実をひたすら受け止めるだけである。

　宗教が真に触れえた自然とは、かくして縁起の法と言う場合の「法」であり、神の愛という場合の「愛」といったものであり、本来いかなる意識や言語も入り込めない事実そのものなのである。これを思惑（思枠）の中に取り入れ、さまざまに考えても、それは事実そのものではない。しかも単なる誤解に留まらずに、真の宗教的真理を覆い隠すことにもなりかねない。例えばティリッヒの主張を見てみよう。彼の宗教の定義は、よく知られているように、信仰とは究極的関心事（ultimate concern）に基づいて、存在そのもの（being-itself）にとらえられている（being grasped）状態である、という*12)。普段はさまざまな関心（concerns）に分散して生きていても、人間は何か究極的なものと関わらざるを得ないのであり、このことを彼は、宗教の定義としている。「偶像崇拝は、予備的関心を究極的関心にまで高めることである。本質的に制約を受けているものを無制約的なものと考え、本質的に部分的なものを普遍的なものにまで高め、本質的に有限なものに無限の意味を与える（現代の宗教的民族主義の偶像崇拝は最も良い例である）*13)。」この有限なものに無限の意味を与えることによって、悪魔的なものが立ち現れると彼は主張している。われわれは、宗教というものを扱う際に、このような悪魔的な立場に陥らないように細心の注意を払わなければならない。それは、つねに思惑（思枠）を破り、オープンな場に立つことである。そうしなければ、宗教が回復しようとしている自然と、真に繋がらず、宗教的ケアも実現しないからである。

4　「いのち」に直結すること

根源的な自然との回復が、枢軸時代に現れた世界宗教において試みられたが、この場合の根源的自然は、「いのちそのもの」あるいは「現実そのもの」という言葉で表現できる。なぜなら、意識化された生命（それは当然有限な生命であるが）を生きるわれわれにとって、根源的自然は意識を突

---

　12)　ティリッヒ『生きる勇気』大木英夫訳、平凡社ライブラリー、1995年、260頁参照。
　13)　P. Tillch: *Systematic Theology*, Three volumes in one, the University of Chicago Press, 1963, p. 13.

4 「いのち」に直結すること

破するところに感得されるものであるから，それは「いのちそのもの」の感得であり，意識によって色づけされる現実と対比するなら，「現実そのもの」と言えるからである*14)。それゆえ宗教的ケアの目指すところは，「いのちそのもの」「現実そのもの」と直結することであると言えるだろう。ここでは，宗教がいのちそのもの，現実そのものに肉薄する姿勢を若干見ておきたい。第一に，学問的知識への対応として，釈尊の毒矢の比喩と，キェルケゴールの「己有」という概念で見ておきたい。第二に，生命そのものとの直接ということで，キェルケゴールの「瞬間」概念を取り上げたい。

原始仏典の中部第63経「小マールンキャ経」には次のように記されている。

「マールンキャープッタ，たとえばある人が厚く毒を塗った矢で射貫かれたとしよう。彼の友人同僚や血縁の者らが内科医や外科医に手当てさせようとしたとしよう。彼がもし，わたしを射た人は王族であるか婆羅門であるか農商工業者であるか奴婢であるかが知られない間は，わたしはこの矢を抜くことはしない，というとしたら，また彼がもし，わたしを射た人の名はこれこれであり，姓はこれこれであると知られない間は……，わたしを射た人は長身か短身か中くらいかが知られない間は……，わたしを射た人は黒いか褐色か金色の肌をしているかが知られない間は……，わたしを射た人はこの村にあるいはこの町にあるいはこの市に居住しているかが知られない間は……，わたしを射た弓は普通の弓であるか弩であるかが知られない間は……，弦はアッカ草でつくったものかサンタ草でつくったものか動物の筋肉の繊維でつくったものかマルヴァー麻でつくったものかキーラパンニンでつくったものか知られない間は……，……わたしはこの矢を抜くことはしない，というとしたら，マールンキャープッタ，その人がそれを知らないうちに，その人は死期を迎えることになるであろう*15)。」

---

14) 「いのち」というひらがなの表現で言おうとしているのは，個々の生命を支えている根源的自然のことである。こうした命といのちの使い分けは，一般的にもなされている。

15) 長尾雅人責任編集『バラモン教典原始仏典』世界の名著1，中央公論社，475-76頁。

途中まだ知るべき内容が記されているが、こうしていろいろな知識を優先して、肝腎の矢を抜くことをしないなら、その人が死んでしまうというのである。この後で釈尊は、これと同様に、世界は永遠であるか否か、人は死後存続するか否か等を[*16]、はっきりと釈尊が説かない内は修行しないという弟子の立場に対して批判を展開している。世界が永遠であろうとなかろうと、有限であろうとなかろうと、生命と身体が同一であろうとなかろうと、人が死後存在しようとしまいと、人は生まれ、老い、死に、嘆き、悲しみ、苦しみ、憂い、悩む存在である。釈尊は、現実にそれらの苦しみを滅することを最終的な目的とした。四苦八苦が現実にそこにある限り、苦しんでいる現場において、それらを解決することがまず重要である。さまざまな知識が、苦悩の現場と無関係に追求され、そこに議論(これを「戯論」という)が生起し、その議論に巻き込まれて逆に苦悩の現場そのものが見失われるなら、本末転倒というのである。この立場は普通、釈尊の「無記」と呼ばれているが、それは「心の医者」としての彼の立場をよく表現している。仏教は苦悩の現場に立ち会うことを重視しており、そこには最近話題になっている臨床的な立場が見て取れる。

次にキェルケゴールの『死に至る病』を取り上げたい。

「全てキリスト教的なものは、その叙述において、病床に添う医者の語らいに似たものでなくてはならない。たとえ医学の知識のある者のみがそれを理解するとしても、それが病床の傍らにあるということは、決して忘れられてはならない。キリスト教的なもののこの人生への関係(それは人生に冷たく距離を置いた学問の態度と正反対といえる)、あるいは、キリスト教的なもののこの倫理的側面、これこそまさしく建徳的なものである。」[*17]

「たまたまその形式がいかに厳密であろうとも、全てのキリスト教的知は、懸念されたものでなければならない。けだしこの懸念(Be-

---

16) いわゆるカントが「超越論的弁証論」で展開したような二律背反する形而上学的問題と考えていいだろう。
17) キェルケゴール・山下秀智訳『死に至る病』、原典訳記念版『キェルケゴール著作全集』第12巻、創言社、1990年、211頁。

4 「いのち」に直結すること

kymring）こそまさしく建徳的なものなのだ。懸念は人生に対する，すなわち人格の現実性に対する関係であり，かくしてキリスト教的にいえば，真剣さ（Alvor）である。」[*18]

ここにも宗教の立場が闡明に出ている。「人生に冷たく距離を置いた学問」ということで，キェルケゴール自身は，当時デンマーク思想界を席巻していたヘーゲル主義を念頭に置いている。ヘーゲルは概念知を重んじ，思惟によって現実を体系化することを哲学の根本使命と考えた。ヘーゲルにとっては，思惟によって汲み取れない現実というものは，そもそも存在しないものなのである。これに対して，キェルケゴールは，「己有」（Tilegnelse）という概念で対決している。これは，日本語に訳すのが難しい言葉であるが，単なる概念知ではない，知情意を含む全人的な感得を意味している。

このヘーゲルの思弁の立場に対するキェルケゴールの立場は，さまざまなテーマで展開されているが，ここでは一点だけ，時間に関する彼の考えを取り上げておきたい。というのも，生きて展開している根源的自然との出会いということに，宗教的ケアの本質を見ようとしているわれわれにとって，時間は本質的な問題だからである。またケアの対象となる苦悩というものに直接するために，以下のキェルケゴールの考えは大きなヒントを与えてくれるからである。

キェルケゴールにとっては，思惟によって空間化されない時間のあり様が問題となった。彼は『不安の概念』において，時間の内からは時間の区分は出てこないと主張している。時間の無限の連続において，全ての時点は過ぎ去るものであるから，いかなる時点も現在的ではなく，従って，過去・現在・未来の区分は存在し得ない。もしこの区分を確保したいなら，ただ時間を空間化する以外にはない。そこに表象を持ち込み，時間を表象にとって存在するものとするのである。しかしそれは，時間を主観-客観の枠内に持ち込み，生きた時間流を殺すことになる。キェルケゴールは現在的なものが時間の概念ではなく，永遠なものが現在的なものであると主張し，こうした現在的なものを「瞬間」（Øjeblik）と呼ぶ。そして瞬間は

---

18) 同，212頁。

時間のアトムではなく，永遠のアトムと位置づけている。キェルケゴールは北欧の散文物語である『フリティオフ・サガ』に出てくるフリティオフとインゲボアに触れて，インゲボアの感情のほとばしり，ため息，言葉について，それらが既に響きとして，それ自身のうちにより以上の時間規定をもっており，だから，ため息や言葉等は心にのしかかっている重荷を解き放つ力を持っているとしている。なぜなら，重荷はそれが表現される時には，既に過去的なものになり始めているからである。これは非常に重要な指摘と思われる。真の苦悩とは，ため息にもならない，ましてや言葉にもならない場所に住まっている。否，それは場所とも言えない場所である。キェルケゴールが，瞬間をアトポン（トポス，すなわち場所なきもの）として考察し，その永遠の深みを直観しようとしたのは，その理由からである。アニマル・セラピーということが言われるが，なぜ動物との触れ合いが，癒しとなるのだろうか。それは言葉に出す以前の，あるいはため息になる以前の，真の苦悩とまさしく相応するからではないだろうか。愛犬は生きられる時間を生き，じっとこちらを見ているだけである。そこには絶対的な沈黙が存在する。（アニマル・セラピーにかかる意義を与えることは奇妙に思われるかも知れないが，さまざまなケアの有り様の中で考えると，宗教に近いものをもっている）。ため息すら，もはや真の苦悩からずれ始めている。最早人間的な思惑（思枠）に色づけ始められる。人間がいくら集まって慰めようとも，それは人間的な慰めにしかならない。われわれが忘れがちなのは，このような瞬間に他ならないのではないだろうか[*19]。

5 人間は自覚的存在である

人間は自覚的存在である。そのことは，人間が内面的生を生きつつあるということであり，外面からは知りえない世界をもっているということである。こう述べると何か特殊なことを言っているようであるが，紛れもなく日常的な営為である。ケアを論じる上で，われわれは，もう一度こうした

---

19) このことについては，山下秀智「いのちの再発見」村上陽一郎・細谷昌志編『宗教―その原初とあらわれ』ミネルヴァ書房，1999年，所収参照。

5　人間は自覚的存在である

内面的世界を改めて確認する必要があると思われる。そのことによって、ケアは常に未完成であり、それを自覚することによって、ケアする人間相互の深い配慮が可能となる。例えば、末期の医療の現場で、患者と医療者は、お互いの発言や態度に基づいてケアし、ケアされるのであるが、その相手は途轍もない深い奥行きをもっており、心も常に変化し続けているのである。もちろん一義的な結論を出す決断を余儀なくされる場面も出てくるが、相手の知られない奥行きを考えておくことは、それ自体がケアの本質ではないだろうか。ケアは、医療の現場だけではない。社会的な差別や抑圧との闘いも、ケアの重要な問題であり、その闘いの原点にも、外面性を超えた内面への配慮が必須のものと考えられる。第二に、この自覚の構造を考察することによって、人間の内面的生（それは心とか、あるいは仏教の唯識説の立場でいえば「識」といった人間固有の働きである）が、転々と流転するものであると同時に、ある場合には質的飛躍的に宗教的世界に到達するものであることを理解しうるからである。内面的生の内でも、宗教的自覚は最も微妙なものであり、いかにしても外部からは計り知れない。しかし、宗教的ケアは、まさしくそうした心の内奥において実現されるものである。

　以上の2点を、自覚について論じている上田閑照と西田真因の論述において見ておきたい。前者において、自覚は場所との関連で考察されており、場所の重層性と共に成立するということが言われる。その場所との関連で、宗教的な覚醒が見られている。後者においては、自覚の展開が、仏教の唯識説を下敷きに置いたと見られる考察によって、興味深く論じられている。そしてそこでもその転変する心の有り様が全体的に俯瞰される瞬間において、宗教的な体験が生じるとされる。

　上田閑照は、次のような論を展開している。まず、普通には自己意識とか自己認識とかを自覚という場合が多い。あるいは世界の内にあることを自己理解しつつ存在している、その「世界・自己」理解を自覚という場合もある。しかし、自覚という場合には、それ以上に我のあり方の質が同時に込められている。上田は自覚とは、いわゆる自己認識とは違って、我が置かれている場所に、我が「我ならず」して開かれ、その場所の開けに照らされて「我が我を知る」こと、として定義している[20]。このことは日常的な言葉である「父親としての自覚」という場合にも会得されている。

家庭という場所に自分が開かれて，その場所のうちで特定の位置にあるものとして我を知るのである。このような自覚には，場所からその位置に求められてくる課題との認識と，その課題を果たしているかどうかの自己反省も含まれている。この意味での自覚には，真に場所に開かれているかどうか，また真の自覚が成立するためには，どのような場所に開かれねばならないか，という2つの問題がある。

最初の問いであるが，多くの場合当人が答えると，否ということになる（なかなかイエスとは答えられない）。しかし，この否まで含めて自覚なのである。自覚が足りない，自覚がないという反省まで，自覚の概念は含むのである。そして「自覚をもたなければならない」という内的要求となる。こうして，無自覚に気付きつつ自覚が始まるのである。後者の問いについては，人は家庭という場所における存在だけではない。場所はさまざまに並列的・重層的である。職業世界，地球環境，思想共同体等も場所となる。さらにこの世も場所であり，その地平の彼方に虚空がある。その虚空という場所における我に目覚めれば，却って一々の場所の自覚が掛け替えのないものとなるであろう。こうしたことを上田は論述して，空である到達点において，人間の人間たるゆえんがあることを主張している。これは般若経の色即是空・空即是色という教えと考えられるが，ここに人間の真の居場所が実現されるのである。

このような宗教的自覚が簡単に起こるとは思えないが，しかしそこまで行かなくても，ケア論としては，ケアし，ケアされる相手が，父であり，職業人であり，ある考えを長年もち続けてきた人であり，ある場所で過ごしてきた人であり等々，重層的場所をもっていることに注目したい。また，相手は信仰とか信心をもった人であるかもしれないのである。人間は，それら重層的な場において，さまざまな自覚をもって生きているのであって，われわれはこの内面的生の深みを見失わないでおきたい。

次に第二の点であるが，自覚の深化というテーマを，最近出た西田真因の自己の構造論で見てみたい。西田は，浄土真宗の立場からさまざまな問題を論じているが，以下に述べることは，特に『歎異抄』における宿業を巡って展開される論述の中に出てくる事柄である（ここでは宿業について

---

20) 上田閑照『私とは何か』岩波新書，2000年，138頁以降参照。

は主題的に論じない)＊21)。

　西田は自我の構造を認識の構造として構造化して考える。この作業によって，宿業説の深層の認識構造が明らかになるというのである。まず西田は「A位相」（位相については，もっと複雑な表現がなされているが，できるだけ簡略化する）という表現を用いて，認識の最初の構造を考える。体験は認識の中に入って知識となるが，認識はどのように成り立つのだろうか。その要素は自分と対象（自他関係）と両者を成り立たせている認識空間である。これを西田は唯識の「四分」と関連させている＊22)。認識空間は無色透明な場ではない。それは価値的色彩のある意味空間である。さらにまた識がなければ見る見られるの関係はない。これは有名な唯識の証明であり，古典的には反物と物差しの例で説明されている。反物（唯識ではこれを相分という）と物差し（唯識ではこれを見分という）がただあっても認識は存在しない。必ず実際に測って「これは何センチ」と言う時に認識となる。こうして必ず認識は主体側の眼（まなこ）をくぐっている。この主体側の眼を西田は「意味空間」と呼ぶ。好悪の感情や善悪の感情の色彩，価値の色彩によって意味空間は彩色されている。

　次に「B位相」であるが，自他関係だけでなく，自分の心の内で自分の心を自分が反省して見る時，見る自分と見られる自分との関係ができる。これを西田は「自自関係」と呼ぶ。これには2つの側面がある。1つは見られる自分が身体である場合である。ここでは身体としての自分（自分b）と，それを見ている自分（自分bb）との関係が出来る。これを第一次自自関係とする。これは純粋な認知関係であるが，そこにはすぐに価値感情の領域が見いだされる。自分の身体を善し悪しの感情をもって見ている自分（自分bb）がいるが，そうした自分bbを見る自分が立ち現れる（自分bbb）。ここでは見る自分（自分bb）は見られる自分となって翻転している。この翻転した見られる自分を（自分bb2）とする。この転換が対自

---

21) 以下は西田真因『真宗宿業論』法藏館，2002年，89頁以下を参照。
22) 四分とは，相分・見分・自証分・証自証分をいう。相分とは心の内に現れる境界であり，心が起こる時に心の前に浮かぶ形である。見分はその相を映ずる見ている作用を言う。自証分は見分の作用を証知する働きである。これをまた自分分と名づける。四分の中の主体だからである。証自証分とは自証分の作用を証知する作用であり，見分が外を縁ずるのに対して，これは内を縁ずる。見分と証自証分とは，自証分が内外を縁ずる二つの働きである。

化である．こうして，見る自分と見られる自分は，お互いを交互に映しあって，留まるところを知らず展開する．それはちょうど合わせ鏡のような世界と言えよう．次に現れるのは，見られる自分が身体ではなく自分の性格・性質など心的なものである場合である．ここにも同様の自己の深層への掘削が行われる．自分 bbb をも善し悪しの価値感情をもって見る自分が生まれる．これは価値感情としての自分の変数である．価値感情と欲望との結合においては正なるものと結びつく場合と負なるものと結びつく時がある．ここでは欲望としての自分を対自化しているのである．このように「自分 n」（n は変数）へと分裂していくものの当体が宿業の主体であると，西田は言う．またこの体はモノとしてではなくコトとしてある．

次に「C 位相」であるが，自分 n と後退し分裂していく自分の体を自分 s と呼ぶ．自分 n の n はいくらでも想定できるが，そのように分裂していく質としての体を自分 s と言うのである．西田はわれわれが阿弥陀仏と関係をもつ位相はこの自分 s の位相であるという．そこまでいかなければ仏と関係はもてないのである．この自分 s ということを，西田は煩悩具足ということを分析する中で，煩悩の根源としての「身」として見てゆく（「体」が，存在論的に「身」という言葉で置き換えられる）．すなわち，仏教でいう煩悩具足（煩悩をたっぷりもっているということ）とは，上に言ったような位相を深めつつ，止むことなく分裂していく心の様態をいうのであって，その心の全体が感得された時に，救われがたい自己の自覚が出てくるのである．同時にまた，はじめて如来の本願というものが感得されるのである（こうした 2 つの感得が同時に成立することを二種深信という）．

以上簡単に西田の考えを辿ってみた．人間とは，こうした自覚を深めていく存在なのである．意識はやむことなく運動するのであって，あらゆる思惟内容も自覚の無限性の中で転変していくのである．八木重吉に次のような詩がある．

「心よ
こころよ
では　いっておいで
しかし　また　もどっておいでね
やっぱり　ここが　いいのだに

5 人間は自覚的存在である

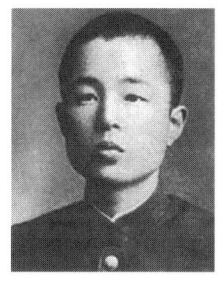

詩人・八木重吉

　こころよ
　では　行っておいで」*23)

　これは八木重吉の信仰世界を表現してあまりある。この詩を作り得た詩人は，もはや思惑（思枠）を超えた世界に到達している。思惑（思枠）の中にいる人間は，思惑（思枠）の中にいることにも気づかない。こうしてわれわれの心（意識）はどこまでも彷徨出てやまない。こうした意識の迷いの性を徹底して見つめないと，宿業の問題は解けないというのが西田の考えであるが，このことはケア論においても非常に参考になる。人間の心はどこまでもころころと転じる。その中で，自己のもつ愚痴，恨み，悔恨，怒り，嫉妬等がどこまでも付き纏うのである。そうした心をもつ存在として，お互いが互いを配慮するところに，ケアの本質があるのではないか。ケア論が学ぶべきことは，人間とはこうした自覚の深化を伴う内的生を送る存在であるということである。ケアし，ケアされる状況には，幾層ものレベルが考えられる。それゆえ，ただ外面的な効果に依拠して論じるだけでは不十分ではないかと思われる。常に自覚の深化過程があるということも念頭に置かねばならない。果してその人の心身をケアするということはどういうことなのか。まずはこの根本疑惑からケア論は出発しなければならない。あるいは，この問いの前で，少なくともたじろがねばならない*24)。

（山下　秀智）

---

　23)　八木重吉『秋の瞳』日本の詩歌23，中央公論社，1979年，311-12頁。
　24)　このたじろぎこそが，生命倫理の基礎にいつも置かれるべきである。なお，ここでの内面的生の強調は，生命倫理が基盤に置く人格（パーソン）とは同一ではない。むしろ自己意識を突き破って，いのちそのものと直結する可能性をもつ人間の心に重点を置いて考察している。このいのちは山や河にも体現されるものであり，ましてや意識のない人間にも

参 考 文 献
(本章と関係するものに限定した)

カール・ヤスパース『哲学入門』草薙正夫訳（新潮文庫），新潮社，1996
（ヤスパースの本書は，たくさん出版されている哲学入門の中で，今でも一読に値する。特に包括者という概念を使いながら，科学と宗教の関係などを論じているが，宗教とケアを考える上で，参考になる点が少なくない）

上田閑照『私となにか』（岩波新書）岩波書店，2000
（「我は，我ならずして，我なり」という独特の言い回しを使いつつ，一見自明の「私」の本質に迫る，興味深い論考。宗教とケアを考える上で，非常に参考になる）

澤潟久敬編『ベルクソン』（世界の名著64），中央公論社，1999
（この中に，晩年の書『道徳と宗教の二源泉』が収録されている。静的宗教と動的宗教の区別など，今も参考になる考えが展開されている。）

金子大栄校訂『歎異抄』（岩波文庫）岩波書店，1981
（親鸞の没後，弟子唯円が師の言葉を編んだもの。前半に親鸞の言葉を掲げ，それをもとに当時の間違った考えを是正しようとして後半が書かれている。真宗の安心がどのようなものであるかを教えてくれる）

ティリッヒ『生きる勇気』大木英夫訳（平凡社ライブラリー），平凡社，1995
（はざまに立つ神学者として，諸学問の垣根を越えながら深くその内実を学びつつ，人間の不安や絶望を根底的に明るみに出し，そこからの癒しを探求している名著である。医師と牧師の関係などにも言及しているので，ケア論にとっても参考になる）

長尾雅人編『バラモン教典・原始仏典』（世界の名著1）『大乗仏典』（世界の名著2）中央公論社，1978，1979
（仏典は，さまざまな形で編集されているが，すぐに入手できるのが上の2冊である。）

西田真因『真宗宿業論』法蔵館，2002

体現されているものである。そうしたいのちの再発見に宗教の意義があるとすれば，意識のない人間は，それすら不可能ではないか，生きる権利を有しないと考えるのは，宗教の視点とは違っている。意識のあるなしに関わらず，一切はいのちを体現しているという事実に宗教は帰還するだけであって，生きる権利のあるなしに対して発言しているわけではない。いわば死にようのないいのちを問題にしているのであって，宗教から見るような死生観も，これからの議論に加えられねばならない。

(ある意味では専門書であるが，宗教とケアを考える際に，非常に参考になる。業と輪廻の思想は，カースト制度という社会的な差別を生み出し，日本でもその差別固定化の働きをしてきた。それではこの思想は排除されていいのかといえば，そう簡単ではない。業観念と格闘している本書は，一読に値する）

『聖書』新共同訳，日本聖書協会，1996

(さまざまな編集がなされているが，宗教とケアを考える上で，もちろん必読のものである)

12

宗教的ケアのゆくえ

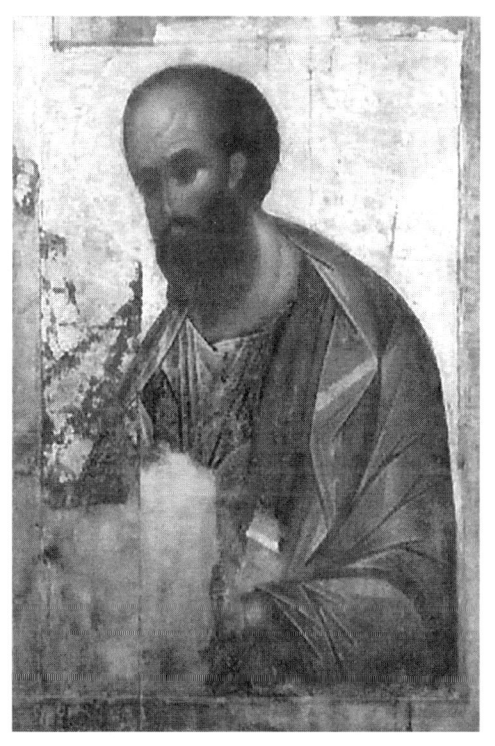

パウロ像
1918年，Zvenigorod で見つかった，
キリスト，大天使ミカエルと並ぶ3つのイコンの1つ。

宗教が，人間に深いケアを与えつつあった時代が，はるかかなたに遠のいている。いったい現代という時代は，いかなる時代であり，なぜ宗教はベールで隠されているのかについて，「近代的な死生観と宗教的ケア」というタイトルで考えてみた。ハイデガーや神谷美恵子を取り上げ，死とか永遠の価値といったものが持つ意義を，簡単に概説した。
　世界宗教はキリスト教や仏教だけではない。しかしすべてを取り上げるわけにはいかないので，この2つの宗教の救済が，どのあたりから出てくるのかについて考えた。神の愛とか，如来の慈悲といったものは，われわれが常識的に予想する以上に超越性を帯びたものであるが，それは意識をもった人間にとって当然のことといえる。
　宗教がケアになるということは，単純に苦悩が除去されるということではない。苦悩は意識を持った人間にとって，必然的に付きまとうことであり，それをごまかさずに見つめることが要請されるのである。さらに，宗教は，苦悩や絶望を信仰とか信心に転化する力を持ったものでもある。それはいろいろな側面から述べられてきたことであるが，ここでは，「薪と炎」の比喩によって考えている。特にパウロの「肉の内なる刺」という概念で考察している。
　最後に，宗教のケアが，そこから出てくる，愛や慈悲の本質について述べている。
　生命倫理は，例えばパーソン論に典型的に表れているように，自己意識あるなしによって，生きる価値の問題を考えているが，いわば，死にようのないいのちという命を宗教は考えてきたともいえる。これから宗教的な生命観も，議論の中に取り入れられる必要があるのではないか。

1　はじめに

この章では，宗教的なケアが困難になっている原因を，まず近代的な死生観から問題とし，次に世界宗教といわれる内で，キリスト教と仏教のケアがどういう教えから出てくるものであるかを確認し，また，宗教的ケアの根本性格が，単なる苦悩，絶望，責罪，死の恐怖の排除にあるのではなく，むしろそれらを真正面から受入れる勇気こそ，このケアの一つの特徴であるということを論じる。そしてこのような否定的な状況が，むしろ歓喜の炎の薪の役割を果たすことになるのである。社会のさまざまな苦悩の状況の中で，このような信仰の構造は，理解しておくべきことと考える。最後に，宗教的ケアを支える愛とか慈悲の性格について述べる。

2　近代的な死生観と宗教的ケア

「キヨさんが苦難にもめげず，念仏の生涯を貫いたのには，祖父ジュンペイの無言の教訓に負うところが多かったということです。ジュンペイさんの逸話を聞いてみました。（中略）ジュンペイさんはとくにキヨさんを愛し，最後の看病もキヨさんにたのんだそうです。いよいよ最後の日は，オレは死脈が出たぞ，今夜の9時半には死ぬから，親類集まって会食せろといって，みんな集まったのを見届け，上方同行のオクセさんも呼び，体を洗い清めてもらってから，『万吉（長男，キヨの父）背中から抱け，お国替えだから涙を見せずナムアミダブツを唱えてくれ』といって，自分も唱えながらいつとはなく座したまま息絶えられたということです」[*1)]。

筆者が，この文を最初読んだ時に驚いたのは「お国替え」という言葉で

---

1)　ここに出てくるキヨさんというのは，筆者の祖母である。筆者の祖母の念仏詩が「ココロノウタ」としてまとめられている（未刊）。もと小学校の校長をされていた永森茂氏の手によるものである。ここに引用された文は氏の解説文からである。

ある。浄土教で言う「往生」がこのような言葉で言われているのは確かである。明治の始めまで生き生きと働いていた死に対する日本人の態度に思いを馳せざるをえない。それはここ数十年の日本社会において，ほとんど跡形もなく姿を消してしまったものである。

　私たちの時代状況について，井上俊は「老いのイメージ」という論考の中で次の様に述べている。「もとより，主観的なイメージのつくりかえだけで問題が片づくわけではない。ボーヴォワールが強調したように，現代のわれわれの社会における老人の問題は『体制全体にかかわる』問題である。われわれの社会は『彼が収益をもたらすかぎりにおいてしか個人のことは気にかけない』。そのような体制のもとで老いることは，『廃品』となることであり，もはや人間として扱われなくなることである。そしてこのことは『われわれの文明全体の挫折を露呈させる。老人の境涯を受託しうるものとするためには，人間全体をつくり直さねばならず，人間相互のすべての関係を根本的につくり変えねばならない』。もはや，年金の増額とか余暇の充実といった，『現状より少し気前のよい老年対策を要求するだけで満足することはできない』のであって，『人間を毀損する体制そのもの』の変革が必要なのである[2]」。井上は「主観的なイメージのつくりかえ」を中心に問題を展開しているが，一方，ここで言われるように近代を規定する大きな枠組みの変革も重要である。今村仁司も，「老い排除と差別」という論考の中で次のように述べている。「老いの受難はなお続く。近代的な生と死の様式が変わらないかぎり，老いの受難に終わりはない。それがいつ終わるかは誰にもわかりはしない。老いには別の可能性があること，晩年様式が根付くことが可能ならば老いの受難にも変化がありうること，そんなことしかわかりはしない。けれどもそうした自覚のみが，ひょっとするとなにかの突破口になるやもしれぬという，ささやかな希望に賭けるしかない。それほどに近代の様式は強力であり，攻撃的である[3]」。

　以上は特に老いの問題に関して述べられたことであるが，ここでいわれる強力な「近代的な生と死の様式」が，われわれの時代の死生観を規定しているということについては，さまざまな形で論じられている[4]。この

---

2) 井上俊『老いの発見』2，岩波書店，1986年，163頁以下。
3) 季刊『仏教』no.18，法蔵館，1992年，47頁。
4) たとえば，大峯顕『宗教の授業』法蔵館，2005年，30頁以下。

ような様式が，いったいどのように現出したのかについては，さまざまな考え方がある。哲学史の一視点から見てみよう。イギリスのルネッサンス期の哲学者であるフランシス・ベーコン（1561-1626）は，「知は力なり」という言葉を残している。スコラ的な学問ではなく，人間に有力な武器となるような学問が目指されたのである。デカルト（1596-1650）もまた，同じ立場からさまざまな仕事を行なった。その1つに解析幾何学の発見がある。彼は，認識を生産的に促進することのできるような学問方法を求めたが，解析幾何学は，座標軸を用いることによって，幾何学的－直観的－空間連続体を代数学的－量連続体へと変換可能にした。一見何事でもないように見えるが，これは，生きた現実の世界を数式の世界に置き換え，数式の世界をもとに現実を再構成する方法に他ならない。彼はまた，哲学の領域において徹底的な方法的懐疑によって，有名な「我思う，ゆえに我あり」という真理に到達するのであるが，そこでも直観と分析が相俟って真に明晰判明な真理が成立するとされるのである。デカルトはこの真理から出発して，精神と物質の二元論を打ち立てた。その際，人間の身体は機械と同様のものであり，延長をもった実体に過ぎない。生命における意識と身体が分けて捉えられる伝統が，その後大きな影響を及ぼすことになる。デカルトその人の哲学とは別に，彼の考え方が，世界と人間を機械的に分離し，世界を人間の征服の対象として見る近代的な人間中心の世界観，自然観に大きな影響を及ぼしたことは確かである。医学の領域においても，神の被造物とされて，神秘的であった身体が，分析の対象となり，隅々まで解体・解剖されることになった。こうした方向は，現代の生命科学の進歩にまでつながっており，臓器移植にまで具体化されつつあるのである。すなわち，各臓器は単に機械の部品のようなものとして位置付けられるのであって，心臓は血液循環のためのモータ，肺はふいご，肝臓は化学工場といった具合にである。こうした生体のブロック的な見方は，人工臓器・臓器移植へと展開し，特に心臓移植をめぐって脳死問題が緊急の課題となっていることは周知の通りである。この合理的な世界観・生命観は，一見非常にポジティブな価値をもつようにみえるが，注意しなければならないのは，それが徹底した生老病死の管理化を引き起こすことである。上に述べたような死に行く場は，もはや跡形もなくなくなり，ほとんどの人が死を病院で迎えるのであって，そこでは少しの時間でも延命する措置が

取られる。

　このような時代にあって，死の哲学がドイツの哲学者ハイデガー（1889-1976）によって，打ち立てられた（初期においてであるが）。この哲学は，ケア論にとっても注目されてよい。なぜなら死と向かい合うことによって，始めて自らの生についての自覚が始まるとされるからである。ハイデガーは『存在と時間』（1927年）において，「存在とは何か」という彼の一貫した問題意識と関連してではあるが，主として人間（人間のことを彼は現存在と呼ぶ）の分析に費やしている。それは人間のみが，存在するもの (das Seiende) の内で存在とはなにかを問い得るからである。人間は現存在として，すでにこの世界に投げ込まれてある「世界-内-存在 (In-der-Welt-sein)」であり，「死への存在」(Sein zum Tode) といわれる。一方で，われわれは，日常の生活において様々な事物や他人に眼を奪われ，死へと定められている自己本来の姿に目覚めていない。このような日常的現存在は，「ひと」(das Man) といわれる。このように「ひと」へと頽落した在り方から，不安や良心の呼び声に誠実に耳を傾け，死をこの身に引き受け，本来的実存になることをハイデガーは説くのである。死を覚悟するところに，本来的な全体的自己が成立するとされる。

　このような死についての考えは，死をただ対象的に考えがちな現代人には受け入れがたいかもしれないが，しかし，人はただ一人で死を迎えることも確かであろう。鍋島直樹は，死について3つの理解を分類しているが（一人称の死，二人称の死，三人称の死），その第三人称の死しか通常は問題になっていないのである*5)。すなわち，それは死亡率や統計に還元された死であり，このような客観的な死への対応は，同時に死を拒否する方向すら含んでいる。ちなみに第二人称の死は，愛する存在の死である。ここには第三人称の死にはない悲嘆や苦痛が伴い，次の第一人称の死への目覚めの契機でもある。第一人称の死は，交換不可能な自分の死である。このような死に目覚めたとき，第三人称的な死の理解は何の答えも与えてはくれない。第二人称の悲嘆や苦悩はまさに死ぬまで続くのである。しかし，第二人称的な，また第一人称的な死の理解は根本的に日常では忘れていた

　5）　西光義廠編『援助的人間関係』永田文昌堂，1988年，所収「死を媒介とした援助的人間関係」196頁。

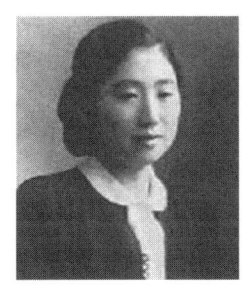

若き神谷美恵子

自分の生の深みを自覚させてくれるものでもある。

　ハイデガーの哲学は死の覚悟を説くことによって，生を照らし出すことを可能にしたが，その生が，どのように有意義な（QOL のある）生を送るかについての示唆に欠けているように思われる。ハイデガーは死の覚悟そのものが，真の他者受容を可能にするといった肯定的な面も述べているのであるが，死の覚悟ということも，なお，内在的な意識の領域の出来事にすぎない。それゆえ，一瞬一瞬死を写している自我の鏡が割られねばならない。死を真に乗り越えさせるものは，死の覚悟といったものではなく，もっと思惑（思枠）を超えたものでなければならない。そのことを神谷美恵子（1914-1979）の生涯で考えてみよう。彼女は，若い頃ハンセン氏病の施設を訪れ，自分の生涯をこの病に苦しむ人びとのために捧げようとした。このような使命（まさに自分の命をどう使うかという問題であるが）のもつ構造を考えると次のようになるであろう。未だその使命は実現されていない。しかし，今現在にその使命は将来していて，彼女の日毎の生き方を導いていくのである。一日一日が，使命実現のためのかけがえのない時として，真に生きられる時間になるのである。さらにこのような使命は，彼女の死によって終わりを告げるのではない。なぜなら，こうした使命は永遠性を帯びているからである（例えば入試合格という目的なら，それが実現した時点で終わるだろうが）。現代の最も根深い病は，こうした永遠なものがさまざまな理由で見失われていることに起因しているのではないだろうか。

　ケアの立場は，生老病死や罪悪の問題を，近代的様式から開放し，内面的生において，いのちと直結するという立場を回復するところに始まるのではないだろうか。

3 仏教・キリスト教のケア

聖書は「若き日に造り主を覚えよ」といい，釈尊は「力のある若い時に，道を求めよ」と強くすすめている。それは，永遠な価値（いのち）との真の出会いが一朝一夕に成就するものではないからである。むしろ，永遠は有限性に纏綿された人間にとって，最も顧みることの少ない事柄である。特に現代人にはそうである。宗教的な概念，たとえば信仰とか天国とかあるいは信心とか浄土とかいっても，現代人には何のことかもわからなくなっている。そんなことをまともに考えることは，全くの暇潰しとしか見られないのである。もちろん何事においても「遅すぎる」ということはありえないことである。しかし若い時から，永遠的価値と時間的価値について，自己の内面性において，葛藤と闘いを体験することがいかに大切かは強調されてよい事柄である。それによって，真に苦悩との対決が可能になるからである。しかし世間の尺度はこれとは逆で「宗教なんてものは，年を取ってからのこと」である。

　キリスト教において，その眼目は，十字架のイエス・キリストである。そこには罪深き人間に対して，自ら人となり（受肉），この地上を歩み給い，そして磔となった神の姿が示されている。十字架において，無限の神の愛と，同時に非常に厳しい人間に対する神の「否」が表現されている。キェルケゴールは，『二つの倫理-宗教的小論』の中で，自己を殺させることによって，われわれ一人一人に「神を殺しつつある存在」であることを自覚させようとした神の愛について述べている。キリストに出会うとは，自己が自らの意識では如何ともしがたい自己中心的存在であることを，はっきり見つめることであり，同時に，この自己に寄り添い，最後まで御手を差し伸べられる神の愛に目覚めることである。ここにキリスト教の根本的ケアの実現がある。キリスト者は神の全知全能を実感し，感激する。あらゆる罪と死とをものともせず，無限の（あるいは無条件の）愛をもって救いの御手を神は今現に差し伸べられているのである。世間的尺度は，そこでは何の意味ももたない。何の取り柄も無くなった状態，ひたすら人の世話になり続ける状態，そうしたことに左右されない絶対の絆が，そこに

3 仏教・キリスト教のケア

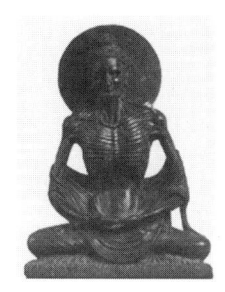

修行中のブッダ

は成就される。このような信仰世界に目覚める時，当然世間的尺度を超えた隣人関係が実現されるだろうし，真に自立した豊かさが満たされるであろう。

次に仏教について見てみよう。釈尊の出家の動機となったいわゆる四門出遊については，比較的確かな原型となる資料も残っている。そこには若きシッダルタが何の不足もない幸福な状態にあったが，ある時，城を出て，老・病・死に苦しむ人びとを見て，ついに出家することが記されている。老・病・死とそれの根拠となる生を仏教では四苦といい，若きシッダルタは29歳の時，この苦を解決せんとして出家したのである。では四苦をどのようにシッダルタは克服したのか。彼は6年にわたる生死の境を行き来するような激しい苦行（断食）を続け，まさに瀕死の状態となった。その時，たまたまスジャータという娘が，森の神に供物の乳粥を捧げるために付近を通りかかり，まさに命尽きようとしていたシッダルタにこの供物を捧げ，命を助けた。児玉暁洋は，この時のことを「一椀の乳粥が血液に転化し，体力が精神作用に転化してゆくありさまを，その全心身でありありと感覚したに違いない。白い乳が紅い血液と成り，その体力が精神作用に成るその転化の系列を，もう一つ先まで推し進めて考えるならば，そこに緑の草がある」と記し，「わたしはかって，牛であり，草であり，大地であった」ということがシッダルタの感得したことであり，それが縁起の基礎となったと記している[6]。かくして彼は，苦行を捨てて，禅定に入り，遂に縁起の法を悟った。一切は縁起してある。現代日本語の「縁起がよい」とか「縁起をかつぐ」といった用法はほとんど仏教の縁起の原義から遠ざかっていて誤解されやすいのであるが，本来の意味は「すべては諸々の条件によって，現にあるように生起している」という意味である。一切

---

6) 児玉暁洋『念仏の思想』毎日新聞社，1985年，56頁以下。

は諸々の条件によって支えられているのであって，このわたしの「生」も例外ではない。諸々のいのちによって支えられているのである。そのいのちを「我が命」と限定するがゆえに，「死の恐怖」が生まれるのである。仏教徒にとって，死は大いなるいのちの世界への帰還に他ならない。

わたしの「生」は縁起してあり，それゆえまた「仮」のものにすぎないといわれる。そして生が仮のものであるから当然老いも病も死も仮のものなのである。ここに諸行無常（あらゆるものは常ない），諸法無我（あらゆるものは実体がない），涅槃寂静（それをしっかりと実践するなら安らかな人生が開ける）という三法印がいわれる。結局四苦は事実としてなくなるのではない。むしろ四苦の厳然たる事実をしっかりと受け止めることが仏教の教えである。受け止めることによって限りのある生を精一杯に生きることが問題である。曾我量深（1875-1971，浄土真宗の僧）は「無常に使われるな，無常を使え」と言っている。老病死を徒に恐怖し，回避しようとして迷信などに走るのではなく，むしろ老病死をバネにして，刻一刻の時を大切に生きぬくことが大切である。

この縁起ということは，浄土教では，阿弥陀という言葉に転じている。南無阿弥陀仏という名号の阿弥陀（A-mita）の弥陀（mita）とは，量ることができるという意味であり，それに否定の接頭辞（A）をつけて，量ることの出来ないいのちを指し示している。南無阿弥陀仏と念仏をいただきながら，念仏者が帰依しているのは，他ならないこの量りなきいのちなのであり，自らの生と死は，ここから出てここへ帰るのである。かつて人びとは自らの限定された命が，大いなる，はかりなきいのちの世界に繋がっていることをしっかりと自覚し，帰り行く時（死）を覚悟することによって照らし出される掛け替えのない命を，日々大切に送っていたのである。

以上，簡単にキリスト教，仏教の救いについて述べた。このような神の愛，あるいは大いなるいのちとの出会いが，いかに大きなケアの意義をもつかを現代人は深く顧みる必要があるのではないか。

4　薪と炎のたとえ

ここではケアが単に苦悩を取り去るだけのものなのか，という問題を考え

てみたい。常識的には，そう考えられるだろうし，一般にケアする現場では，四苦八苦*7)の除去が目的であろう。しかし，宗教におけるケアには，単純にそうはいかない問題も含まれていることに注意しておきたい。以下，パウロ（初期キリスト教の伝道者。60年頃，ローマで殉教の死を遂げた）の「肉の内の刺」の問題をめぐって考える。

「肉の内なる刺」という言葉は，パウロに関係する言葉であって，聖書の「コリント人への第二の手紙」第12章第7節には，「我は我が蒙りたる黙示の鴻大なるによりて高ぶることの莫（なか）らんために肉体に一つの刺を与えらる，すなわち高ぶることの莫らんために我を撃つサタンの使なり」と記されている。この箇所について，ある辞典には次のように説明されている。「パウロはあるやっかいな病気に取り憑かれていた。彼の考えによれば，それは特異な体験のゆえに高慢ちきになることのないよう，からだに食い込んだ刺であり，サタンの使いである。もちろんサタンは打つだけである。打たれて身を低くさせるのは神の恵みである。神はサタンのわざを用い給う。この病気が何であったか諸説がある。サタンに関係させているところから見れば，激しい発作を伴う神経系のものではなかっただろうか*8)」。この「肉の内なる刺」という表現でパウロが述べようとしている具体的な病名については諸説がある。ここでは，具体的な病名探索をするのが目的ではなく，こうした表現でいわれている否定的なものが，いったいパウロにとって如何なる意味を持ったかを考えることである。又そのことによって，宗教的な実存の在り様の一側面を見て，否定的なものがケアにとってどのような意義があるかを見てみたい。その際に，キェルケゴールの「肉の内なる刺」という表題をもつ談話を特に参照する*9)。

キェルケゴールによれば，本来「肉の内なる刺」という言葉は，キリスト教における最高の浄福に対立し，それに取って代わるような苦痛であり，人間的な意味での，思惑（思枠）内でのさまざまな栄光に対立するようなものではない。また，この言葉がパウロによって言われているところに，非常に深刻な印象が与えられる。なぜなら，パウロほど，情熱に翻弄され

---

7) 仏教用語で，生・老・病・死の四苦に，愛別離苦などの四苦を加えたものを呼ぶ。
8) 山谷省吾他編『増訂新版新約聖書略解』日本基督教団出版部，1989年，527頁。
9) S. Kierkegaard: "Pælen i Kjødet" *Fire opbyggelige Taler*, S. Kierkegaard, SV, Bd. 4, S. 299ff. 以下特に引用毎に頁は記さない。

なかった人はいなかったからであり，深い経験と完全な洞察が，真の信仰を与えた人だったのだから。キェルケゴールは，この悪魔の使者である「肉の内なる刺」が，パウロによって世間常識とは全く違った形で受け取られていると述べる。「この悪魔の使者が疾風のように現われて，稲妻のような速さで使徒を恐がらせる時，使徒も言うように，まさしくそれは悪魔の使者である。しかし，使徒が，それが自分に有益であることを知っている時には，この恐怖は最早悪魔の使者ではない。普通の人は，悪魔の使者が人間に利益を与えるためにやってくることなど聞いたこともないであろう」。悪魔が自分に利益を与えることを知っているのが使徒である。使徒は，悪魔の出現を有益と知っている点で，日常人とは質的に断絶しているのである。柔弱な人間の常識は苦悩なき人生が最高と思う。使徒はこれとは正反対である。使徒は苦悩と最高の人生を分けては考えないのであり，そこには深い解釈と権威が存在するのである。

　キリスト教の救済は最高・最強の救済であるが，しかしその力を発揮する前に，人をより深く傷つけるものであるとして，キェルケゴールは「魂がその内で信仰へ至るために闘っているような苦悩，或いは，信仰がその内で世間に勝利するような苦悩」について，また，「希望がその内で誕生するような，或いは希望がその内で揺るぎないものとなるような苦痛」について，また，「自己愛（自我）がその内で息を引き取り（崩壊し），遂に愛が神を知ることを学ぶような自己焼尽，或いは，外的人間がその内で消え失せ，遂に内的人間が堕落（corruption）から解放されるような悲惨」について述べる。

　苦悩は和らげられるべきものであるが，しかし苦悩なくして天国へ入ることはできない。苦悩を通じて天国があるのであって，このことをしっかり自覚していれば不測の艱難にもぐらつかない。苦難が却って天国をいよいよ確信させてくれるものとなるからである。そしてこの苦悩の最たるものが「肉の内なる刺」なのである。最高の浄福を摑んだ者も，それだけでは天国には行けない。「肉の内なる刺」を否定契機として，それとの逆説的な対応を通してのみ，天国は存在するのである。天国へ行くことは天国へ行くことではなく，行けないことが行くことなのである。そして，このようなことは，世間を驚愕させるものであり，この驚愕こそ，キリスト教信仰への入り口なのである。それは哲学への入り口が「驚き」であると言

われているのと似ている*10)。人生は不思議な深い意味をもっている。悲しみと慰め、苦悩と歓喜が一緒になるような不思議な出来事がある。それは永遠から定められた一致であり、この世のみでは出てこない苦悩の意味なのである。

このような考えは、『歎異抄』第17条の内容にも含まれている。すなわち、そこには次のように記されている。

> 「辺地の往生をとぐるひと、ついには地獄におつべしということ。この条、いずれの証文にみえそうろうぞや。学生だつるひとのなかに、いいいださるることにてそうろうなるこそ、あさましくそうらえ。経論聖教をば、いかようにみなされてそうろうやらん。信心かけたる行者は、本願をうたがうによりて、辺地に生じて、うたがいのつみをつぐのいてのち、報土のさとりをひらくとこそ、うけたまわりそうらえ」
> (現代語訳:本願を疑い、辺地に往生することになった者は、ついには地獄に堕ちるに違いないということ。このことは、どの文書にその証拠を見ることができるのでありましょうか。学者とみなされている人の中に、そのようなことが言い出されているのであってみれば、いっそう浅ましいことです。経論や聖教を、いったいどのように見ているのでありましょう。信心の欠けた行者は、本願を疑うことから、まず辺地に往き、そこで疑いの罪をつぐなった後に、真実報土の覚りが戴けるのだというのが、教えられていることです*11))。

辺地とは、真実の浄土のほとりにある方便の、仮に設けられた世界であるが、こうした辺地に生まれる者は、ついに地獄に堕ちるのだという間違った考えが、当時広まったのである。これに対して、ほとんどの人間は、まずこの辺地に往生するのではないか、と作者である唯円は述べる。そし

---

10) プラトンは後期の対話篇『テアイテトス』155Dの中で、ソクラテスをして次のように言わしめている。「驚きの心こそ、知恵を愛し求める者の心なのだ。つまり、愛知 (philosophia 哲学) の始まりはこれよりほかにない」。

11) 金子大栄編『原典校註 真宗聖典』法蔵館、1986年、801-802頁。現代語訳は、高史明『歎異抄のこころ』日本放送出版協会、1993年、245頁。

て，むしろ，最初から真実の浄土に生まれると思う人は，いったい自分自身の姿を本当に知っているのか，と疑問を投げかけるのである。浄土に往けると思う者は，むしろ往けないのであって，辺地にしかいけないと覚悟する者に，浄土は開けるという考え方がここに存在する。ほぼ，パウロの「肉の内なる刺」の逆説と似ている*12)。

さらに，事実苦悩していることと苦悩が思惑（思枠）に取り入れられた状態との質的相違をキェルケゴールはどこまでも強調している。それは生きた苦悩の事実こそ，ひたすらそこに依拠して彼が自らの思想を構築しようとするものだからである。「目が，走っている人を，走っているが故に捕らえ得ないように，苦悩に関しても同様である。未来の苦悩は使徒を恐れさせるには何の時間をももたない。過去の苦悩は彼をしっかりと捕らえるための何の時間ももたない，というのも彼は走っているのだから」。ここで，走っているという言葉に含まれているのは，生きた現在である。生きたものとは，運動しているということである。生きた苦悩の現在をどう捕らえるかが問題である。それを一歩でも外れると，最早外面的な概念としての理解になってしまう。生きたいのちの世界は運動している世界であり，それは目でも捕らえられない。我々はパウロをどのようなところから理解すべきであろうか。パウロは苦悩の人であったが，このことは何処から理解すべきなのか。苦悩しつつある，その現実からである。それ以外は傲慢な態度である。それはまた苦悩を「現在」において理解することでもある。翻って，この点こそケアの最も重要な立脚点ではないだろうか。前章では，このことを現実そのものと直接することとして述べ，また「瞬間」の概念で問題とした。

「肉の内なる刺」は，最高の宗教的浄福と対応した概念であり，いかなる外面的なものとも関係をもたない。たとえいくらキリスト教の教義がこの世に広がり，支持されても，そのことと宗教的浄福とはなんの関係もない。「苦悩が感受され刺が疼くや否や，使徒はただ自分自身に関係しなければならない」。「肉の内なる刺」は，人間を単独者に引き戻すのである。

---

12) 因みにこの逆説的な論理は鈴木大拙の「即非の論理」と一脈通じるところがある。例えば岩波『哲学思想事典』847頁には，〈即非の論理〉とは『金剛般若経』による「AはAではない。故にAである」という推論式で，前半は同一律に基づく意識の立場の否定，後半は相対を越えた霊性の絶対的肯定を表す」と記されている。

4 薪と炎のたとえ

> **生老病死とケア**
> 若きゴータマ・シッダルタは，王子という身分で，なに不自由のない暮らしを送っていたが，ある時東西南北の門から外出し，そこに老人，病人，死者を見て，自らもそれを逃れていないことにショックを受ける。北門では修行僧に会い，人生の苦悩を解決するために，彼自身出家沙門となる。このエピソードを四門出遊というが，この後6年間の激しい苦行の後に，彼は縁起の法を悟りブッダとなる。生老病死に愛別離苦・怨憎会苦・求不得苦・五陰盛苦の四苦を併せて四苦八苦というが，その解決の根本にあるものは縁起の発見である。このことは非常に内面的な自覚の中にあるので，ケアというものも，むしろその手助けという意味が強い。もちろん歴史的に，さまざまな仏教的な死の看取りが行われてきたが，そこでも仏教的な真理の共同の確認作業がケアの本質をなしているようである。
> （山下秀智）

「浄福は消え失せ，次第に消え失せる。ああ，浄福をもっていることは言葉に表現できないことであった。（浄福が消失した）苦痛も表現できない。なぜなら，その消失すら表現できないのだから。そしてその記憶もまた，無力の内にただ萎むこと以外為す術を知らないのだ！」。浄福は「肉の内なる刺」と対立するが，しかも単独者の心の根底においてである。「肉の内なる刺」が感受されるや否や，浄福は無力の内に唯萎んでいくのである。

　いったん神との関係が成就しても，それは不変では有り得ない。『歎異抄』でいえば，廻心によって生じた踊躍歓喜も，持続はしないのである。それはすぐに色褪せる。しかし真実の信仰はここからなのである。無常性がこの世の真理であり，踊躍歓喜も無常である。しかし，実はこのことは人間に真の利益をもたらすのである。「使徒はこの回転が彼に利益をもたらすことを知っている」。そして，「最高の浄福と最も重苦しいことを，最も強い表現で述べた後で，獲得しそして失った後で，ああ，かくも穏やかなのだ」。浄福と苦悩を両極まで経験した後で，使徒が如何に穏やかであるかを，キェルケゴールは感嘆の言葉をもって記している。

　苦悩（「肉の内なる刺」）が浄福を経験させてくれる薪の役割を演じることになる*[13]。そして「肉の内なる刺」が見棄てられたことの表現であり，

---

13) 以下，薪と炎の比喩を用いる。薪が多ければ，炎もより燃え立つのであり，それ

徹底した分離の表現であることに注目しなければならない。この分離は死よりも深い分離である。しかもこの深い分離こそが，初めて神との関係を受け取り直す契機となって働くのである。「肉の内なる刺」によって人間は自己の元の状態に押し戻される。この自己は罪の自己であって，自由の状態でもなければ，解放された状態でもない。しかもこの押し戻されが，信仰の現実性を成立させるのである。元の木阿弥状態といった苦悩が出てくるところに，真の宗教的実存の展開がある。

　ここには仏教的に言えば，煩悩即菩提の考えが示されているのである。いかなる煩悩が再び沸き起こっても，もはやそこには平常心の世界が開けているのである。そこでは煩悩が煩悩と知られており，その煩悩がただ当事者を痛めつけるだけではなく，むしろいよいよ宗教的真理の受け取り直しを可能にする契機としての薪の役割を演じることになるのである。煩悩が煩悩に終わるのではなく，菩提（悟り）の炎に転じるのである。ただし，この転換には，自らの罪業を，深い闇をたじろがずに見つめる必要がある。それは自己の実相の自覚であり，親鸞で言えば「機の深信」の遂行である。パウロもまた，このような道を歩んだのである。

　以上，「肉の内の刺」を考察したが，宗教的には，苦悩は除去して済むものではない。四苦八苦とか罪とかいわれる苦しみは，むしろ大きな歓喜の源泉となっているのである。ここまで来なければ，宗教におけるケアの問題はその本質を見せはしない。おそらく，そんな事例は特殊な人にだけ当てはまるのだ，という意見があるかも知れない。しかし，日本の最近の人を取り上げても，このような根本的なケアの事例はたくさん見いだすことができるだろう。木村無相は，自らの心臓病が，如来の本願をますます受領する大切な契機として述べている*14)。また，鈴木章子の『癌告知のあとで』には，このような心境がほぼ全編に記されている。そのうちの１つだけを挙げておこう。

　　「今現在説法

を苦悩と信仰（信心）の関係として考えたいと思うのである。親鸞の和讃においては，このことは氷と水の喩えで表現されている。「罪障功徳の体となる　こほりとみづのごとくにて　こほりおほきにみづおほし　さわりおほきに徳おほし」。

　14）　岩崎成章『木村無相師法談』法蔵館，1990年，59頁。

肺がんになって
　　ここ　あそこから
　　如来様の説法が
　　少しずつ
　　きこえてきます
　　今現在説法
　　真只中でございます」*15)

5　愛と慈悲に基づくケア

　宗教的なケアが，人間の内面的生に関わること，その自覚の究極に，離反した根源的自然との合一が目指されていること，信仰や信心といったものには，苦悩に関する逆説的な捉え方があること，等について述べてきた。こうした観点をできるだけ終末期医療において生かそうとするのが，現代のホスピスやビハーラであり，これらの運動を支えるものは，宗教的な愛，仏教的には慈悲と呼ばれるものである。
　ホスピスやビハーラは，決して死を忌み嫌う立場を取らない。むしろ終末期医療の現場で，いかにその人の QOL を高めるか，いかに根本的なケアを遂行するかという試みなのである。ホスピスは，原義は，巡礼者などを泊める宗教団体の宿泊所のことであり*16)，死期の近い患者を入所させて，延命のための治療よりも，身体的苦痛や死への恐怖をやわらげることを目的とした。単なる医療施設ではなく，社会的・精神的援助を行う施設である。近代のホスピスの最初は，1967年ロンドンに作られたセント・クリストファ・ホスピスである。日本では，1980年に浜松の聖隷病院がホスピス・ケアを始めた。以来，国立がんセンター東病院をはじめ，厚生省が認定した緩和ケア病棟のある病院が増えてきている。例えば，次のようなモットーが掲げられている*17)。

---

　　15)　鈴木章子『癌告知のあとで』探求社，1989年，48頁。
　　16)　これについては，本書第 4 章を参照。
　　17)　全国ホスピス・緩和ケア病棟連絡協議会「緩和ケア病棟承認施設におけるホスピス・緩和ケアプログラムの基準」

1）人が生きることを尊重し，誰にも例外なく訪れる「死への過程」に敬意をはらう。
2）死を早めることも死を遅らせることもしない。
3）痛みやその他の不快な身体的症状を緩和する。
4）精神的・社会的な援助を行い，患者に死が訪れるまで，生きていることに意味を見いだせるようなケア（霊的ケア）を行う。
5）家族が困難を抱えて，それに対処しようとするとき，患者が療養中から死別したあとまで家族を支える。

聖隷ホスピスでは，次のように言われている。「聖隷ホスピスとは……ホスピスとは，肉体的な苦痛を取り除くための治療をするだけでなく，精神的な苦痛，孤独，不安などを軽減し，患者さんやご家族とともに，生命の意義を考えつつ，最後まで人間らしく，尊厳を持って生きぬくことができるように援助していくところです。」*18)

またビハーラ運動についてであるが，「ビハーラ」とは，「仏教ホスピス」という表現に代わる，仏教を背景としたターミナル・ケア施設の呼称として，1985年に田宮仁が提唱したものである。ビハーラという言葉は，古代インドのサンスクリットであり，「休養の場所，散歩して気晴らしすること，仏教徒の僧院，または寺院」というような意味を持っており，昔，ビハーラと呼ばれた仏教施設は，「一には病人に供給す，二には病のために医薬の具を求む，三には病者のために看病人を求む，四には病者のために法を説く」（『十住毘婆沙論』）というような諸機能を果たした。長岡西病院HPには，次のような理念が掲げられている。

1．限りある生命の，その限りの短さを知らされた人が，静かに自身を見つめ，また見守られる場である。
2．利用者本人の願いを軸に看とりと医療が行われる場である。そのために十分な医療行為が可能な医療機関に直結している必要がある。
3．願われた生命の尊さに気付かされた人が集う仏教を基礎とした小

---

18) www.seirei.or.jp/mikatahara/byouinsyoukai/hospis

さな共同体である。(ただし利用者本人やその家族がいかなる信仰を持たれていても自由である)[19]

　以上のように、ホスピスやビハーラにおいては、死を絶望的なものと見ず、むしろ積極的な生の覚醒として位置づけているように思える。
　ところで、ホスピスやビハーラを支えるものは、愛とか慈悲といわれる宗教的なものである。しかし、愛とか慈悲といっても、現代人には理解されていない点もあるので、最後に、このような愛や慈悲は何かということを、述べておきたい。
　キリスト教的ケアの根本としての隣人愛についてであるが、聖書には次のようにある。「第二もこれと同様である。『自分を愛するようにあなたの隣り人を愛せよ』」。(マタイ伝第22第39節)。いわゆる隣人愛の誡めは、実に端的に「自分を愛するように」と言っている。しかし、この端的な言葉は、実は熟考を要する言葉である。なぜなら、人間は自分を命懸けで守り、命懸けで愛しているからである。そのことを念頭においた上で、この無条件な自己愛と同様に君の隣人を愛せよと、この誡めは言っているのである。この短いイエス・キリストの言葉は、他の複雑で込み入った言い回しでは全くないが、しかし、この言葉によって、我々は決して隣人を愛せないのではないかという、深いためらいを感じざるを得ない。生きとし生けるものを愛するとは、自分の命を命懸けで守るように、命懸けで愛することでなければならない。自分を無条件に愛しているように、隣人を無条件で愛しなさいということが、いかなる弁解の余地もなく、いかなる隠れ蓑もなく、この誡めに含まれている[20]。しかし、愛しきれない状況があろうとも、人は他人を愛したいと思うのである(そこに個人から共同体への根本的帰還の意義を見ることができる)。それゆえ現実的には、このような愛の不可能性を危惧し、自覚しつつケアの現場に立つことが求められる。「わたしはケアしているのだ」という常識的な意識を突き破って、もっと深いケアの立場がそこに開かれるのである。ここではこれ以上述べないが、この隣人愛が、キリスト教では神の愛との出会いによって可能になるという

---

19)　www.sutokukai.or.jp/nagaokanishi-hp/biha-rarinen.html
20)　このような考え方については、キェルケゴールの『愛の業』を参照。

ことを付け加えておきたい。おそらく赤十字の精神とは，この愛を根源に立ち上がるものなのであろう。ナイチンゲールについて，次のような発言が見出される。

「ナイチンゲールの看護の底に流れる一番根本のものは，信仰，希望，愛です。(中略)彼女の信仰から見た看護というのは，どんなことでも，すべて良心の問題，すなわち神様と自分との間で考える問題としてとらえる，ということです。言い換えれば，すべてふりかかってくる出来事を，神様の立場から眺めていこうということです。苦しいことに出会って非常に苦悶しなければならない時，これは，神様の何かの計画の中にあったのでしょう，神様は私を決して苦しみの中に陥れたままでおかれる方ではないから，必ずどこかに光がもたらされるのだと，ナイチンゲールだったら，つねにそう思うのです。」[21]

次に仏教の慈悲についてであるが，ここでは親鸞の慈悲についての理解を紹介しておきたい。浄土仏教の根本は，如来の本願である。『大無量寿経』という経典には，仏の四十八の誓願が説かれているが，その十八願には次のように記されている。「設我得仏，十方衆生，至心信楽，欲生我国，乃至十念，若不生者，不取正覚，唯除五逆，誹謗正法」[22]

ここで重要なことは，「若不生者，不取正覚」という言葉である。「もしあなたが救われないなら，わたしも救われない」という意味である。ケアという場において，このようなところまで心はいかなければならない。信心とは，このような如来の願いが，わたしを貫通することである。わたしの心が，本願によって満たされることが，信心というものである。わたしたちが普通言っている愛は，わたしたちの心が絶えずころころと変わるように，憎しみや嫉妬へと容易に変化するものである。こうした愛は，他者

---

21) 寺本松野『そのときそばにいて』日本看護協会出版会，1985年，113-14頁より。
22) 浄土真宗教学研究所編『浄土真宗聖典　顕浄土真実教行証文類（現代語訳版）』本願寺出版社，2000年，161頁。「わたしが仏（ほとけ）になったとき，あらゆる人々が，まことの心で（至心）信じ喜び（信楽），わたしの国に生まれると思って（欲生），たとえば十声念仏して（乃至十念），もし生まれることができないようなら，わたしはけっしてさとりを開くまい。ただし五逆の罪を犯したり，正しい法を謗るものだけは除かれる。」

を愛しているようで，実は自分を愛しているだけのことが多い。それに対して，如来の本願を憶念する者は，十方衆生へとかけられた願心をいただくのであり，そこには「若不生者，不取正覚」の無縁（無条件）の慈悲が成就している*23)。親鸞の主著である『教行信証』で最も感動的な部分は，いわゆる「二双四重の教判」（親鸞は一代仏教を「竪」と「横」，その竪と横にそれぞれまた「出」と「超」をつけて，独自の分類を行っている）といわれる箇所であるが，そこで親鸞は，真実の菩提心（悟りを求める心）がいかに成立するかを述べている。この背後には，当時の仏教における1つの論争が絡んでいる。すなわち親鸞の師であった法然の『選択本願念仏集』は，旧仏教の改革者，明恵（1173-1232）によって手厳しい批判を受けた。明恵の『摧邪輪』には，浄土教には菩提心がないことが徹底して批判されている。この批判に対する反論は，何人かの弟子達によってなされたが，未だ不十分なものであった。また法然自身は反論をなし得ないままに世を去ったのである。親鸞の『教行信証』は，ある意味ではこの明恵に対する徹底した反論の書とも言えるのであって，そのエッセンスが，いわゆる「二双四重の教判」として結実しているのである。まず，その箇所を引用する。

「菩提心には二種類がある。一つには竪，すなわち自力の菩提心で，二つには横，すなわち他力の菩提心である。また，竪の中に二種ある。一つには竪超，二つには竪出である。この竪超と竪出は，権教・実教・顕教・密教・大乗・小乗の教えに説かれている。これらは，長い間かかって遠回りをして悟りを開く菩提心であり，自力の金剛心であり，菩薩がおこす心である。また横の中に二種がある。一つには横超，二つには横出である。横出とは，正行・雑行・定善・散善を修めて往生を願う，他力の中の自力の菩提心である。横超とは，如来の本願力回向による信心である。これが願作仏心，すなわち仏に成ろうと願う心である。この願作仏心は，すなわち他力の大菩提心である。これを横超の金剛心というのである」*24)。

---

23) 仏教では三縁の慈悲が言われる。苦しんでいる衆生を対象とする衆生縁の慈悲，人々が空の理を悟らずに苦しんでいるのを対象とする法縁の慈悲，無条件の慈悲である無縁の慈悲の三つである。

ここには明恵に対して，我々の菩提心は，如来の本願力によって回向された信楽（信心）を根拠にしていると反論されている。如来は十方衆生を救済しようと，「欲生我国」の本願を建立した。この本願を感得した念仏者は，思惑（思枠）内部での菩提を求める心ではなくして，願力廻向の菩提心（大菩提心）をもつことになるのであって，明恵が批判した菩提心の尺度とは質的に違った菩提心が，即刻恵まれるのであると反論しているのである。

　ところで，この願作仏心は，また度衆生心[25]でもある。それは曇鸞大師の『論の註』（下）の次の文に明確に表明されている。「王舎城において説かれた『無量寿経』によれば，往生を願う上輩・中輩・下輩の三種類の人は，修める行に優劣があるけれども，すべてみな無上菩提心をおこすのである。この無上菩提心は，願作仏心すなわち仏になろうと願う心である。この願作仏心は，そのまま度衆生心である[26]。」

　願作仏心（大菩提心）は，如来の心の宿りであるがゆえに，それは十方衆生救済の心でもある。それゆえ，ここに人間の地平では到底不可能であった無縁の大悲が，念仏者の心に芽吹くのである。大いなる菩提心が信心において成立すると同時に，度衆生心が成立すると説かれている。度衆生心とは，上にも言ったように文字通り生きとし生けるものへの無限の愛に他ならない。そのような愛は，人間の心ではもちようもないものである。それが，如来の「欲生我国」（我が国へ生れよ）の呼声を聞き取ることによって，この身に与えられることになるのである。仏教が，ケアの場へ進む際には，かかる慈悲心を根本にしているのである。

（山下　秀智）

　24）　浄土真宗教学研究所編『浄土真宗聖典　顕浄土真実教行証文類（現代語訳版）』本願寺出版社，2000年，223-24頁。
　25）　度とは，例えば度し難いという言い方にも表れているように，救うという意味であり，もろもろのいのちあるものを救いたいという心が度衆生心である。
　26）　浄土真宗教学研究所編『浄土真宗聖典　顕浄土真実教行証文類（現代語訳版）』本願寺出版社，2000年，224-25頁。

参 考 文 献

(本章と関係するものに限定した)

原佑編『ハイデガー』(世界の名著62) 中央公論社, 1971
    (彼の死の哲学ともいうべき『存在と時間』が収録されている。これは前期の彼の立場であって, 自らの立場を転回して, 後期には新たな立場へと転入する。)
神谷美恵子『生きがいについて』みすず書房, 2004
    (代表的な神谷美恵子の作品。読者は, むしろこのような作品をきっかけに彼女の生涯の中から, 真の心の癒しがどのあたりに成立するかを学んでほしい。)
木村無相『念仏詩抄』永田文昌堂, 1985
    (現代の稀有な念仏者, 木村無相の詩集。一読すれば, お念仏というものがいかに宇宙的な生命と交流するものであるかが分かる。さらに重要なのは, 真宗信心がすさまじい自己否定を伴っていることを教えてくれる。)
鈴木章子『癌告知のあとで』探求社, 1989
    (「死の別離の悲しみのむこうに, 大いなるふる里の灯が見える」ということを, これほどに感得して記された作品はめずらしい。末期の病床で, どのような心の動きがあったか, ケア論としては必読。)
寺本松野『そのときそばにいて』日本看護協会出版会, 1987
    (第38回フローレンス・ナイチンゲール記章を受賞した作者の論集。実体験に基づく看護のあり方の探求であり, 宗教とケアを考える上でも参考になる。)

13

シンポジウム

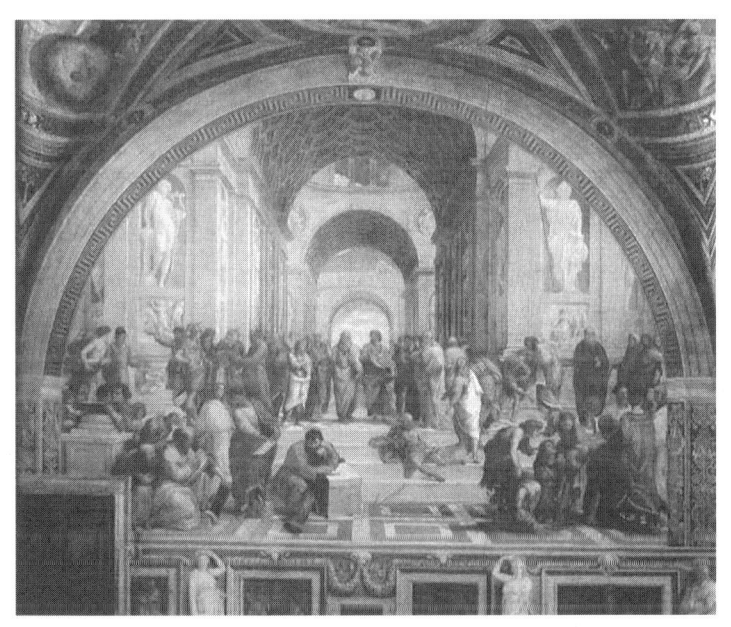

ラファエロ「アテナイの学堂」
（ヴァティカン美術館所蔵）

扉の絵には，プラトン，アリストテレス，ソクラテス，ピタゴラス，ヘラクレイトス，ディオゲネス，ユークリッドなど，古代ギリシアの哲学者や数学者などが一堂に会するさまが描かれています。それぞれが，その固有な思想と生涯の特徴とともに，多様性が多様性のままに，全体があたかも曼荼羅のように描かれています。それぞれがバラバラで，無理に統一が与えられてはいないにもかかわらず，少し身を引いて全体として見ると，多様性・複雑性がそのまま調和を成しているようにも見えます。この絵にも似て，本章は，これまでの各章の執筆者たちが一同に会して，それぞれの担当した章での議論を踏まえながら，お互いの主張の交差する地点と分かれていく地点を見極めるためにもった討議の記録を要約したものですが，そこでは，多様な視点から「ケア」を論ずる執筆者達が，それぞれの議論を展開しています。「ケア」の問題についてさまざまな諸学問の「総合」をめざすのが「人間学」であると位置づけましたが，そのような「総合」は，あくまでも途上のプロセスにこそあり，簡単にゴールに到着できるわけでないことは言うまでもありません。ここに収録された討議は，あくまでも，本書の内容を踏まえて，その先に拡がるさまざまな道を示唆することにこそ意義があり，「めでたしめでたし」と終止符を打つような性格のものではありません。お互いの執筆した内容について，それぞれ他の執筆者が，その背景としてどういう理解をもっているかが見えてきて，その背景がそれぞれおぼろげに重なり合い，少し身を引いて，背景まで含めた全体を視野に収めると，あちこちに繋がりと広がりが見えてきたとすれば，シンポジウムのとりあえずの成果とすべきところでしょう。

1　「対人関係」としての「ケア」
2　「正義」と「ケア」
3　身体とケア
4　性差とケア
5　自然・宗教とケア

(執筆者全員による)

1　「対人関係」としての「ケア」

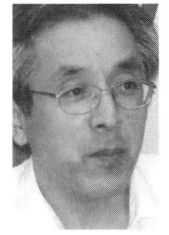

浜渦　わたしは，議論の出発点として，「人間として生きることは人と人の間に生きること」であり，人と人との関わり方はさまざまあるが，「ケア」という関わり方は「人間関係のあり方として根源的なあり方ではないか」と主張し，そこから，「ケアし，ケアされる存在」としての人間という人間観を提唱しました。それはあくまで出発点であって，これについては，「ケアする－ケアされる」という人間関係だけで考えていってもうまくいかないのではないか，という考えもありますし，また，私自身も，「ケアしケアされる存在としての人間」とは，「ギブ・アンド・テイク（助け合い・相互扶助）」の関係なのだろうかと疑問を発して，むしろ，「ケアとは，大きな宇宙的営みと一体化すること」という考えや，「聖なるもの」「生命の海」との繋がりを回復することだという考えにも触れておきました。このあたりから議論を始めたいと思いますが，いかがでしょうか。

田中　わたしも，人間は人と人の間に生きているという視点からケアという営みを考えましたが，それをとりわけ「不幸な人びと」というところから考えようとしました。「きちんとできる人」のことは議論からはずしています。社会的権利で救われる人のことは他の方が論じてくれていますから。ずっと不幸で死んでいく人がいる，その人に「ケア」はどう関わることができるのか，それがわたしにとって関心事です。そういうところにむき出しになった「尊敬と尊厳」の問題が現れるのではないだろうか，というのがわたしの話です。

松田　わたしが「自由にして依存的な存在」という言葉を強調したのは，ドイツ連邦議会の答申の翻訳[1]をしたころからです。その答申では，人間観の根本をこの言葉で表しています。2年前にこの表現に出合ったとき，啓蒙主義的な「自立した人間」を前提にした議論が多かったなかで，新鮮な印象を受けました。「自由にして，かつ依存的な存在」という考えを根底に置いた「現代医療の法と倫理」という展開は，「ケアし，ケアされる存在」という話に直結します。

鈴木　わたしも，ケアを与える，受ける，というのが単に一方向に向いた矢印の関係ではないというのはとてもよく分かります。例えば慈善の場合には，援助

---

1) ドイツ連邦議会審議会答申『人間の尊厳と遺伝子情報——現代医療の法と倫理（上）』松田純監訳，知泉書館，2004年，第1章．

の品や金銭を与える側と受ける側ははっきりしていますが、ケアということを考えると単純ではありません。careという語はもともと、悲しみや恐れに圧された心理状態や、心に負荷を与えるもの、あるいは管理・監督をするべき責任を生じさせるものを意味していて、動詞では、そういうものに対して心を傾けることから、介護や看護も含む気遣いと世話をすることを表しています。そこからも分かりますように、心理状態と外面の行動、一人の個人の心の状態と対人関係、心配のもととそれへの対処、その両方を含んでいて、短くて単純で日常的に使われる言葉ですが、多重的な、作用の方向が時に相反する意味を持たせられることと関係があるのではないかと思います。

西村 「ケアしケアされる」ことがギブ・アンド・テイクの関係なのか、という疑問については、わたしも考えさせられることがあります。「対人関係」という言葉がよく使われますが、他者との関係という視点からケアを考える時、他者のことを思いやるとか、何かを慮るとか、良い関係を作るとか、そういう意味での関係という次元において、ケアしケアされることを論ずることに難しさを覚えます。例えば、わたしたち看護師がケアをするのは、或る代償（給料）をいただくからだとか、専門家だからケアをするのだとか、そういう話になってしまいます。つまり、ケアをすることは実は自分の成長にもなっている、ということを意識しながらケアを考えると、何かどこかでうまく説明できないことが起こってしまうのではないか、と思います。そういう次元からケアを考えるのではなく、他のものや、何かに出合った時、何かに触れた時、すでにそれに関心をもってしまっているというかたちで関わっていたり、あるいは、何かから体が遠のいてしまいそうな状況では、そのときすでに或る関わりを始めてしまっているからこそ遠のくのだと。そういう次元からケアのことを考えていってもいいのではないかと思います。

浜渦 確かに、「対人関係」という言葉は、できるだけ皆さんの議論をまとめられるようにと使っていて、心理学の議論も社会学の議論も掬い上げようとするところで使われているため、粗雑な使われ方をしているかも知れません。西村さんは、その「生まれいずる状態」「意識される手前のところで起こっていること」に注目しようとしているため、すでにできあがった対人関係というところを前提して議論を始めてしまっては困る、というところがあるかと思います。

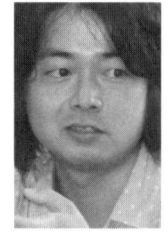

橋本 「対人関係」という言葉の多義性についてコンセンサスをとってからなんて言ってたらきりがないと思いますが、確かに、皆さんが書いておられることを見ると、わたしはその対極にあって、自己と他者の関係ということを前提しているところがありますし、ギブ・アンド・テイク的な発想も一番強いところにあると思います。ただし、皆さんがおっしゃっていることも、ギブ・アンド・テイクの関係、自己と他者の関係、を否定しているのではなく、それだけでは説明できない部分がある、ということではないかと思いますし、だとすればわたしの考えとも繋がると思っています。わたしとしては、ギブ・アンド・テイク的なところも必ずあると思いますので、そのベーシックな部分を押さえつつ、さらにそれを乗り越えるようなディープな議論は、皆さんにお願いしたいと考えています。

浜渦 確かに、橋本さんは、「対人関係の多くは、返報的（ギブ・アンド・テ

2 「正義」と「ケア」

浜渦 「対人関係」のもう少し別の側面にも目を向けたいのですが，同じように「対人関係」と呼ばれても，「正義」という対人関係と「ケア」という対人関係とは違うかと思います。田中さんの議論は，まず，ニーズと権利というところから始まって，そうした制度では対処できないところのなかにケアを見ていこうとしていたと思います。それに対して，伊藤さんの議論は，正義の倫理とケアの倫理という分け方のなかで，権利というのは基本的に正義の倫理であるというところから出発して，と言いながらも2つの倫理は二者択一ではなく，補完的関係にあるとします。そして，それを踏まえたうえで，ケアをいったんは権利の論理に組み込むことが必要だとして，ケアの権利を社会的規範として承認しながらも，最後にヌスバウムの両者を統合する考えを紹介しています。そうした仕方で権利の問題をもう一度ケアのなかで捉え直そうとしています。

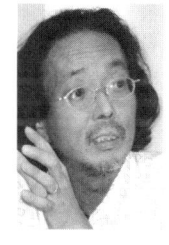

伊藤 わたしは専門が政治学で，政治学は社会システムや政治システムの大きなシステム・デザインに関わる学問です。そこでは，極力具体的な状況というのは，カットしてしまわないとデザインができない。ところが，ケアというのは，わたしの理解では，非常に具体的な身体とか感情とか，そういうものを人と人との間に置こうとします。わたしは最初，これは社会システムの論理にはならないと思っていました。なるとすれば，ケアを専門の仕事として制度化するということ，これならできます。しかし，その根源にある人間の本源性というところまで考えて社会システム

イク的）な性質を有している」としながらも，「サポートの授受がアンバランスになる」ことがあり，そうなると，「近視眼的なパースペクティヴによる実利志向や利那主義を脱却するような価値観の構築（復活？）が，社会全体としての必要ではないだろうか」とも書いておられて，松田さんや山下さんのような議論の余地を作ってくれていると読んだのですが，そう理解してよろしいでしょうか。

橋本 ええ，その通りです。

上利 浜渦さんが，さきほど，「ケアは人間関係の根源的なあり方ではないか」とおっしゃいましたが，わたしとしては，「人間関係は，ケアのあり方として根源的なのか」と問いたいと思います。例えば，アニマル・セラピーとかガーデニングとかが1つのセラピー効果を持つということを考えてみると，人間に対するケアと，動植物に対するケアとは連続していると思うのです。ただ，その時，田中さんがおっしゃった「人間の尊厳」ということがそこにどう関わってくるかが，一番難しいと思います。相手が何かによってケアリングのあり方が変わってきて，人間に対するケアリングは，そこで「人間の尊厳」ということが効いてくるということはありうるのです。ただ，尊厳を持っているのが人間なのかと言えば，別のあり方をしている相手に対しては，別のケアリングが必要になってくるのかもしれないと思う。さきほどの西村さんのおっしゃったことと関心は近いと思っていますが，サブジェクトとオブジェクトが分かれたような状態でケアリングは成立するのではなく，人間があることそのもののなかにケアリングがあって，そのうえでサブジェクトとオブジェクトの関係が現れてくるので，もっと根源的なところにこそケアリングの本質があると考えています。

として作れるかというと，わたしは懐疑的なのです。なおかつ，専門性でケアを徹底していくと，おそらくそこには権力というものが絡んでくる。専門家と非専門家，専門家が提供するケアとずぶの素人が一方的にケアされるというなかで権力関係が発生し，それはケアとは相反するようなことになる。わたしの担当した章では，正義とケアがうまくいくというハッピーエンドで書いたのですが，ケアの論理が社会システムの議論に対して突きつけているものは大きくて，重たくて，簡単には退けられない。1つだけ例を挙げれば，田中さんが，権利という制度によって対処できない場とか，あるいは，社会的権利で救われない人とか言われましたが，社会的権利によって一見救われているような人も，例えば労働権によって保護されている労働者も，具体的な状況では必ずしも保護され救われているわけではない。そういうのは，権利の問題を越えて，モラル・ハラスメントというようなことになってしまう。1人1人の状況のなかで労働者の権利を守るとはどういうことなのか，これが相当程度システムに乗らない問題だと思います。そうすると，これはシステムとして考えなければいけない問題なんだけど，具体的な状況というのはどこまでシステム化することができるのかは，大きい問題で，どう考えていっていいのか，今のところは分からないのです。

松田 ケアの論理に感情的なものを含めようとするとそうなるかも知れないが，ケアの問題は社会システムの上では，社会保障請求権とか発達権といった問題になってきます。狭い権利概念を超える社会権*2)とも言われます。先に述べたドイツ連邦議会の答申では，「自由にして依存的な存在」という人間像を踏まえ，「人間の尊厳」という概念からさまざまな権利が扇が開くようにして導出されるという仕組みになっています。だから，ケアというものにいろいろな思いを込めるのは構わないが，基本的には自由権から社会保障請求権までずっと一連のものが展開されるというのが，権利という概念の発達史のなかに含まれています。とりわけ大陸ヨーロッパの法文化には，その傾向が強い。世界人権宣言にもそれは流れています。第29条はこうです。

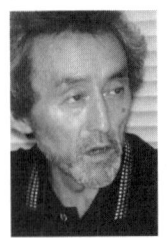

「1　すべて人は，その人格の自由かつ完全な発展がそのなかにあってのみ可能である社会に対して義務を負う。
　2　すべて人は，自己の権利及び自由を行使するに当っては，他人の権利及び自由の正当な承認及び尊重を保障すること，ならびに民主的社会における道徳，公の秩序及び一般の福祉の正当な要求を満たすことをもっぱら目的として法律によって定められた制限にのみ服する」。

これは権利の宣言というより，義務の宣言です。われわれは「ケアしケアされる社会」のなかにあって，初めて十全な人格発達を成し遂げることができる。そのような社会を維持発展させることにすべての人間は義務を負っているということです。いま議論されていた権利という問題を考えていくと，どうしてもこうし

---

2)　1人1人が，社会のなかで役割を果たし，人間らしく生き文化的な生活を営む権利。生存権，教育を受ける権利，勤労の権利などで，各国の憲法等で第二次世界大戦後重要視されるようになった。

2 「正義」と「ケア」

た意味での義務にぶつかると思います。

田中 そこは微妙だと思います。請求権は権利ですが，義務になった時にはお節介をする権利が生じるからです。介入していく権利を含んでしまうのです，ケアの権利というのは。それがつらいということを言われていると思うのです。どこまで人に対して介入するところを肯定するのか，セクハラや虐待に対してどこまでお節介に入っていくことができるのか，という話になると思います。こういう生き方が幸せなんだ，あなたの生き方を変えてあげます，という話になってしまうので，わたしの担当した章ではそこは立ち入りませんでした。請求権を持っているのかも知れないが，そうした言葉を発することができない人びと，不幸な人びと，そういう人たちのことを考えていくとどうなるのか，それがわたしの書きたかったことです。

伊藤 わたしも，ケアというのはもしかしたら田中さんの言う線の方が正しくて，大きなシステムを作っても，それからこぼれ落ちるとか，そのシステムでは徹底的に陰で抑圧されるという人びと，そことどう向き合うことができるのか，が問題です。

田中 しかも，どこかでそれはシステム的に保証がないと，そのケアがうまくいかない。では，システムとしてはそれをどこまで保証できるのかという，それはきっと伊藤さんが書いてくれたと期待しています。細かい具体的な場面までは，システムの上で規定はできないですよね。そこのところだけをわたしは扱おうと思ったわけですが，そこのところについてマクロ的にシステムとして取り扱うことができるのか，そういう場を無視するのではなく，権利と義務というしかたで入っていくには難しいところがあるなと思うのです。

松田 それは，例えば，福祉における自己決定権の尊重という問題になるのではないですか。

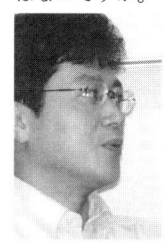

田中 いえ，家族に見捨てられて独り死んでいく人をどうするのかという場面では，もう自己決定権の問題ではないと思います。例えば，性格が悪くて，家族にも捨てられた不幸な人，そんな人をどうしようというのがわたしの考えていることです。ホスピスに入ってもみんなに嫌われる，そしてなぜ嫌われるのか分かっているのに変えられないので，ナースも傷つくし，家族も傷つくし，その人自身も傷つく。でも変えられない，この関係を。というところに，ぎりぎりの「尊敬と尊厳」の話があるのではないか，というのがわたしの書いていることです。

上利 これはわたしにもとても興味があるところですが，いまの話だと，システムのようなものからこぼれ落ちるところにケアの問題があるということですね。だけど，こぼれ落ちるところでのケアの問題が，大きなマクロのところでの権利問題を揺るがすというのはありえないのでしょうか。

伊藤 いえ，だからわたしは，ケアの論理を大きな社会システムに関わる問題として受け止めざるをえないと思っているのです。ところが，そうして受け止めた時に，すべての人びとの具体的な状況を引き受けるようなシステムが作れるのかというと，そこは無理だろうと思うのです。

上利 最終的に作れなくとも，正義の問題をケアの問題も含み込んだ仕方で考えられないかということなんです。デリダがやっていることなのですが，無国籍者をどうするかという時に，無国籍者だけを救うのではなく，そもそも国家がも

っている国境の作り方というものも同時に考えなければいけないと考えるのです。そこでマクロなところで動かすということもあるのではないでしょうか。

伊藤 正義を考え直さなければいけないような問題を投げかけているということは、わたしも認めています。だからと言って、いわゆるケア論が言っているような、具体的状況もすべて配慮できるような、そういうシステムが簡単にできるとは考えられないのです。そこは目的にはならないと思います。

田中 たぶん、そういうシステムができてしまうと暗黒というか、全体主義的な恐い状況になると思います。

上利 それを完全にできると言い切ってしまう時に或る種の絶対主義が生じるので、そこで主観的な捉え直しをし続けるという運動を起こす必要がある。

山下 わたしも近代的なシステムについて問題にしていますが、わたしの場合は、もっぱらそうしたシステムの中で生きている1人1人の思いの複雑さ、自覚の錯綜したレベルについて考えています。こうしたことは、一見するとケア論の枠外にある感じがしますが、考えて欲しいテーマと思います。

浜渦 さきほど松田さんが言っておられた「新しい権利」という話は、伊藤さんの書かれた章にも、「新しい人権」という話があったと思います。ただ、そういう仕方で、ケアを権利としてシステム化していくことができるのか、むしろ、田中さんの言うように、そこからこぼれるところにこそケアの問題があると捉えるのか、ということが論点でしょうか。

松田 この問題はケアの課題を目いっぱい、国家や行政のなか組み込もうとすべきか否かという問題、いわゆる「大きな政府」か「小さな政府」という政策的選択に関わります。また倫理学的には、完全義務と不完全義務という問題にも関わります。完全義務と不完全義務の定義は多様で複雑ですが、プーヘンドルフ(Pufendorf, Samuel Freiherr von 1632-1694)にしたがえば、不完全義務は自由意志によってのみ完遂されうるもので、人道的な義務あるいは愛の義務、人道性に溢れた心の善意の義務。完全義務は法から生じるもので、狭義の正義がそのように定め、強要できるものです。本来、自発的になされるべきケアまで、法や国家の義務にされたら、たまらないという思いがみなさんにあるのではないですか。

田中 わたしの章で取り上げたようなことを見据えて、規範というものを鍛え上げていければ、ということです。

伊藤 ただ、わたしとしては、ケアの方向からすると、「ケアが権利として制度化されてしまったらケアがお終いだ」とケアに携わる人からは絶対に言わないと思います。

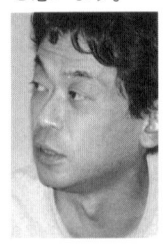

南山 少し話がずれますが、わたしが扱ったナラティヴ・セラピーについて紹介しますと、いままでの家族療法だと、専門家の知識や技術を前提に、こういうところが問題だと見極め、その見立てに従って、介入して援助するのです。これはケアする側の論理に回収されてしまうところがあるのですが、実は何も捉えていないのではないかという疑問があって、そこで、わたしが扱ったナラティヴ・セラピーというのは面白いと思ったのです。そこでは、専門家(セラピスト)とクライアントの間で援助する援助されるという関係を放棄していって、対話に基づいてどうやって新しい物語を生み出していくか、生きやすい物語に結びつけていくかが重要視されていて、そこでは、上下関係や権力関係を相対化するような試みがあります。

その場合に，ケアするケアされるという関係は一方向的な関係ではなく，クライアントが自己物語を組み替えていくときに，実はセラピスト自身も変わっていくのです。対話のなかで新しい物語の書き換えを手伝っているようで，自分の物語も変わっていくような，そうした関係として見直すことができるように思います。

3 身体とケア

浜渦 わたしは，授業のなかで皆さんの講義を紹介する時にも，WHOの「健康」の定義を取り上げて，「身体的」「心理的」「社会的」「スピリチュアル」という4つの層を紹介して，そのなかで皆さんの議論をそれぞれ位置づけるということもしましたが，この枠組みはあくまでも出発点として，学生のための手がかりとして理解いただければ，と思います。「ケア」を考えるにあたって，身体をどう捉えるのかが，1つの論点になるのは確かだと思います。松田さんの「2つの生命観」という話も，身体をどう捉えるのか，というところにあるかと思います。つまり，一方では，身体を細胞さらに分子というミクロの方向に捉える方向と，他方では，身体をマクロの方向に，生命の大いなる連関のなかで捉えようとする方向。西村さんの言う「生きた身体の次元」というのも，身体をミクロに分析するのではなく，全体として生きられている身体を問題にしようとしているかと思いますが，その点，いかがでしょうか。

松田 誤解されると困るのですが，わたしとしては，アトミズムを方法論として否定するつもりはなくて，科学には，アトミズムを徹底しないと進まないという局面があります。人間の頭は複雑なことを一挙に捉えることはできないからで，それぞれ自然を断片化して，1つ1つ攻めていく，その成果のなかでDNAの発見もあったわけです。ただ，科学者の多くはそこで止まってしまって，それがあたかもゴールであり，自然そのものであるかのように思ってしまっている。それは研究のゴールではなく，分析的な手法でもって獲得したものを再び総合し全体像を描いていくのが，科学の目標だと思うのです。そこのところを忘れて欲しくないということです。今の状況を見ると，一方でアトミズムの傾向が非常に強まっているところがありますが，他方で壮大な捉え方も同時に出てきています。壮大な捉え方は第4章で書いた中世医学の話とつながっています。ヒポクラテスから中世までのヨーロッパ医学は，人間の身体を個別に見るのではなく，もっと大きな宇宙の連関のなかで見据えています。これは西洋だけでなく，東洋医学ではもっとそうだし，針とか灸の世界はまさにそういう世界だと思います。わたしはシッパーゲスの議論をもとに，中世医学の意義を書きましたが，彼が現代医学を批判して中世医学の意義を強調したのは，いまから20年以上前です。いまはむしろ，こういうヒューマン・エコロジー的な発想はわたしたちの常識になってきているのではないでしょうか。そういう面では，いい方向に向かっているとも言える。そういう両方の流れがいま同時に起きていて，ではどっちの方向で捉えていくのか，それを2つの生命観からの挑発と捉えたわけです。

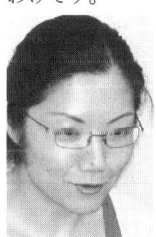

西村 確かに，わたしたちが思考しようとする時には，一度にすべてを統合して把握することは難しいので，個別にいろいろなものをミクロな次元で分析して，最終的にそれらを統合していくようなところもあります。しかし他方で，現代の医療の行き詰まりを見ると，この統合ということが問題の

根元にあるのではないかとも思うのです。医療の現場は、すべての臓器を細分化したり、ある特定の部分を問題にしようとする傾向にあります。部分が独立していると困るので、さらに、それらを関連づけるコーディネータ、媒介者となる職種を作ろうとしたりしています。バラバラなものを繋ぎ合わせる時に、間がうまく繋がらなくて困ってしまったり、繋ぎ合わせる新しい職種が必要となったり、いろいろなところで新たな課題が持ち上がってきている。このような現状を見て、再統合という力自体がどのくらい人間に備わっているのか、とつねづね疑問に思ってきました。しかし具体的な生活の中でのわたしたちの営み方を見てみると、例えば痛みを訴えている人を分析的に見ていって、これはこの部分の痛みだとか何が原因で痛みが出ているのかが分かる前に、この人は痛がっているんだな、苦しいんだなということがまず分かる。実際に、わたしたちの医療の現場でも、倒れている人がいたらまず先に駆け寄るわけで、近寄って大丈夫ですかと言いながら、どのような状態なのかと分析を始めるわけです。先にその事態が迫ってくるわけで、それを感じとるなかで、わたしたちはそれに引き寄せられたり、距離を置いたり、ということをしているのではないでしょうか。

浜渦 西村さんが取り組んでこられたことも、科学の分析的な手法ではなかなか捉えきれないものが看護の世界で起こっている、それを分析的な手法とは違う方法、それが現象学だったわけですが、そういう方法で捉えることができるのではないか、それが出発点だったと思います。

西村 始まりはそうなんですが、科学を批判しているわけではありません。科学的な知識は、わたしたちのいまの生活に浸透しきっておりますし、その恩恵を受けて生活をしております。ですが、もう少しわたしたちの生の経験を土台にしながら物事を考えてもいいのではないか、科学的な発想もそういう経験があって成り立っていると考えてもいいのではないか、と思うのです。

松田 わたしの場合は、徹底的に科学的なんです。アトミズムに止まっているうちは、まだ本物の科学ではない。科学を徹底していけば、かつての宗教と近い境地に達する。マクロとミクロの統一というのは、原始のアニミズムから、古今東西の宗教までいろんなところで出てきます。それを直感として思想家や宗教家が語っていたのですが、いまや科学がそれを科学的に語れるところにようやくさしかかって来たと思います。

上利 直感（直観）ということがさきほどから出ていますが、その直観というのが何によって支えられているのかが問題だと思います。時代とか状況によって、人のことに無関心でいたり、ある人は関心を持ったりする。松田さんの話に中世のホスピタルの話が出てきましたが、近代医学への批判としては有効だと思いますけれど、ホスピタリティの話はイエスから出てくるのですよね。イエスは、それまでの隣人愛、つまり異邦人に対するゲストを迎えるというあり方を律法主義として捉えて、誰でもが隣人であるから、病める人などすべての人に対してホスピタリティを発揮しなければいけないというところにありました。幸か不幸か、中世ヨーロッパは、そのようなホスピタリティはチャリティの精神に支配されて、ゲストハウスのようなものを沢山作っていった。わたしはそれは時代の子だったと思っています。それでお伺いしたいのは、そのような自分たちがそれぞれ潜在的にもっている、ケアをしなければという直感的に働く構造そのものが歴史的・文化的に作られていくということ、それ

をどう考えるかです。社会で作られたものが逆に社会を作っていくのであって，一挙に宇宙観・宗教観に飛んでしまうのではなく，宗教の持つ歴史性というようなことも考えねばならないのではないでしょうか。

浜渦 宗教の問題はあとでまとめて取り上げたいのですが，とりあえず身体についての議論の出発点としては，直感（直観）性というのも或る意味で歴史性をもっているというところですよね。

上利 ええ，それが社会的でもあるし，スピリチュアルでもある。そこを組み込んでいかないと身体性も生きてこないだろう，ということです。

浜渦 歴史的・社会的に作られている直観に乗っかったところで，直観を頼りにしてもだめだということですね。

上利 それを科学のアトミズムに対置するという形で置いてもだめではないかということです。

浜渦 歴史の話は，わたしたちのところではあまり取り上げておりませんが，歴史の話というとわたしたちの取り上げているテーマのなかでは，物語の話とも繋がってきます。その点，「物語とケア」というテーマを取り上げている南山さんは，どうお考えですか。

南山 歴史性については，日本で言いますと，高度成長期以降，いわゆる「煽りの文化」というものが浸透してきたということがあると思います。それに対して，「鎮めの文化」が必要だという主張をしている人がいます。「成功する」とか「成長する」とか「健康である」とか，一定の社会のなかでのドミナント・ストーリーを揺さぶるような動きがあって，論者によっては，「スピリチュアル」な物語を「煽る文化」に対抗して強調しようとする人もいます。

松田 いまおっしゃったドミナント・ストーリーというのは，社会的なドミナントを指しているんですよね。

南山 ええ，ここでは或る患者におけるドミナント（支配的）というのと，社会のなかでのドミナント（支配的）というのと（これは，他の言い方だと，社会学者の桜井厚さんが書かれているように「マスター・ナラティヴ」と言った方がいいのですが），二重の意味で使ってしまっています。

松田 その両者の関係をどう考えるかが，面白いですね。

南山 ご指摘の通りだと思います。さきほど言いました「鎮めの文化」にも関わるのですが，障害について言いますと，医学・医療・社会福祉学などにおいては，障害は欠損している状態なので元に戻さねばならないと位置づけられます。「正常からの逸脱」という障害観で捉えられているのです。しかし，もっとスピリチュアルな見方からすれば，病気は何か自然の循環の1つとなるかも知れませんし，死ぬということもネガティヴなものではなく自然のサイクルと見なされるかも知れません。違う見方もありうるということがナラティヴ・セラピーにはあると思うのです。

松田 心の病を抱えている人は，社会的にドミナントなストーリーを普通の人より強く受け止めていると思うのです。そこを転換していくということと深く関わっていますね。患者のなかでドミナントでない，こぼれたものを繋ぎ合わせていくということは，同時に，社会的にドミナントではない価値観というものを浮き彫りにしていくという作業に繋がると思います。

南山 或る意味で，セルフヘルプグループの活動というのもそのように位置づけることもできるかと思います。

松田 そのように考えていくと，ナラティヴ・セラピーというのはかなりダイナミックなものをもっているような気が

4 性差とケア

浜渦 ところで,身体の問題は性差の問題とも結びつきますが,性差とケアについては,いかがお考えでしょうか。

伊藤 ギリガンは男性・女性という言い方をしていますが,彼女の書き方は慎重で,男性性や女性性には介入しないというところで,両者が必要だと主張しています。批判する人のなかには,ギリガンは本質主義ということを言う人もいますが。

浜渦 フェミニズムの側からの批判はありますよね。かえって,女性の役割を固定してしまうのではないか,というような。

西村 議論をするときに対立する二項を掲げると話をしやすいためか,女性と男性という言い方はされますが,その対立構造の中で議論をしてケアが成り立つとは思えません。

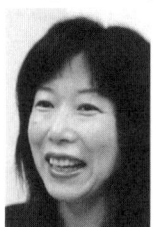

鈴木 わたしが「女性とケア」というタイトルで書こうとしたのは,ケアの担い手としての女性ではなく,むしろ,出産という特殊な場面ではありますが,ケアの受け手としての女性という側面で,それに対するケアの担い手が入れ替わっていくという話でした。そこで,特に18世紀イギリスの男助産婦の流行というのは,男性・女性,科学・自然,論理・感情といった対立と対応のさせ方では理解不可能なところがあって,そのことについて,妊産婦のニーズを社会文化的変化の文脈にのせてみると,説得力のある1つの説明が可能なように思われます。ただし,それは理由のなかの1つであって,それだけですべてが納得できるわけではありませんが。ともかく,ケアの担い手ではなく,ケアの受け手という視点から考えてみる価値があるのではないか,と考えました。

橋本 わたしも特にジェンダーの話をしたいのではなくて,ケアのあり方にとっても社会文化的要因が少なからずあるということの1つの例として男性・女性の問題を取り上げただけですので,男性・女性というくくりかたはどうなのかな,という疑問はあります。しかし,ある種のカテゴリーによって,ケアのニーズやケアとして提供するものの違いはあるかも知れないとも思っています。例えば,ギリガンの議論で,「男性の世界は自立した個人から形成されているのに対して,女性の世界は人間関係から構成されている」というくだりがありますが,これを,例えば「男性の世界」を「欧米圏」と置き換え,「女性の世界」を「アジア圏」と置き換えても,文化心理学的な議論としてあったりしますよね。要するに,何らかのバックボーンみたいなものでの違いがあるならば,それらをケアのあり方を構成する要素として考える視点はありうると思います。また,それを性と関連づけて議論することの正当性は訝しいのですが,性差の議論でしばしば言及される「理性と感情」という問題も,性差を抜きにして,興味深い観点だと思います。さきほど西村さんが言っておられた,分析する以前に体が動いてしまうという話,ロジックの前に情動的な反射的行動というようなものがあるというのが,実はケアの本質的なところではないか,という話ともリンクしてきます。情緒的な部分を理性や倫理で捉えようとすると訳が分からなくなる。そのことについて,すなわち「人間が感情にまかせて非理性的な行動を取る理由」について,近年,進化心理学などでいろいろと興味深い議論があるのですが,それを大雑把にまとめれば,「ヒトという種が適応的

4 性差とケア

に生きていくうえで、ときに理性を凌駕するような、感情という心理的メカニズムの存在が有用であった」という主張があります。そこから考えると、ロジカルな部分というのは個人の権利や尊厳という、「個としての自分」がよく生きるための関心であるのに対して、ケアというのは、自分がというより、「種としての人間」が生き残るためのメカニズムみたいなものであり、個々人の意識や価値判断では捉え切れないようなところにあるのかもしれません。そして、それをあえて言語化しようとすると、宇宙や宗教という話になってくるのではないか、という気もします。話が拡散してしまいましたが、そのような「種としての適応」という視点も導入すると、さらに動物のケア行動ってどうなんだろう、という話も興味深いですね。ケアと語りや言葉との繋がりが強調されているように思いますが、もし動物にもケア的なところがあるとすれば、では、語りはどう働いているのか、という疑問も出てきます。

伊藤 1つ文化と女性の問題の繋がりについて言えば、アジアというものを考えたときに、いいか悪いかは別にして、儒教的な文化というのがあって、女性が抑圧されているという構造があるなかで、ギリガンのような議論が入ってくると、それ見たことか、やはりケアとか介護とかは女の仕事なんだと、西洋の学者も言っているではないかと、こういう話にすり替わっていく恐れがあるのです。一方で、男性的な倫理で組み立てられてきたものに対する批判としての女性性ということには意味があるのですが、それが女性性ということで語るときに、逆に日本社会にとっての危うさというは、そうとう気をつけないといけないと思うのです。

浜渦 わたしもそこが、ギリガンの議論を取り上げる時の一番の問題点だと思います。

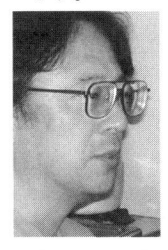

上利 わたしは、ギリガンのように男性と女性という形で問題を立てるのは間違っていると思っています。芸術の歴史を見ると、基本的には男性中心で、享受者も生産者も男性であったというところから、フェミニズムの側から女性の自己表現の問題が出てきます。ここでは男性特有の表現から女性特有の表現に変わったということではなく、そもそも芸術行為そのものが男性とか女性という対立をなくして、他者を迎え入れる行為、もてなしの行為、表現する行為と演じる行為ではすべてそうなので、そういう関係をもつんだということなのです。だから男性に対して女性が対立して、女性のケアがあるというのではなく、ケアのもてなすということは、そういう性別を超えて迎え入れるという行為であったはずだということ、わたしはそう理解しています。だから、ギリガンの議論は、アンチ男性的な性に対する女性という括弧付きの暫定的な答えだと理解したほうがいいのではないか、と思っています。

松田 実際、フェミニスト生命倫理学を社会倫理学的な方向へ展開することをとおして、ケアの倫理と正義の倫理との対立を超える動きが最近の傾向のようです[3]。

浜渦 伊藤さんが言っているのも、基本的にそうだと思いますが。

上利 そうだと思うんですよね。難しいのは、身体に直接触れたりする場面が

---

3) ヒレ・ハカー「フェミニスト生命倫理学」松田純・小椋宗一郎訳、『独仏生命倫理研究資料集』千葉大学、2004年、上巻 p.22-38。

出てくる時，生物的な性別に関わるトラブルの生じることがあると聞きます。わたしはそこがよく分からない。具体的な場のなかで身体性というのがどう現れてくるのか，という問題です。プリミティヴな言い方で「手当て」とは手を当てることだと言いますが，そういうところでは性を抜きにして出てくる。でも，身体性というのはもっと生（なま）な感じがするのです。制度としてケアを具体的に行う場合に出てくる問題もあるが，もっと自然そのもの，苦しみとかがある場合，性という壁を越えるのではないかと思うのです。

西村　確かに，男性の医師が女性の患者の診療をする場合，必ず看護師など別の人が同席するよう配慮されているのも事実です。しかし，非常に重篤な状態にある人や苦痛を訴えている人に関わろうとする場合，この状態を何とかしなければいけない，ということに強く注意を引かれますので，そこでは性差は問題になってこない。あるいは，人と向き合って話している時，わたしたちは或る距離をもっていますが，例えば，相手が車椅子に乗っていたり，あるいは意識が朦朧としていたりするとき時，その距離はなくなり，いつの間にか患者のどこかに触れていたりします。そういう時にはあまり性差ということが表には出てこないように思います。つまり，医療の現場においては，性差への配慮もなされますが，或る次元からは性差ということがあまり問題にならなくなる。そのため，ケアを考える時，性差を前面に出すことには抵抗感を覚えてしまうのかもしれません。

5　自然・宗教とケア

田中　ところで，「自然」という言葉の用法が，使う人によって違っているように見えます。具体的には，松田さんと山下さんとでは違うと思うのです。松田さんの使っているピュシスという意味では，山下さんの言うような「自然に反する」とか「解離する」とかは起こらない。人間の身体そのものがピュシスなので，それからはずれることはないからです。でも，山下さんの書いているところでは，人間は自然に背反するということがあり得ます。

松田　心身の平衡を回復させる生体の内在的な仕組みをヒポクラテスは「自然」と理解した。自然は物体であると同時に，人体の法則性のことも指したようですね。ですから人間の自然（ピュシス）について問うことと医学は1つだったそうです*4)。

田中　松田さんの章では，ピュシスは主体的な性格のものになんですよ。ギリシア的なピュシスという考え方は，山下さんのなかには入って来ないと思うのです。同じように「自然」という語を使っていますが，意味が異なっているということが分かるようにした方がいいのではないでしょうか。

浜渦　山下さんの章では，「自然」というのが2つの場面で使われています。一方では，「人間が自然から離脱して，自然に反するようになった」という話と，他方では，「自然への繋がりの根源的な回復」というような話があって，その2つの文脈で「自然」が語られています。それに，上利さんも「自然」を論じています。

上利　わたしは，基本的には，システム内部から見られた自然のことを考えていて，多くの方々は超越的なところから対象化している自然のことを言っている

---

4) 川喜田愛郎『近代医学の史的基盤』上巻，岩波書店，p.65。

と思います。わたしの言うのは，生きられた自然なので，常に自然は自分が生きているシステムを包むと同時に開かれたかの彼方・背景をなしているものなのです。

松田 山下さんの章を読んで，わたしは次のことを思い出しました。発展しすぎた医療に対して自然的ではないという拒否の仕方や，環境破壊に対して「もっと自然な生き方を大事にしよう」などという言い方がありますが，その場合の「自然」はけっして生（なま）の自然ではないということです。自然そのものに基準を求めるようなことを言っていますが，実はそれはいつも倫理的に判断された自然だと思います。護るべき自然は何か？　この問いへの答えは，自然科学による客観的な記述からは出てきません。自然についての美的・宗教的な体験からも出てきません。宗教的な体験は自然についての意味のシンボルであって，ここから自然との適切な関わり方や具体的な規範を引き出すことはできないからです。その答えは倫理学的な実践的な熟慮の結果としてしか期待できません。つまり，その保存と修復をわれわれが義務とみなすような状態の記述としてしか期待できないのです。

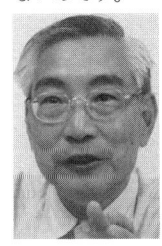

山下 確かに，いったん自然から離れた人間にとって，自然との根源的な回復は一筋縄でいかない問題です。意識をもった人間にとって自然は超越性を帯びてくるからです。そうした回復を実現しようとするのが，ヤスパースが世界宗教と呼んだものです。世界宗教が倫理的な問題を含みつつ，そうした回復をしようとして成立していく点が重要だと思います。

上利 自然のなかに判断や価値観が入っているというのはわたしもそうだと思うのですが，わたしの言う自然はそういう判断が入らないような，彼岸としての自然なんです。他者としての自然と言ってもいいかも知れません。と言ってもまったくの彼岸というのではなく，彼岸としての自然を組み込みつつケアがなされていく，そのためにも自然が必要だということなのです。

松田 さきほど動物の問題が出ましたが，ヨーロッパの場合，人間の尊厳という概念がありますよね。これは，人間を他の生物から隔絶し，特別な地位に置くもので，「神は人間を神に似せてつくった」という聖書の神－人間観から来ています。神，天使，人間，動物，植物，その他の被造物という階層構造（自然の階梯）がはっきりとあり，宇宙において人間は特別な存在です。日本やアジアではそういう尊厳ではなく，いのちの連綿とした繋がりのなかで尊厳も考えられています。ただヨーロッパのなかでも，ヒルデガルド・フォン・ビンゲンなどは中世の修道尼ですが，何か非常にアジアに近い発想をもっていると思うのです。

浜渦 自然の話から少し宗教の話に移していきたいのですが……

上利 アジアにおける宗教というのが，わたしたちが一般に宗教をイメージすると，信仰対象の神のような，自分と宇宙とが切り離されて，作るものと作られるものとの関係のなかで考えるのではなく，アジアは自然に対する畏敬や慎みを持つことが宗教になっているということなんです。

浜渦 つまり，自然の問題と宗教の問題と別々の問題としてあるわけではないという……

上利 そうです。

松田 シモーヌ・ヴェイユの「権利に先立つ義務」というのは，マタイ伝の24章を引いて，自分の戸口に来た人に手を

差し伸べるというテーマなんですが，日本では，ケアというのは人間に止まらずに，動物と人間の間にも互恵性が考えられています。人間と他の生物が切れていないんですね。『日本霊異記』には多くの放生会（ほうじょうえ）が語られています。例えば，亀を買い取って，その命を助け放してやったら，あとで亀に助けられた話（上巻7）とかです。その話は「畜生すら猶し恩を返報せり。いかに況や，義人（ひと）にして恩を忘れむや」と結ばれています。つまり，「お互い様」「お蔭様」，「もらったら，お返しをする」（贈与・互酬の関係）という倫理には，人間と動物の境がないのです。キリスト教の場合，そこのところがはっきり切れています。

上利　切れていないどころか，例えばアイヌの人達がお祭りで熊の毛皮を着ることによって，熊に憑依する，つまり，熊の世界と人間の世界を行ったり来たりする。そこにお祭りや芸能があるわけです。そこでは，スピリチュアルと言われるものと自然と宗教というものが，全部一体となっているわけです。だから，それを西洋的な捉え方をしないようなやり方で，わたしたちにとってケアとは何かを考えていったほうがいい，というのがわたしの言いたいことです。

松田　今日の討論の初めに，ケアは権利か義務かという話があって，ヨーロッパだと人間の尊厳というのがあって，そこから人権というのが導き出されて，人権の扇状の展開として社会保障請求権とかケアを受ける権利とかケアする義務とかが展開されてくるのですが，日本・アジアだと必ずしもそうではなく，他の動物も含めていのちが繋がり合っているところからケアの文化が出てきているのではないか，という気がします。

上利　その際に考えなければいけないのは，古代中世社会はアジアとヨーロッパとが繋がっていたので，東洋対西洋ではなくて，或るキリスト教の影響のもとで近代化が進められていく時にできたことがベースになって語られているが，本当はもっと繋がっている。だから，ヨーロッパを見直す時にアジアから見直すというより，むしろ，西洋の古代からずっと見直した方がいい。そうすると，ヨーロッパの核心的なところにアジア的なものを発見することになると思うのです。

松田　ヨーロッパの中世医学も東洋医学とかなり近いところがあるので，やはり，ヨーロッパは，近代からヨーロッパ的なものがはっきりしてくると思います。

山下　最後になりましたが，宗教は，わたしたちが，自己意識とか自己決定といったレベルとは違った，大きな宇宙的生命――それをわたしは，ひらがなで「いのち」と言っていますが――と繋がっているということを問題にしていると，わたしは思います。生と死の観念は確かに自己意識の成立とともに存在するわけですが，しかし同時に，その人間が言わば永遠のいのちに支えられた存在だと思います。そうした意味で，言わば「死にようのないいのちを生きている」と言えます。かつて宗教学者・久松真一は，「わたしは死なない」と言ったことで知られていますが，この奇妙な言い方は，生命倫理とかケアとかが問題となっている現代から見て，もう一度考えていい言葉だと思います。

浜渦　話がだんだん，わたしたちがもう1つの集まりでやっている科研の共同研究である「生命ケアの比較文化論的考察」の方に入ってきたところで，そろそろ本日の討論を閉めさせていただくことにしたいと思います。

人名索引

アリストテレス　20,167,179,246
アンダーソン＆グーリシャン　144,149,155-56,160
アンデルセン，T.　144,150,160
イグナティエフ，マイケル　33-35,45,49
石井誠士　22,28
井上俊　224
今村仁司　224
イリッチ，イヴァン　54,66
上田閑照　213-14,218
ウェーバー，マックス　22,168
ヴェイユ，シモーヌ　43-45,50,60,259
ウルストンクラフト，メアリ　94
エプストン＆ホワイト　114,150,152,154,156,160-61
エンデ，ミヒャエル　188
大村英昭　161
小澤勲　27-28
折口信夫　186

笠原嘉　26
加藤尚武　69
金子晴勇　4
神谷美恵子　222,227,243
ガレノス　71,73-74,81
河合隼雄　186-187
川本隆史　179
キェルケゴール，ゼーレン　26,200-02,209-12,228,231-32,234-35,239
木村無相　202,236,243
キューブラー＝ロス，E.　186,189
ギリガン，キャロル　29,170-76,179,256-57
クラインマン，アーサー　157,160
児玉暁洋　229
ゴドウィン，ウィリアム　94
コールバーグ，ローレンス　170-71

シェーンハイマー，ルドルフ　62-63
シェーラー，マックス　4
シッパーゲス，ハインリッヒ　6,28,69-77,79-81,253
清水哲郎　35,37-39,42,44,49
釈尊（ブッダ）　200-01,204,209-10,228-29
親鸞　9,206,218,236,240-41
鈴木大拙　184,234
ストーン，セアラ　96
曾我量深　230
ソクラテス　7,18,19,32,233,246
ソンダース，シシリー　79

多木浩二　192
ティリッヒ，ポール　201,208,218
デカルト，ルネ　225
デュラス，マルグリット　194-95
デリダ，ジャック　186,251
ドゥルーズ＆ガタリ　196-97

ナイチンゲール　240
鍋島直樹　226
西田幾太郎　184
西田真因　213-17,219
ヌスバウム，マーサ　178,249
沼野尚美　38-39,41,44,46-49
野口裕二　161
ノディングズ，ネル　176

ハイデガー，マルティン　2,17,186,222,226-27,243
パウロ　251-52,254,258
パラケルスス　65,77
ヒポクラテス　65,68-71,74,253,258
広井良典　8,27-28,200,202-04
廣松渉　105
ビンゲン，ヒルデガルト・フォン　28,74-75,259
プラトン　32,233,236

プラマー　　161
フランクル，V.E.　　41-42,45,49
フロイト，ジグムント　　186
ベーコン，フランシス　　225
ベイトソン，グレゴリー　　197
ベナー&ルーベル　　15,17
ベルクソン，アンリ　　205-06,218
ボス，ポーリン　　157,160

マクナミー&ガーゲン　　148,160
水野治太郎　　3,27-28
メイヤロフ，ミルトン　　3,28,29,173,176
メルロー＝ポンティ，モーリス　　102,107,113,120-23

モーガン　　156,160
森村修　　29

八木重吉　　216
ヤスパース，カール　　200-01,203-05,218,259
柳沢桂子　　64,66
吉野源三郎　　184
ヨーナス，ハンス　　28,60

良寛　　207
ローチ，シモーヌ　　17
ロールズ，ジョン　　168-70,179

鷲田清一　　21,40,49,104,123

事項索引

あ 行

生きる／生きている　44-46,49,52,76,151,154,156,164,183-84,190,208,211,218,238　→生

いのち（生命）　5,8,9,10,52,56,182-85,188-91,193-94,196-97,200,208-09,217-18,222,227-28,230,234,242,259-60

癒し／癒す　8,74,175,177,185-88,212

医療　3,6,14,22-24,28,34-38,40,52-58,61,65-66,68-69,72,82-83,86,89,91,103-04,111,137,146-47,155,174,207,213,247,253,255,258

医療化　6,54,56,66

インフォームド・コンセント　23,34,144,147

宇宙（宇宙論，宇宙観）　8,66,74-75,82,86,190-91,194,197,256,259-60

エクリチュール　8,191,193,195-96

縁起　207-08,229-230,235,247

援助　38,103-04,110,126,140-41,147,157,226,237,252

エンハンスメント（増進的介入）　6,52-61,66,69

老い　21,159,161,210,224

か 行

介護　15,27,34,59,78,80,135,140,174,247,257

科学　4-6,28,54,64-65,69-70,77,81,96,106-07,141,204,218,225,253-54,256

語り　108,116,118,144-49,156-60,256
　　→物語

語る（こと）　158-60

からだ　15,56,65,78,105　→身体

加齢　53,55　→老い

がん／ガン／癌　35-36,46,110-11,113-14,136,236-37,243

看護（看護師，看護学）　3,5,7,10,15,22-23,27-28,33,59,70,78-80,93,95,102-03,108,111,113-15,118,120,122,127,137-38,140,145,207,240,243,247-48,254,257

患者　6,23,36-37,39-40,46-47,56,83,93,136-37,147,174,176,188,213,237,255,258

関心　2,15-17,248

緩和ケア　14,24-25,113,237

聴く／聞く（こと），耳を傾ける（こと），傾聴　40-41,44,48-49,144,146-47,156-58,165-66,178

気遣い　2,17,247

ギブ・アンド・テイク（give and take）　26,27,60,138,247-48

希望　6,32,35-39,60,188,190,224,232,240

義務　60-61,172,250,259-60

キュア　5,22,23,24,113,144,146

共感　8,40-41,48,60,157,188-90

キリスト教　68,74,78-79,82,113,210-11,222-23,228,230-32,234,239,259-60

クーラ　2,22,78

クオリティ（質）　86,99,174

クオリティ・オブ・ライフ（QOL，生活の質）　56,227,237

薬／薬物　35-36,71,74,92,111-15,118,158,170

クライエント　144,149-50,152-56,158,160,252

グリーフ・ケア　133

ケアする存在／ケアしケアされる存在　5,17,18,26,28,53,247

芸術　8,176,182-93,196-97,206,257

健康　　7, 24, 25, 52, 54-58, 68-69, 71-72, 74-76, 81, 83, 98-99, 113, 126, 128-34, 141, 178, 252, 255
現象学　　7, 107, 122, 254
権利　　5, 6, 32, 33-35, 43, 45, 48, 50, 60, 94, 95, 164, 167-68, 170-79, 247, 249-50, 252, 256, 259-60
こころ（心，心の）　　5, 9, 15, 38-39, 78, 105-06, 110, 134, 145, 161, 174, 182, 186-89, 200, 203, 206, 210, 213, 215-17, 240, 247

さ　行

サポート　　7, 13, 99, 126-41, 158, 248
死／死ぬ　　9, 14, 18, 21-23, 26, 37-39, 45-46, 49, 74, 77, 97, 129, 137, 161, 186-87, 189, 203, 205-10, 222-27, 230, 235-37, 239
自覚　　8, 200-202, 205, 212-14, 216-18, 224, 226, 237, 239, 251
自己決定（権）　　60, 66, 144, 147, 251
死生観　　218, 222-24
自然　　8, 52, 59, 62, 68, 70-72, 74, 82-83, 92, 94, 97, 121, 135, 182-83, 185, 191-93, 196-97, 200-05, 207-08, 211, 225, 237, 256, 258-59
実存　　26, 27, 126, 186, 226, 231, 236
社会（社会的）　　24, 25, 49, 76, 80, 91, 93, 133-36, 138-40, 144-45, 154, 156-60, 164, 167-70, 174-79, 187, 202, 205, 213, 219, 223-24, 237-38, 247, 249-52, 254-55
社会学　　4, 86, 127, 146, 161, 168, 248
自由にして依存的な存在　　6, 54, 59-60, 66, 250
宗教（宗教的）　　4, 8, 9, 21, 25, 38, 40, 48, 65, 182, 200-05, 207-09, 211-14, 218-19, 222-23, 228, 231, 234, 236-37, 239, 243, 254, 256, 258-59
終末期　　43, 59, 237　→ターミナル
巡礼／巡礼者　　68, 76, 79, 207, 237
生老病死　　193, 225, 227, 229-31, 235
助産師／助産婦　　86-97
女性　　86, 93-94, 96, 135, 159, 170-73, 176, 178-79, 255-57　→性
人生　　144-45, 151-54, 156-59, 164, 195, 210-11, 232-33　→生
身体（身体論，身体的）　　2, 6, 7, 24, 25, 40, 59-60, 70, 102-03, 105-09, 113, 119, 121, 126, 129-30, 134, 137, 160, 178, 192-93, 204, 210, 215-16, 225, 249, 252-55, 257
心理（心理的，心的）　　7, 13, 14, 24, 25, 39, 105, 112, 129, 136-37, 140, 153, 160, 171, 173, 186, 247, 252
心理学（心理学的）　　4, 16, 41, 127, 136, 141, 161, 169-70, 248
スピリチュアル（ケア，ペイン）　　5, 25, 27, 38, 40, 44, 47, 252, 254-55, 259
生（生命，人生，生活）　　2, 9, 14, 26, 38-41, 44, 60, 77, 97, 144, 147, 149, 184, 193, 206, 227, 230
性　　6, 134-35, 255, 258　→女性，男性
正義　　8, 29, 164-70, 172-75, 177-79, 249, 251, 257
精神（精神的）　　2, 25, 39, 41, 43, 191, 197, 203, 229, 237-38
生命　　27, 28, 62, 64-66, 69-70, 99, 170, 172, 208-10, 225, 237, 247　→いのち
生命観　　6, 52, 54, 62, 69, 222, 225, 252-53
生命倫理（学）　　22, 23, 60, 217, 222, 257, 260
責任　　33, 47, 60, 91, 93, 110, 135, 164, 168, 171-73, 177, 189, 247
セラピー／セラピスト　　78, 144, 146, 149-50, 153-58, 160, 212, 252, 255
セルフケア　　8, 182, 189, 192
セルフヘルプグループ　　8, 133, 147, 155, 158, 255
世話（ケア）　　15, 59, 78, 135, 140, 228, 247
全人的医療　　6, 68, 83
創造　　2, 149-50, 185, 190-91
ソーシャル・サポート　　7, 126-28, 141
尊厳　　6, 32, 34-35, 40, 43-45, 238, 247, 249, 251, 256

事項索引

た〜ら行

ターミナル（――・ケア，――医療，末期の医療，終末期医療）　6,14,32,35,39,110,174,238
対人関係　7,126,128-33,135,138-39,141,170,247-49
他者　3,7,8,17,18,29,45,59,102,104,106,109-10,121,126,131,133,137-38,140,151,158,164-65,171-73,176,178,188-90,227,240,248,257,259
男性　95-96,134-35,170-73,255-57　→性
哲学　3,4,5,18,19,20,28,32,70,167,176,186,204,211,225-26,232,236
強さ　6,52-53,57,61　→弱さ

ナラティヴ（ナラティヴセラピー）　8,144,146-50,155-57,159-60,252,255
ニーズ　5,6,33-35,147,155,173,249,256
人間学　3-6,9-10,12,18,28-29,32,35,38,48,69,236
人間観　6,21,82,247
人間の尊厳　249-50,259

配慮（ケア）　5,7,14,33,35,45,48,61,78,93,183,213,251,257-58
ビハーラ　9,237-39
ヒューマン・ケア　6,10,65,68-69,77-78,82,138
病気　24,36,52-54,56-57,60,68-71,74,76-77,81,92,113,129,137,140,158,160,206,231
福祉／福祉学　4,5,14,28,32-34,79-80,83,137,144,146-47,155,159,168,250-51
仏教　206-07,210,213,216,222,228-31,235-38,240-42
法／法律　22,170,177,208,229,235,247,250,252
ホスピス　9,39,79,113,137,237-39
ホスピタリティ　49,80,207,254
ホモ・クーランス　20,22,28

見る（こと）　102,104,106,110
喪（の仕事）　186,188
物語／語り　7-8,109,115,144-45,147-59,161,171,195,205,252,254-55

薬剤　73　→薬
病い／病む（こと）　119,145,157,160,210,227
病める人（病める人間）　6,76-77,82
弱さ　6,52,54,57,59-61
養生／養生法　68,70-74,81,226

理解　48,157-58,173,188-90
臨床　3,5,7-9,49,73,123,144,146-47,149-50,155-56,160-61,186,210
臨床心理学／臨床心理士　10,23,40,134,187
倫理（倫理的）　22,47,56,66,164-66,171-73,175-79,210,228,247,249,258-59
倫理学　3-5,49,91,179,252
霊的　25,238　→スピリチュアル

執筆者略歴 (執筆順)

浜渦辰二（はまうず・しんじ）
1952年生。九州大学大学院文学研究科博士課程単位取得退学。静岡大学人文学部教授。博士（文学）
『フッサール間主観性の現象学』創文社，1995年，フッサール『デカルト的省察』（訳）岩波文庫，2001年，『ケアの人間学―合同研究会要旨集』No.1-2（編著）2004-05年。

田中伸司（たなか・しんじ）
1960年生。北海道大学大学院文学研究科博士後期課程中退。静岡大学人文学部教授。博士（文学）
『対話とアポリア』知泉書館，2005年近刊，『倫理学を学ぶ人のために』（共著）世界思想社，1994年，『バイオエシックス入門〔第三版〕』（共著）東信堂，2001年。

松田 純（まつだ・じゅん）
1950年生。東北大学大学院文学研究科倫理学専攻博士課程修了。静岡大学人文学部教授。博士（文学）
『遺伝子技術の進展と人間の未来―ドイツ生命環境倫理学に学ぶ』知泉書館，2005年，ドイツ連邦議会審議会答申『人間の尊厳と遺伝子情報―現代医療の法と倫理（上）』（監訳）知泉書館，2004年，同『受精卵診断と生命政策の合意形成―現代医療の法と倫理（下）』（監訳）知泉書館，近刊。

鈴木実佳（すずき・みか）
1962年生。ロンドン大学博士課程。静岡大学人文学部助教授。Ph.D
'The "Words I in Fancy Say for You": Sarah Fielding's Letters and Epistolary Method', *The Yearbook of English Studies* 28 (1998), 'Sarah Fielding and Reading', *The Eighteenth-Century Novel: A Scholarly Annual* ed. Albert J. Rivero, 2 (2002),「「不運な女」と「堕ちた女」―十八世紀から十九世紀の慈善と売春婦」『身体医文化論3―腐敗と再生』（共著）慶應義塾大学出版会，2004年。

西村ユミ（にしむら・ゆみ）
1968年生。日本赤十字看護大学大学院看護学研究科博士後期課程修了。静岡県立大学看護学部助教授。博士（看護学）
『語りかける身体―看護ケアの現象学』ゆみる出版，2001年，「交流をかたちづくるもの―日常性の裂け目から」『講座・生命6』（共著）河合教育文化研究所，2002年，「看護経験のアクチュアリティを探究する対話式インタビュー」『看護研究』36（5），2003年。

橋本 剛（はしもと・たけし）
1971年生。名古屋大学大学院教育学研究科博士後期課程修了。静岡大学人文学部助教授。博士（教育心理学）
『ストレスと対人関係』ナカニシヤ出版，2005年，『生きる力をつける教育心理学』（共著）ナカニシヤ出版，2001年，『男と女の対人心理学』（共著）北大路書房，2005年。

南山浩二（みなみやま・こうじ）
1964年生。東京都立大学大学院社会科学研究科博士課程満期単位修得退学。静岡大学人文学部助教授。博士（社会福祉学）
『精神障害者―家族の相互関係とストレス』ミネルヴァ書房，2005年近刊，ボス『「さよなら」のない別れ別れのない「さよなら」―あいまいな喪失』（訳）学文社，2005年，「ストレス生成装置としての〈家族〉」『新世紀の家族さがし〔改訂版〕』（共著）学文社，2004年。

伊藤恭彦（いとう・やすひこ）
1961年生。大阪市立大学大学院博士課程単位取得。静岡大学人文学部教授。
『多元的世界の政治哲学』有斐閣，2003年，『現代政治学』（共著）有斐閣，2003年，『ポスト・リベラリズム』（共編著）ナカニシヤ出版，2000年。

上利博規（あがり・ひろき）
1956年生。東京大学大学院人文科学研究科博士課程単位取得退学。静岡大学人文学部教授。
『人と思想―デリダ』清水書院，2001年，「アドルノと美的モデルネ」『講座現代思想8―批判理論』岩波書店，1994年，「care と hospitality としての art」『静岡大学人文学部人文論集』第52号2，2002年。

山下秀智（やました・ひでとも）
1944年生。京都大学大学院文学研究科博士課程単位取得退学。静岡大学人文学部教授。博士（文学）
『教行信証の世界』全3巻，北樹出版，1984-86年，『宗教的実存の展開』創言社，2000年，キェルケゴール『死に至る病』（訳）創言社，1990年。

静岡大学人文学部研究叢書14番

［〈ケアの人間学〉入門］
2005年11月5日　第1刷印刷
2005年11月10日　第1刷発行

編　者　　浜　渦　辰　二
発行者　　小　山　光　夫
印刷者　　向　井　哲　男

ISBN4-901654-60-8

発行所　〒113-0033 東京都文京区本郷1-13-2
　　　　電話(3814)6161　振替 00120-6-117170
　　　　http://www.chisen.co.jp
　　　　株式会社　知泉書館

Printed in Japan　　　　　　印刷・製本／藤原印刷